이해하기 쉬운

국소의치 디자인

UNDERSTANDING PARTIAL DENTURE DESIGN

저자

- Kenneth Tyson
- Robert Yemm
- Brendan Scott

역자

- 신 상 완

dh 대한나래출판사

DaehanNarae Publishing, Inc.

Deokwon Bldg. #202
102-65 Yongdu-dong
Dongdaemun-gu
SEOUL 130-820, KOREA
TEL: +82-2-922-0840
FAX: +82-2-922-0841
E-mail: dhpub@chol.com
Website: www.dhpub.com

Understanding Partial Denture Design was *originally published in English in 2006.*
This translation is published by arrangement with Oxford University Press.

Translated into Korean by DaehanNarae Publishing, Inc.

ISBN 978-89-5741-132-2

Printed in Korea

머리말

영국에서는 지속적인 국가적 조사결과 건강한 구강을 가지고 있는 인구가 증가하고 있다는 것이 명백하게 나타나고 있다. 완전 무치악 상태의 인구는 상당히 감소하고 있는 추세이다. 이것은 사람들이 자연치아를 보다 오래 유지를 한다는 좋은 증거이다. 게다가 수명이 증가함에 따라 고령층에 해당하는 인구는 증가하고 있다.

비록 무치악 환자의 수가 지속적으로 감소하고 있지만 무치악 환자가 아닌 다른 사람들이 모두 완전한 치열을 가지고 있다는 것은 아니다. 소수 치아의 상실은 수복이 필요할지도 모르는 공간을 만들 것이다. 이러한 환자들은 상실된 치아를 대체하는 방법으로 고정성 수복물(자연치아에 의해 지지 받는 수복물이나 임플란트)을 원할 것이다. 하지만 이러한 방법의 사용은 특히 보다 많은 수의 치아를 상실한 환자에게서는 이용이 불가능할 것이다. 이러한 이유로 인하여 국소의치의 수요는 줄지 않고 있으며 미래에는 보다 증가할 것이다. 전신적인 상황은 구강조직에 영향을 미칠지도 모른다. 많은 의학적 치료가 침의 분비를 감소시키고, 이로 인해 치아의 질환에 대한 이환율이 증가된다. 잔존 치아는 보다 쉽게 마모가 되거나 혹은 부분의치를 장착하기에 적합하지 않은 위치에 놓이기도 한다. 이러한 상황들은 부분의치를 디자인할 때 보다 많은 주의가 필요하다는 것을 의미한다.

이 책을 통하여 안정적으로 기능을 하고 조직에 해를 끼치지 않는 국소의치를 디자인하기 위한 기본적인 이론을 설명하고자 한다. 독자들이 적절한 의치를 디자인하기 위한 방법을 이해하게 하기 위해 중요한 물리적인 이론들을 이해시키고자 하였다. 또한 생물학적으로 적절한 의치를 디자인하기 위한 이론을 강조하였다. 치태가 어떻게 치아의 경조직과 치주적인 지지조직들을 파괴하는가에 대한 이해는 이 책에서 다루지는 않았다. 하지만 국소의치를 디자인하는 모든 사람들은 이러한 질환의 진행 과정을 알고 있어야 한다. 또한 치과의사는 환자들에게 국소의치가 치태와 연관된 질환에 이완되기 쉽다는 점을 확인시켜 줄 필요가 있다. 환자와 치과의사는 구강위생 관리방법을 배울 수 있고 질환의 시작과 진행을 막기 위한 유지관리를 행할 수 있다. 잘 디자인된 국소의치도 역시 자연치아 주위에 치태침착을 비약적으로 증가시킬 수 있다는 점에서 이러한 과정은 필수적이다. 국소의치를 적절히 디자인하기 위한 마지막 요소는 재료의 한계를 이해하는 것이다. 의치상 제작을 위한 재료의 선정에서부터 적절한 클래스프 디자인까지 이러한 지식이 필요하다.

국소의치의 가장 적절한 디자인은 적절한 정보를 가지고 있느냐에 의해 좌우된다. 그러므로 치과의사는 환자의 전체 악궁과 의치, 전신적 소견을 기록하기 위해 충분한 시간을 할 애해야 한다. 모든 구강조직이 임상적 및 방사선적으로 충분하게 검사가 되었는지가 매우 중요하다. 써베이되고 교합기에 마운팅된 모형은 상악과 하악 치아의 삼차원적인 관계를 보여 준다. 최종적으로 상실된 치아를 대체하고 질병을 제거하기 위한 적절한 치료계획이 세워져야 한다. 보철치료 후 구강위생 관리를 위한 교육이 시행되어야 하고, 의치 착용 후 부가적인 질병이 야기될 수 있다는 점을 환자에게 주지시켜야 한다.

국소의치의 디자인은 이상적으로 팀에 기반을 두어야 한다. 국소의치의 디자인은 기공실에 위임되어 행해져서는 안 되며, 또한 치과의사에 한에서만 행해져도 안 된다. 비록 치과의사가 환자에 대한 거의 모든 책임을 지고 있고, 그렇기 때문에 치과의사 주도하에 디자인이 행해지지만 기공사도 디자인의 초기과정에 참여하는 것이 좋다. 기공사는 장치를 제작하기 위한 기술을 가지고 있을 뿐 아니라 특정 상황에 따른 재료의 한계에 대해서도 전문적으로 알고 있다. 그러므로 기공사가 의치 디자인에 참여함으로써 새로운 디자인의 견해를 보여주는 등의 도움을 받을 수 있다.

국소의치의 적절한 디자인은 예나 지금이나 가장 중요하다. 이 책으로 인하여 독자가 적절한 기본 지식을 습득하고 임상에서 국소의치를 필요로 하는 환자들에게 널리 적용되어 국소의치 환자의 삶의 질이 향상되었으면 한다.

역자서문

국소의치의 설계는 치과의사나 치과대학 학생들이 많은 양의 지식을 가졌음에도 불구하고 자신 있게 설계하는 데 주저한다고 할 수 있다. 국소의치학에 관련된 저서는 기존의 보철학 분야에서 가장 많다고 할 수 있으며, 본인이 치과대학 학생시절부터 지금까지 본 책만 하여도 약 20여권이 된다. 그 중에서 국소의치의 개념을 가장 잘 이해하도록 저술된 책은 영국의 DJ Neill과 JD Walther의 "Partial Denture Prosthetics"라는 교과서와 David M Watt와 A Roy MacGreger의 "Designing Partial Dentures"를 들 수 있다. 그러나 이 책들은 2000년대에는 더 이상 발간되지 않았다.

본 저서는 위의 두 책자의 개념을 잘 발전시키고 알기 쉽게 정리하여 누구나 국소의치 설계에 대한 개념을 쉽게 이해하고 임상에 적용할 수 있도록 잘 정리하였다고 본다. 이 책을 읽고 이해한다면 흔히 임상에서 만나는 부분 무치악 증례들에 대하여 치료계획을 수립할 때 왜 국소의치가 환자에게 필요한가? 그리고 어떤 근거로 국소의치를 그 환자의 상황에 맞도록 설계해야 하는지를 이해할 수 있으리라 본다.

지금까지 국소의치에 관한 많은 지식을 가졌음에도 임상에서 국소의치의 설계에 주저하였던 사람들에게 확실한 안내서가 되리라 확신한다. 이 책은 여러 번 읽고 음미하면 큰 도움이 되리라 본다. 이 저서를 통하여 앞으로 진료에 임할 때 임상과정(How)보다 원리(Why)를 먼저 생각하고 진료하는 근거중심의학(Evidence Based Practice)의 접근방법에 익숙해지며 자신 있는 진료에 도움이 되리라 믿어 의심치 않는다. 아무쪼록 이 책을 통해서 매일매일의 진료가 즐거운 Practice가 되는 데 도움이 되었으면 한다.

고려대학교 구로병원 치과센터 보철과

고려대학교 임상치의학대학원 고급치과보철학과

교수 **신 상 완**

Contents

Contents

책 이용법

이 책은 세 개의 장으로 나누어져 있다:

1장은 국소의치의 구조물에 대한 것으로 안전하고 적절히 기능을 하는 보철물을 제작하기 위한 이러한 구조물들의 디자인에 대해 다루고 있다. 그러므로 1장은 면밀하게 읽어서 완전히 이해해야 한다.

2장은 환자를 관찰하는 과정과 국소의치와 관련된 결정하는 과정에 대한 'route map'을 제공해 준다. 1장에서 서술된 구조물들을 이용하여 적절한 디자인으로 발전시키는 과정을 보여 줄 것이다. 이 장에서는 건강하고 안정된 잔존치가 있다는 가정하에서 서술한다.

3장에서는 건강하지 못한 구강상태나 디자인과 관련하여 다른 수복물이 필요한 경우와 같은 디자인시 부딪히게 되는 몇 가지 문제점을 소개하고 있다. 또한 디자인 과정에서 특수한 경우에 선별해서 사용해야 하는, 흔하게 사용되지는 않지만 도움이 될 만한 몇몇 방법과 테크닉을 제공할 것이다.

Section 1

국소의치의 일반적인 이론과 역할 (General principles of partial dentures and how they work)

이 section에서는 국소의치가 어떻게 작용하는 지에 관해 다룰 것이다. 의치의 작용기전에 대한 총체적인 이해 없이 적절한 기능을 가지면서 생리적으로 허용되는 의치를 디자인하는 것은 불가능하다.

국소의치는 구강 내 상실된 치아와 치조제를 대체하는 장치이다. 그러므로 저작기전의 한 부분으로서 대체되어야 한다. 만약 의치가 적절하게 디자인 되지 않는다면 이러한 기능을 수행하지 못할 것이다.

Section 1 에서 국소의치와 그것의 각각의 부분요소들이 어떻게 기능하는 지를 설명할 것이며, 의치를 디자인 하는 과정에서 필요한 기초지식들에 관해 논할 것이다.

이러한 기초지식에 대한 이해 없이는 생리적인 허용 범위 내에서 저작 기전의 한 부분으로서 성공적으로 기능하는 의치를 설계할 수 없다.

1.1 왜 국소의치가 필요한가? (Why should partial dentures be provided?)

국소의치가 치아상실에 의한 변화를 보상하기 위해 필수적인가? 국소의치를 위한 증례와 국소의치에 좋지 않은 증례를 보편적으로 사용되는 용어를 이용하여 나타내 보려 한다.

왜 국소의치인가?

국소의치는 상실된 치아의 순면을 수복하고 저작 기능을 회복시켜 준다.

국소의치의 생리적 적합성은 의치에 사용된 재료에 대한 적응도와 구강조직의 의치 기능 시 견디는 정도, 환자가 의치를 얼마나 편안하게 다루는가 또한 얼마나 치태를 잘 조절하는 가에 의해 좌우된다.

의치는 인체에 대해 자극이 없는 비활성 재료로 만들어져야 하며 상실된 치아의 기능을 대체 할 수 있도록 디자인 되어야 한다. 의치의 디자인에 의하여 의치는 구강환경에 도움이 될 수도 있지만 파괴시킬 수도 있다.

의치는 구강에 편안하게 안착되도록 만들어져야 하며, 남아있는 연조직과 경조직에 해를 가하지 않으면서 상실된 치아의 기능을 대신 수행해야 한다. 이러한 의치는 다음의 조건을 만족해야 한다.

- 기존의 모양(심미)과 기능의 회복
- 발음과 저작의 회복
- 구강조직과의 생적합성
- 편안감
- 구강 위생의 유지

이러한 점들을 고려해 볼 때 국소의치의 사용에 대한 필요성에 대해 전반적으로 생각할 수 있다. 언젠가는 치아의 상실이 매우 드문 일이 되어 일반적인 치의학 분야에서 상실 치아의 대체는 더 이상 중요하지 않게 될 지도 모른다. 가장 흔한 치아상실의 원인인 치아우식증과 치주질환은 성공적인 치과치료를 위해서도 중요할 뿐 아니라 인류의 기본적인 삶을 위해서도 중요하다.

치아의 상실 ? 그 결과?

환자에게 있어서 치아는 얼굴의 외모, 발음, 저작의 세 가지 주요 목적을 지닌다. 그러므로 치아의 상실은:

- 외모의 상실
- 정확한 발음의 상실
- 저작기능의 상실을 야기한다.

자연 치열이 존재한다는 것은 사회적으로 허용할 만한 상태에 있다는 것을 의미한다. 얼굴 표정, 편안하고 적절한 저작, 음식 선택의 자유로움, 즐거운 식사 및 정확한 발음은 정상적인 사람으로 받아들여질 수 있도록 하는 요소들이다. 치아의 상실은 이러한 요소들 중 하나 혹은 그 이상에 영향을 줄 수 있다.

치아의 상실은 그 밖에 보다 천천히 일어나는 결과들을 야기할 수도 있다.

구강내의 치아들은 동시에 기능을 하며, 만약 치열의 한 부분이 망가지면 구강내 기능의 평형은 무너지게 된다. 기능 장애의 정도는 상실된 치아의 위치와 수에 따라 좌우가 된다. 예를 들면, 소화과정의 첫 단계인 식괴와 침이 섞이는 과정에서 이상이 생김으로 인해 저작 효율이 떨어지기도 한다.

치아 이동과 과맹출

치아는 성장이 완료된 이후에도 치조골내에서 움직일 수 있는 능력을 지니고 있다. 그러므로 발치에 의해 생기는 공간은 주변 치아의 근원심으로 이동이나 기울어짐을 야기할 수 있다. 또한 대합되는 치아의 상실은 과맹출을 야기할 수 있다. 이러한 치아의 이동은 느리고, 수정이 힘들며, 또한 대부분의 경우에서 비가역적으로 원래의 치열의 위치에서 벗어나게 되므로 관리를 힘들게 한다.

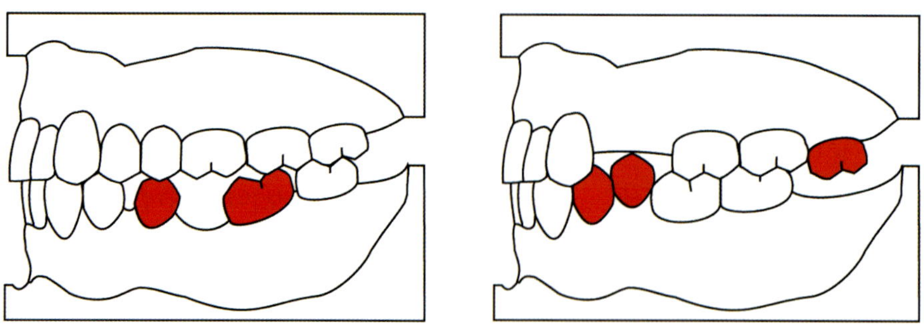

근육과 관절기능의 변화

저작기능은 머리와 목에 있는 근육과 관절의 복합체에 의해 이루어진다. 이러한 잠재의식 속의 움직임은 치아상실에 의해 변화될 수 있다. 이때, 변화에 대한 적응이 필요하나 특히 연령이 높은 환자에게는 적응이 쉽지 않다. 예를 들어 대부분의 사람들은 저작시 보다 선호하는 방향이 있는데, 치아의 상실은 이러한 경향을 바꾸기도 한다.

치아의 마모

현대인들이 먹는 음식에 대한 정상적인 교합에도 점진적인 마모가 일어날 수 있다. 전반적으로 건전한 치열에서는 보통 느리게 마모가 일어난다. 하지만 치아가 상실된 경우에는 이러한 마모의 정도가 남은 치아의 교합면에 집중이 되며, 결과적으로 마모가 상당히 빠르게 일어난다. 잘못된 습관 역시 과도한 마모를 야기한다. 게다가 탄산음료나 특정 과일 음료의 섭취와 같은 몇몇 식습관은 치아의 부식을 야기하기도 한다.

치아상실에 야기될 수 있는 결과는 다음과 같다:

- 치아형태의 상실
- 치아마모로 인한 안면고경의 상실(이것은 과맹출이나 보상적인 치조골의 성장에 의해 어느 정도 완충이 되기도 한다).
- 하악골의 전방 위치
- 대합치아의 상실이나 교합고경의 소실로 인한 치열의 고착
- TMJ의 기능이상

교합의 소실

여러 치아의 상실은 최대감합위로 결정되는 상악과 하악간의 정상적인 관계를 점차 불명확하게 하며 결국은 잃게 된다. 이러한 현상은 구치부와 소구치부의 치아들이 상실되면서 전치와 견치의 접촉만이 있을 때 종종 일어난다. 이러한 경우 보다 덜 정확한 방법인 생물학적인 악간관계 채득방법이 사용되어야 한다.

수복이 필요한 경우

환자의 관점에서:

- 심미성
- 발음
- 만족스러운 저작
- 의치에 대한 자각되지 않는 기준을 만족해야 한다.

환자의 관점으로 미루어 볼 때, 전치부의 수복은 일반적으로 필수적이며 사회생활을 위해 즉시 필요하다. 하지만 저작의 측면에서는 매우 많은 환자들이 구치부의 치아를 완전히 상실한 상태로 적절한 저작을 행하고 있다.

가철성 의치의 장점

- 보다 많은 치아가 수복될 수 있다.

- 잔존치아에 보다 적은 작업이 가해진다.
- 세척을 위해 빼낼 수 있다.
- 치아나 의치가 손상되었을 때 상대적으로 쉽게 수정/대체가 가능하다.
- 보다 광범위한 치아의 상실이 쉽게 처리된다.

가철성 의치의 단점

- 기능시 심리적 안정감이 덜하다.
- 상대적으로 적은 치아의 수복에도 큰 의치가 수복되어야 한다.
- 보철물의 구성물이 쉽게 시각적으로 노출된다.
- 잔존치아에 악영향을 끼칠 가능성이 있다(치태침착/외상).

상실된 자연치아를 대체하는 것은 명백한 여러 장점이 있고 치아를 대체하는 과정이 환자에게 해를 끼치지 않고 도움이 된다. 사실, 대체로 인한 기능의 회복이 이러한 장점들을 발생시키는 것이다.

이 책은 남아 있는 자연치아에 해를 끼치는 장치가 아닌 환자의 일부로서의 의치를 설계하는 방법을 이해하는 데 초점을 맞추고 있다. 그러므로 여기서 대조를 위한 기준은 브릿지나 임플란트 크라운과 같은 고정성 보철물이다. 일반적으로 이러한 보철물은 하나 혹은 소수의 치아가 상실된 치아에 국한된 술식이며, 남은 치아나 지지구조가 건전하고, 자가 구강 위생 관리가 좋으며, 접촉이 많은 운동을 하지 않는 경우 필요한 술식이다.

국소의치에 의한 수복

상실된 치아의 수복을 위해 고정성 보철물을 사용하기에 구강 환경이 적절하지 못할 때 가철성 보철물의 잠재적인 가치를 평가해 보아야 한다. ***환자 개개인에 따른 가철성 보철물의 장점과 단점을 따져 보는 것이*** 적절한 치료 계획을 세우는 데 필요할 것이다. 이러한 과정을 통하여 다음과 같은 결정을 내릴 수 있다.

- 모든 상실된 치아가 수복되어야 한다.
- 몇몇의 상실된 치아를 수복하는 것은 이득이 있으나 전체의 치아를 수복하는 것은 불필요하다.
- 어떠한 치아의 수복도 이득이 없다.

국소의치의 장점

안모의 형태

전치부 치아의 상실은 입술을 뒤로 후퇴시키며 환자의 외모를 손상시킨다. 특히 입술간의 간격이 생긴 경우에는 사회적으로 허용하기 힘든 외모가 될 수 있는데, 이 경우 대부분의 환자들을 힘들게 한다. 구치부 치아의 상실은 종종 볼을 오목하게 만드는 경우가 있으나 환자들의 흔한 불만사항은 아니다.

기능

국소의치는 구강내에 삽입된 음식에 대한 저작 기능을 회복시켜야 하며, TMJ 기능이상의 증상을 개선시켜야 하고, 혀의 과증식을 막아야 한다.

어떻게 국소의치가 해로울 수 있는가?

- 구강 위생
- 치태침착
- 물리적 손상
- 회전력
- 과부하
- 치은의 박리에 의한 치은과 치주에 대한 손상

기본적인 의치 장착과 관련된 걱정은 구강 위생 관리이다. 의치가 구강내에 장착되면 치태침착의 정도가 의치와 인접 자연치 모두에 증가되는데, 특히 타액의 흐름에 일어나는 혹은 기능시에 일어나는 자정 작용이 의치에 의해 방해되는 경우 심해진다. 하지만 이런 경우에도 보다 세심한 의치와 구강의 청결을 통해 치태침착에 의한 위험을 크게 줄일 수 있다.

그러므로 국소의치 장착 후의 구강 위생에 대한 고려가 필수적이며, 치태침착을 최소화 할 수 있는 의치 디자인에 대한 고려가 필요하다. 특히 치아 주위의 치은, 잔존치아 사이, 의치와 자연 치아의 접촉부위가 치태가 쉽게 침착되는 부문이다. 또한 고령 환자에서 빈번한 치은 퇴축에 의해 노출된 백악질 의치가 완전히 피개 하거나 의치의 변연이 접촉하고 있는 경우 치아우식증이 쉽게 발생된다.

인접 치아에 물리적인 손상도 가해질 수 있는데, 의치의 기능에 의해 회전력이 가해지는 것, 잘 맞지 않는 클래스프이나 의치상에 의한 법랑질과 백악질의 마모, 잘못 위치된 레스트에 의한 과부하 등이 이에 해당된다. 연조직의 손상도 역시 일어날 수 있는데, 의치상에 의한 치은 박리, 잘못 설계된 클래스프와 연결장치에 의한 측방압으로 야기된 연조직으로의 과도한 압력 등이 있다.

다음의 기본적인 guideline을 따르는 것이 국소의치를 디자인할 때 도움이 될 수 있다.

- 되도록 의치의 디자인은 간단하게 하며, 치은열구(crevice)와 세척이 힘든 각도의 구조를 없앤다.
- 의치와 치은변연간의 간격은 적어도 3mm 이상 떨어지도록 한다.
- 기능적인 가동 범위까지 의치를 연장하지 않는다.

심하게 손상된 치열

과거에 치아관리를 소홀이 한 환자는 종종 심하게 손상받은 치열을 지닌다. 이러한 잔존치아에 대한 장기적인 예후는 아무리 전문적인 관리와 자가 관리를 시행해도 좋지 못하다. 과거에는 이러한 경우에 대한 해결방안으로 발치 후 총의치를 제작하는 치료계획을 선택하였다. 보다 덜 과격한 방법으로 상대적으로 단순한 국소의치의 제작을 치료계획으로 삼고, 만약 부가적인 치아의 발치가 필요한 경우 국소의치에 치아를 추가하여 점진적으로 총의치를 사용하게 하는 방법이 있다. 이러한 옵션에 대해서는 다음 장에서 보다 자세하게 알아볼 것이다.

디자인 순서

대체할 치아
지지
연결부
유지
다듬기

우리는 위의 순서를 국소의치의 디자인 시 따를 것이며, 이러한 순서의 첫 번째 과정을 이미 알아보았다. 디자인의 과정은 논리적으로 앞의 과정이 다음 과정을 이끌며 이루어진다.

결론

적절하게 디자인된 국소의치는 고정성 보철물이 불가능한 경우에 구강의 형태를 유지하며 기능을 회복시킨다. 모든 의치는 환자 개개인에 맞도록 특별 제작되어야 하며, 의치만을 따로 고려하여 제작해서는 안 된다. 국소의치를 제공할 것인가 아닌가에 대한 결정은 환자의 요구 사항을 완벽하게 이해한 후에나 가능하다. 이를 위해서 환자의 기존 치과치료와 기존의 의치착용에 대한 병력을 알아야 한다. 몇몇의 전신적인 사항은 의치 착용을 어렵게 하거나 예후를 불확실하게 한다. 잔존치아의 상태와 구강내의 지지구조는 어떻게 의치가 계획되고 디자인 되어야 하는 지에 대해 영향을 미친다. 최종적으로 치과의사는 환자가 의치 착용시 구강 위생과 의치의 청결을 잘 유지할 수 있는지에 대하여 재평가해야 한다.

기억해야 할 중요사항

- 국소의치를 제작할 때 국소의치 착용시 부작용보다 장점이 지속적으로 많을 것인가에 대해 생각해야 한다.
- 상실된 치아를 단순히 국소의치로 대체하는 것은 분명 부작용이 많을 것이다.

중요: 국소의치의 주요 구조물들

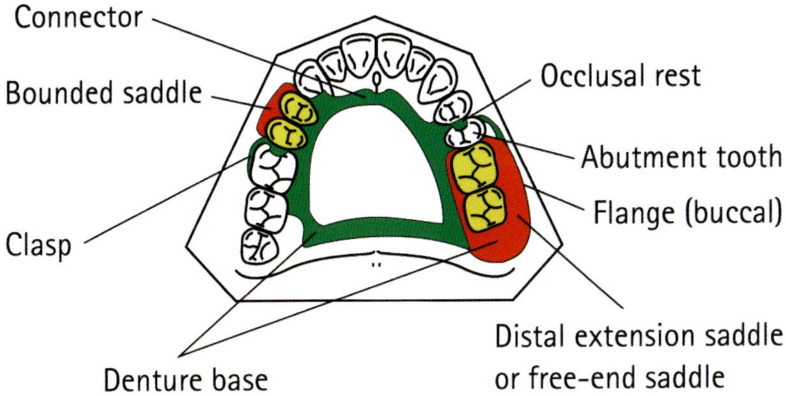

1.2 하중과 지렛대 원리 (Loads and levers)

국소의치의 작용시에 나타나는 기본적인 물리적 현상을 이해하지 않고서는 만족스러운 국소의치를 디자인할 수 없다. 그러므로 이러한 물리적 현상에 대한 이해는 필수적이라 하겠다. 한번 이해가 되면 보다 좋은 의치를 디자인하기가 훨씬 간단해진다.

국소의치는 저작압, 들리는 힘과 혀, 입술 및 볼의 움직임과 같은 여러 종류의 힘을 받는다. 이러한 하중과 지렛대 작용에 대한 이해가 국소의치의 디자인 시 꼭 필요하다.

이 짧은 단원에서 이 책의 가장 중요한 부분에 관한 정보들을 포함하고 있다. 이 정보들은 우리가 평상시에 생각 없이 사용하는 물리적 힘에 관한 고찰이다.

국소의치의 디자인에 관한 기본적인 이해는 간단한 물리적 원리의 이해에 의해 완전히 이루어질 수 있다. 이러한 이해가 없다면 술자는 의치의 디자인을 기공실에 맡기거나 환자의 구강상태의 물리적 상황에 대한 고려 없이 상상에 의해 디자인하게 될 것이다. 결과적으로 구강조직을 대체하고 저작기능을 수행하는 장치보다는 구강조직의 흡수와 파괴를 가속화 시키는 장치로 환자에게 적용될 것이다.

- 기계가 어떻게 작동하는지를 아는 사람은 그 기계를 사용하는 법도 알 것이다. 마찬가지로 국소의치가 어떻게 기능 하는지를 안다면 어떻게 디자인을 해야 하는지도 알 것이다.
- 만약 국소의치의 각 구성이 어떻게 물리적으로 작동하는지에 대해 생각해 본다면 국소의치의 디자인에 관련된 이론이 보다 쉽게 이해될 것이다.

이제부터 두 가지 기본적인 물리적 성질인 하중의 분산과 지렛대에 관하여 알아보겠다.

하중분산

치아지지

저울쟁반에 가해지는 모든 하중은 저울쟁반을 지지하는 구조물에 전해진다. 이러한 현상은 하나의 구조물만이 지지를 하는 경우에 보다 명확한데, 이 경우 모든 하중이 지지 구조물에 전해진다.

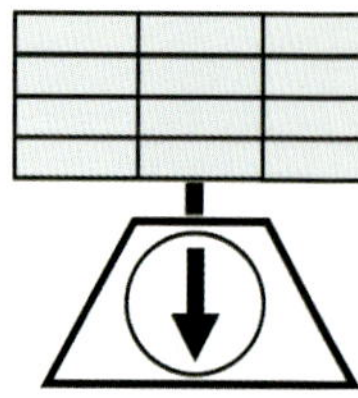

반면 두 개의 지지 구조물 사이에 하중이 가해지는 경우, 하중은 지지 구조물에 똑같이 나누어진다. 의치의 조직면이 소구치와 구치 사이에 놓여 있는 경우도 이와 같이 생각할 수 있다.

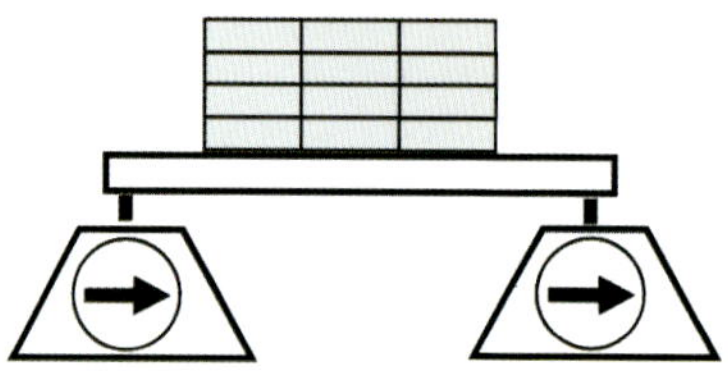

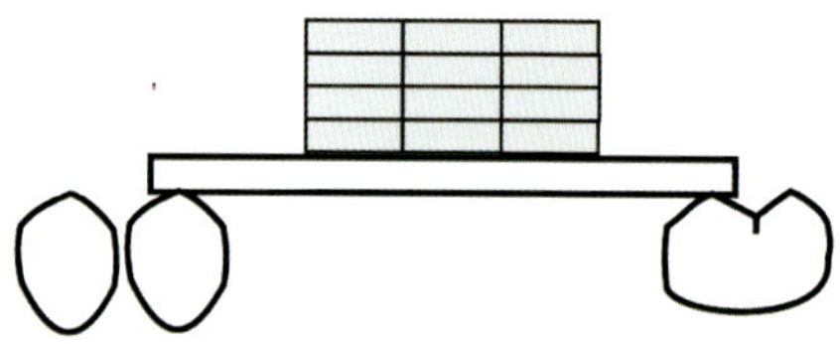

만약 한쪽의 지지 구조물이 다른 한쪽에 비해 하중으로부터 멀리 떨어져 있는 경우, 하중은 가까운 지지 구조물에 보다 크게 작용할 것이다. 이러한 사실은 상대적으로 적은 치근면적을 가지고 있는 소구치에 대한 하중을 대구치에 비해 작게 하기 위해 적용할 수 있다.

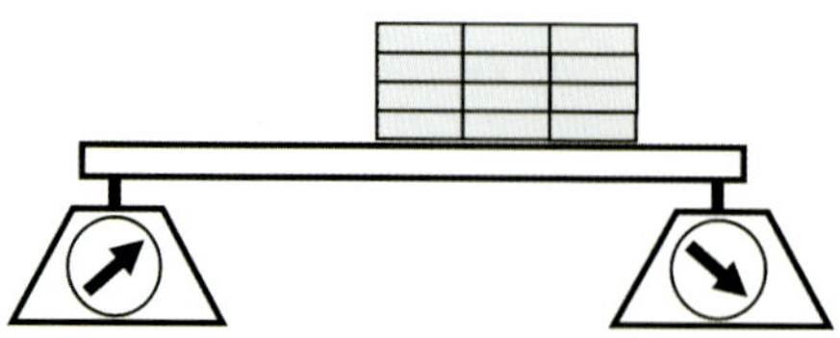

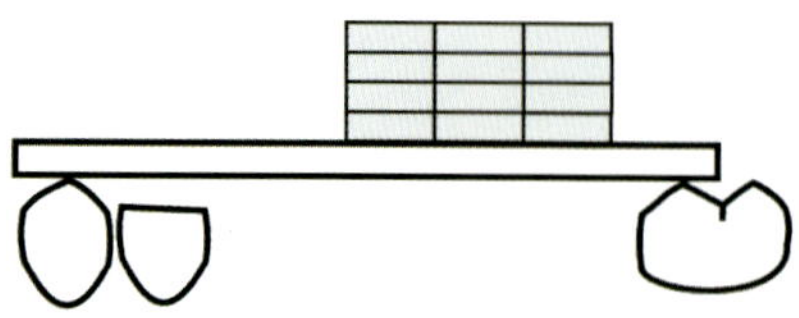

이러한 이론을 국소의치 디자인에 적용함으로써 교합력을 개개 치아의 허용 가능 범위에서 적절히 분산시킬 수 있다.

하지만 이러한 이론은 실제의 이론과는 **어떻게** 지지체에 하중이 작용하는가에 있어서 약간 달라질 수 있다. 가철성 보철물의 조직지지면이 짧은 레스트에 힘을 전달하는 경우와 고정성 보철물의 경우를 보여주는 다음의 두 가지 그림들이 이에 대해 잘 설명해 주고 있다. 짧은 레스트는 지지되는 치아의 변연에 놓인 상태로 힘을 전달하며, 그 결과 하중은 지대치의 장축이 아닌 다른 방향으로 전달된다.

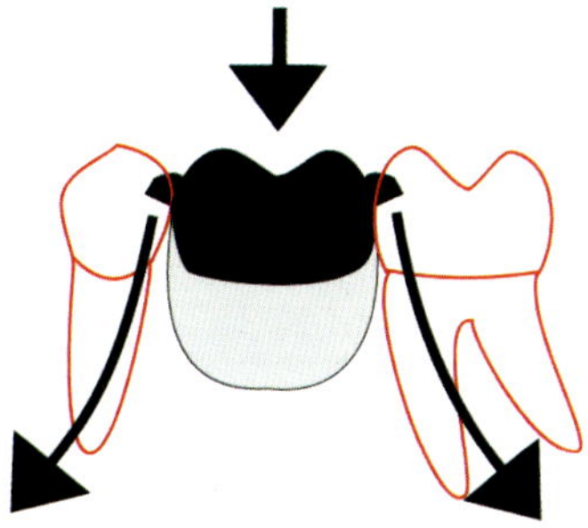

반면 고정성 보철물의 경우 길고 견고한 구조물이 하중을 수직으로 전달시킨다. 이를 통해 볼 때 치주인대의 손상을 방지하기 위해 하중을 치아의 수직방향으로 전하도록 교합면의 레스트가 설계되어야 함을 알 수 있다.

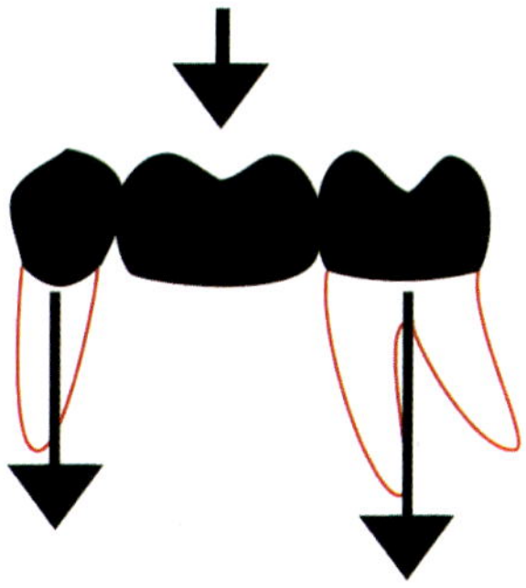

조직지지

연조직, 점막과 점막성 골막으로의 하중은 다른 방법으로 힘이 전달된다. 이러한 조직들은 치아에 비해 단단하지 않으므로 되도록 넓은 영역에 걸쳐 힘이 분포됨으로써 면적당 부여되는 힘을 최소한으로 줄여야 한다.

의치가 기능적으로 사용되기 위해서는 의치가 자연치아와 같은 역할을 해야 한다. 그러므로 저작시 교합측과 그 밖의 방향으로부터의 하중은 의치를 통하여 의치를 지지하는 조직으로 잘 전달되어야 한다. 치아와 점막으로 구성된 요소가 의치에 지지를 제공한다.

의치는 의치에 가해지는 하중을 과부하와 뒤틀림에 의한 압력에 의해 조직에 해를 끼치지 않고 지지하는 조직이 견뎌낼 수 있도록 디자인 되어야 한다. 무치악의 경우에는 임플란트와 같은 방법이 부가적으로 제공되지 않는다면 조직지지에만 의존해야 한다.

대부분의 국소의치에서 한 곳에 과부하가 걸리지 않도록 치아와 조직 모두에 지지를 받도록 하는 것이 필요하다. 예를 들어 구치부의 단단한 잔존치조제도 전방부의 치아와 함께 지지를 담당할 것이다.

치아와 조직지지

치아와 조직 모두에 지지를 받아야 할 때 조직은 압축이 되고 치아는 압축이 되지 않으므로 인하여 어려움이 생긴다. 그러므로 마치 지지하고 있는 기반이 한쪽은 단단하고 다른 쪽은 무른 피사의 사탑과 같이 이러한 상황에서는 의치가 한쪽으로 기울게 된다.

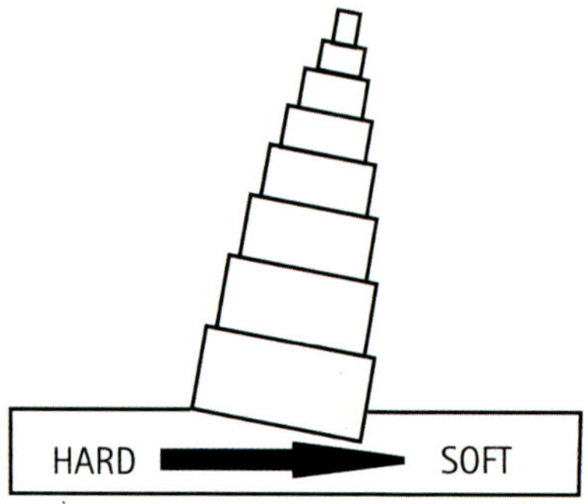

또한 생각해 봐야 하는 상황은 지지되지 않는 부위에 힘이 가해질 때의 상황이다. Free-end saddle에서의 상황을 생각해보면, 이 경우는 지대치가 한쪽만 있는 상황으로 saddle 한쪽에만 치아 지지를 받는다. 만약 뒤틀림에 의한 외력을 받지 않도록 의치를 제작하려고 한다면 지렛대의 원리에 대해 생각해 봐야 한다. 이러한 하중은 교합력이 가해질 때 뿐 아니라 국소의치가 구강내에서 유지가 될 때도 발생된다. 이러한 상황을 이해하고 극복하기 위해서 평소에 많이 사용하지만 심각하게 생각해 본적은 없는 지렛대 원리를 완전히 이해하는 것이 필요하다. 이러한 이론은 간단하고 이해가 되면 쉽게 적용이 가능하다.

지렛대 원리

1

하중(load)은 가해지는 무게(weight) 혹은 힘(force)이다.

작업력(effort)은 움직임을 야기하기 위한 무게(weight) 혹은 힘(force)이다.

지렛점(fulcrum)은 이러한 힘들의 작용과 관련된 주축이다.

2

힘의 평형시:

(작업력 × 지렛점으로부터의 거리)는 (하중 × 지렛점으로부터의 거리)와 같다.

모든 국소의치 디자인상에서 가능한 지렛대의 운동은 다음의 세 가지로 압축할 수 있다.

단, 다음 세 가지의 전제 조건이 있다.

(1) **작업력**(effort)이 **하중**에 비해 작을 때 지렛대의 운동은 **물리적으로 이득**을 본다.

(2) **작업력(effort)**이 **하중**에 비해 클 때 지렛대의 운동은 **물리적으로 손해**를 본다.

(3) 양쪽의 힘이 평형을 이루려면 **지렛점**은 양쪽 힘으로부터 같은 거리에 있어야 한다.

즉, 작업력(effort)에 지렛점으로부터의 거리를 곱한 값은 하중에 지렛점으로부터의 거리를 곱한 값과 같다.

> **생각해볼 중요한 원리**
>
> - 작업점이 지렛점으로부터 멀리 떨어질수록, 하중점이 지렛점과의 거리가 가까울수록 적은 양의 작업력(effort)이 필요하다.
> - 위의 두 가지 경우 모두에서 작업력(effort)의 지렛대 길이는 길어지고, 하중의 지렛대 길이는 짧아진다.

세 가지의 지렛대

Class I

지렛점이 **하중점**과 **작업점** 사이에 있는 경우

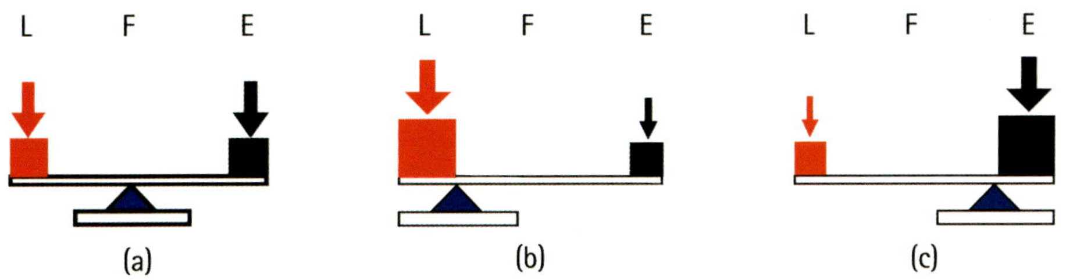

(a) 하중점과 작업점이 지렛점으로부터 같은 위치에서 운동이 일어날 때 물리적인 이득은 없으며, 하중과 작업력(effort)은 같다.

(b) 하중점이 작업점에 비해 지렛점으로부터 가깝게 위치될 때 하중이 작업력(effort)에 비해 크며, 운동은 물리적으로 **이득**이 있다.

(c) 하중점이 작업점에 비해 지렛점으로부터 멀리 위치할 때 하중이 작업력에 비해 작으며, 운동은 물리적으로 **손해**를 본다.

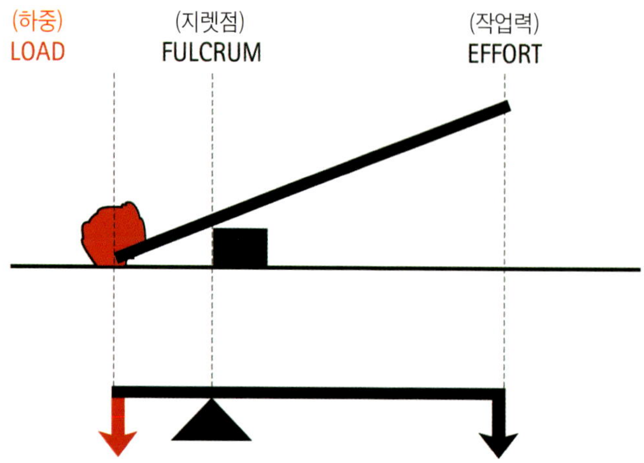

쇠지레를 지렛대로 이용하여 무거운 바위를 들어 올릴 때를 예로 들 수 있다. 작업점이 지렛대로부터 멀리 떨어져 있을수록 보다 많은 물리적인 이득이 있다.

Class II

하중이 **지렛점**과 **작업력**(effort) 사이에 있는 경우

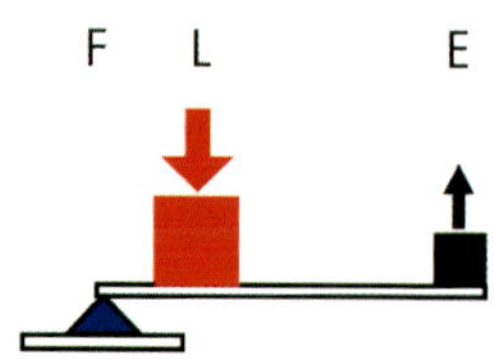

운동은 물리적으로 이득을 가진다. 하중점이 작업점에 비해 항상 지렛점에 가깝기 때문에 물리적으로 손해를 볼 수 없다.

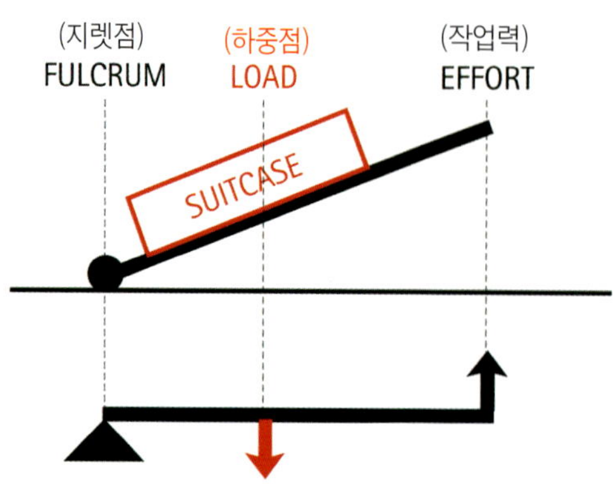

사용자에 가해지는 부하를 적게 하기 위해 손잡이의 길이를 길게 만든 수레를 예로 들 수 있다.

Class Ⅲ

작업력이 **지렛점**과 **하중** 사이에 있다.

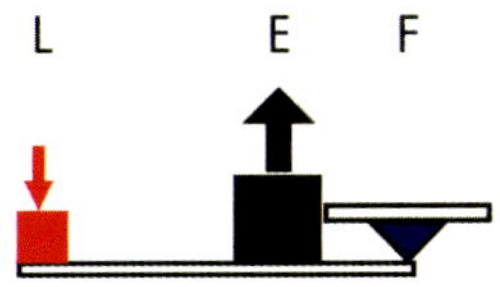

운동은 물리적으로 손해를, 하중점이 작업점에 비해 항상 지렛점에 멀기 때문에 물리적으로 이득을 볼 수 없다.

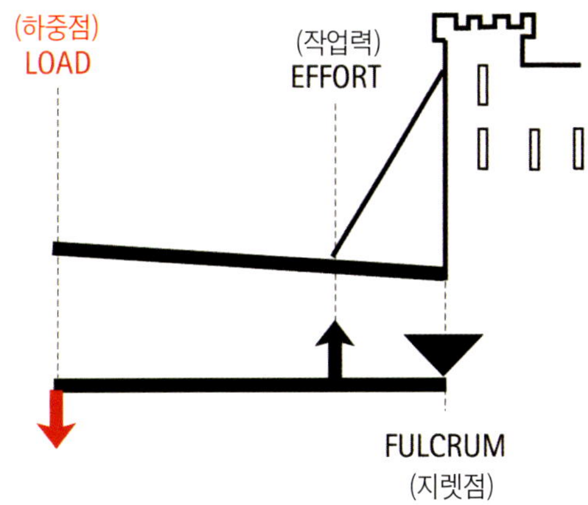

하중점이 가까운 들어 올리는 다리를 예로 들 수 있다. 이러한 종류의 지렛대는 종종 편리한 경우가 있다. 예를 들어 이두근은 팔을 접기 위해 손에 쥔 물체의 무게에 10배에 해당하는 힘을 내야 한다. 만약 이두근이 손목의 보다 낮은 곳에 부착이 된다면 보다 효율적인 운동을 할테지만 불편할 것이다.

주의 : 다음 장에서도 이 지렛대 원리가 계속 언급된다.

결론

국소의치에 대한 이해를 위해 힘이 전달되는 방법, 지지점에 따른 힘의 분배, 세 가지 타입의 지렛대의 원리에 대해 다시 한 번 정리할 필요가 있다.

기억해야 할 중요사항

다음은 지렛대 운동과 관련하여 반드시 알아야 할 사항이다

- 가해지는 **하중(load)**은 의치에 가해지는 교합력이나 끈적한 음식을 씹고 입을 열 때 생기는 의치를 변위시키는 힘과 같다.
- **지렛점**은 의치가 회전하려는 지점과 같다.
- **작업력**은 클래스프에 걸리는 힘과 같다.

1.3 국소의치의 분류 (Classification of partial dentures)

국소의치에 대해 설명하고 논하기 위해서는 국소의치에 대한 몇 가지 분류법이 유용할 수 있으며, 현재 Kennedy 분류법이 가장 널리 사용되고 있다.

환자의 개개인에게 필요한 의치의 타입에 관해 설명할 수 있는 방법이 있는 것은 때때로 도움이 된다. 의치의 형태와 모양은 셀 수 없이 많기 때문에 의치에 대해 설명하고 논하기 위해서는 이들을 몇 가지로 나누어서 분류하는 것이 필요하다.

국소의치를 분류하는 두 가지 흔한 방법이 있는데, 하나는 상실된 치아의 분포에 따른 방법이고, 다른 하나는 의치가 어떻게 지지를 받느냐에 따라 분류하는 방법이다. 두 가지 방법 모두 장점과 단점이 있는데, 상실된 치아에 따른 분류는 의치의 모양에 대한 상상이 쉽게 되는 장점이 있지만 어떻게 교합력이 조직에 전달이 되는지에 대한 정보는 없다. 지지에 따른 분류는 이와 정반대의 장점과 단점을 가지고 있다.

가장 일반적으로 사용되는 분류는 Kennedy 분류법이다. 이 분류 방법은 상실된 치아에 따른 분류이며 치아의 상태, 지지하는 조직, 교합력의 분산 양상에 대한 정보는 가지고 있지 않다.

*중요: Bounded saddle*은 다른 지대치 사이에 놓인 치아 상실부를 일컫는다.

*Free end saddle이나 distal extension saddle*은 지대치가 한쪽 끝(전방부)에만 있는 경우이다.

*제3대구치*는 의치 디자인상에서 직접적으로 사용이 되지 않으면 없는 것으로 취급한다.

Kennedy 분류법

Class Ⅰ 양측성 유리부(Bilateral free-end)

Class Ⅱ 편측성 유리부(Unilateral free-end)

Class Ⅲ 편측성 지지부(Unilateral bounded)

Class Ⅳ 전방 무치악부(Anterior, *crossing the mid-line*)

또 다른 분류는 의치의 지지를 기준으로 분류한 Beckett 분류이다. 이 분류는 지지방법에 대한 정보는 있지만 상실된 치아의 수, 분포 및 상태에 대한 정보는 없다.

지지에 따른 분류

Class I 치아지지(Tooth supported)

Class Ⅱ 조직지지(Tissue supported)

Class Ⅲ 치아, 조직지지(Tooth and tissue supported)

조언. Saddle은 구강점막을 덮고 있는 인공치아가 부착된, 의치상에 해당하는 지역이다.

상실치아에 따른 국소의치의 분류-Kennedy 분류법

Kennedy Class I

양측성 원심연장(Bilateral free-end saddles)

지대치의 원심으로 더 이상의 치아가 존재하지 않을 때이며, 한쪽에서만 치아 지지를 받는 free-end(distal extension saddle)가 양쪽으로 있을 때이다.

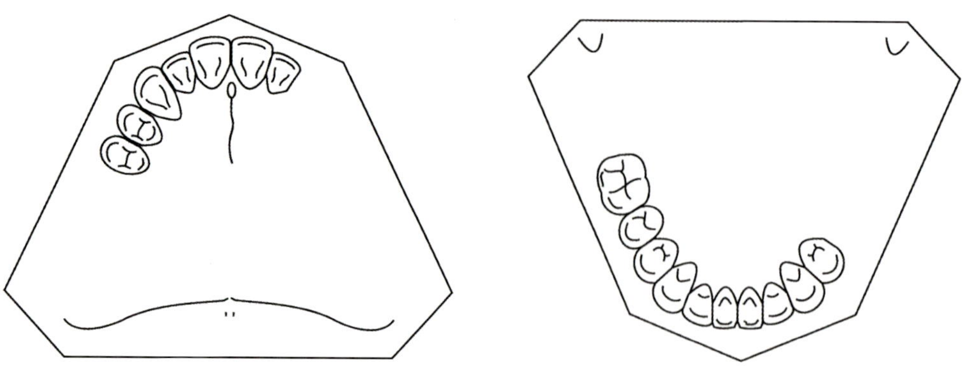

Kennedy Class II

편측성 유리단(Unilateral free-end saddle)

지대치의 원심으로 더 이상의 치아가 존재하지 않을 때이며 한쪽에서만 치아 지지를 받는 free-end 혹은 distal extension saddle이 한쪽으로 있을 때이다.

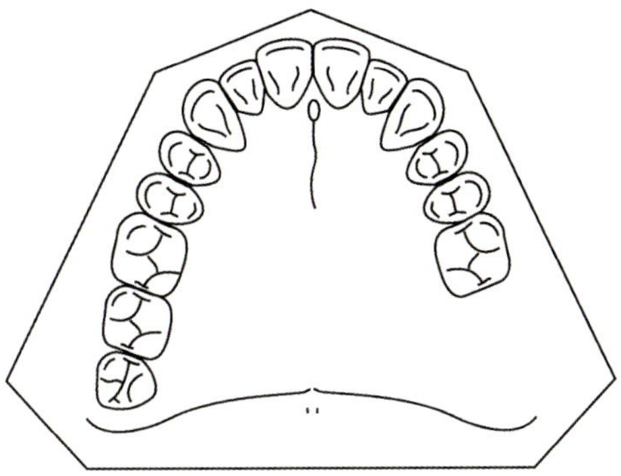

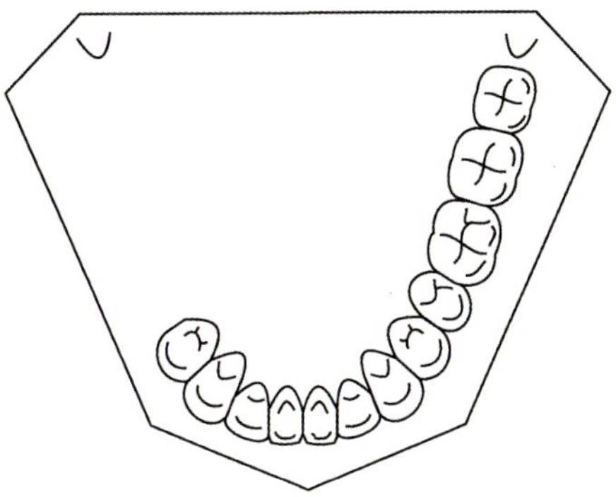

Kennedy Class III

편측성 치아지지안장(Unilateral bounded saddle)

Saddle의 양측에 지대치가 있으므로 필요하다면 모든 saddle이 치아에 의해 지지될 수 있다.

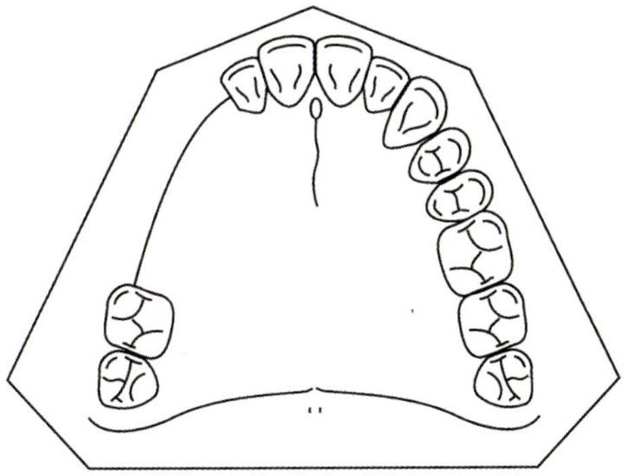

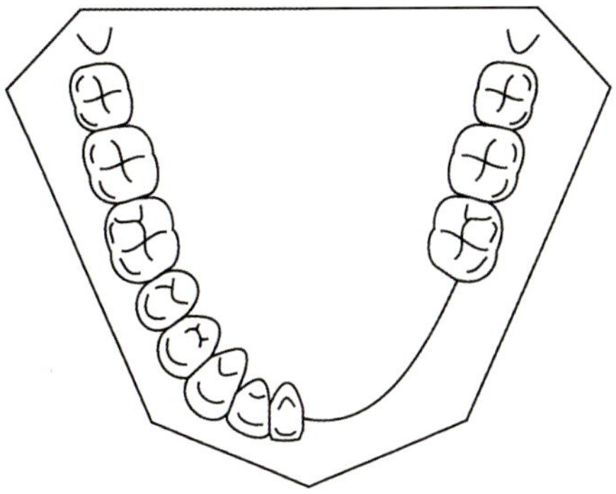

Kennedy Class IV

전방부 치아지지안장(Anterior bounded saddle)

전방의 saddle 양측으로 지대치아가 있으며 정중선이 saddle을 통과한다(만약 정중선이 saddle을 통과하지 않으면 unilateral bounded saddle에 해당한다).

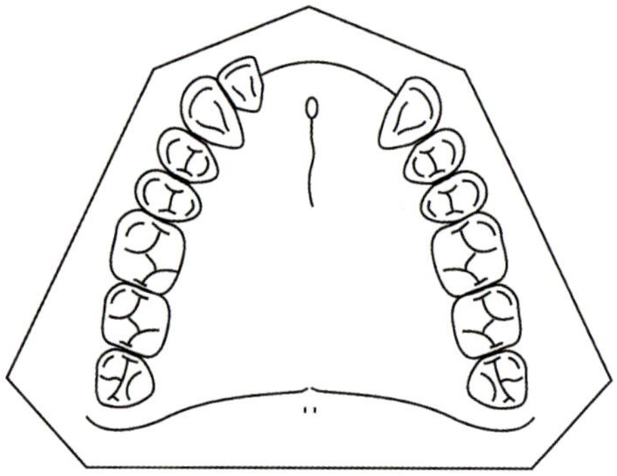

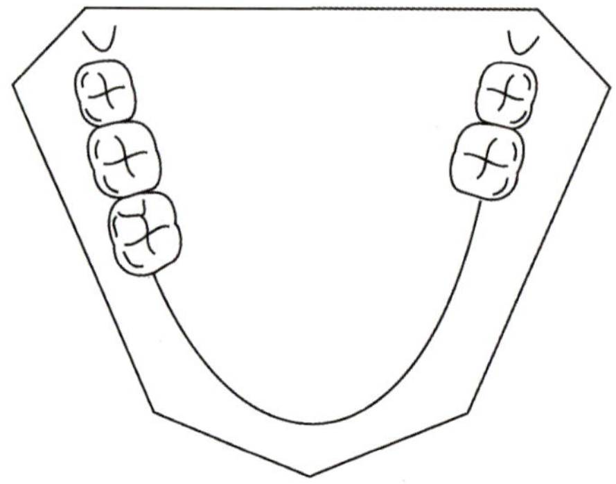

이러한 분류는 상실된 치아의 **수**에 따른 분류가 아닌 상실된 치아의 **위치**에 따른 분류로 볼 수 있다.

아래의 그림은 네 가지 분류를 모두 보여주며 saddle의 크기는 영향을 끼치지 않는다.

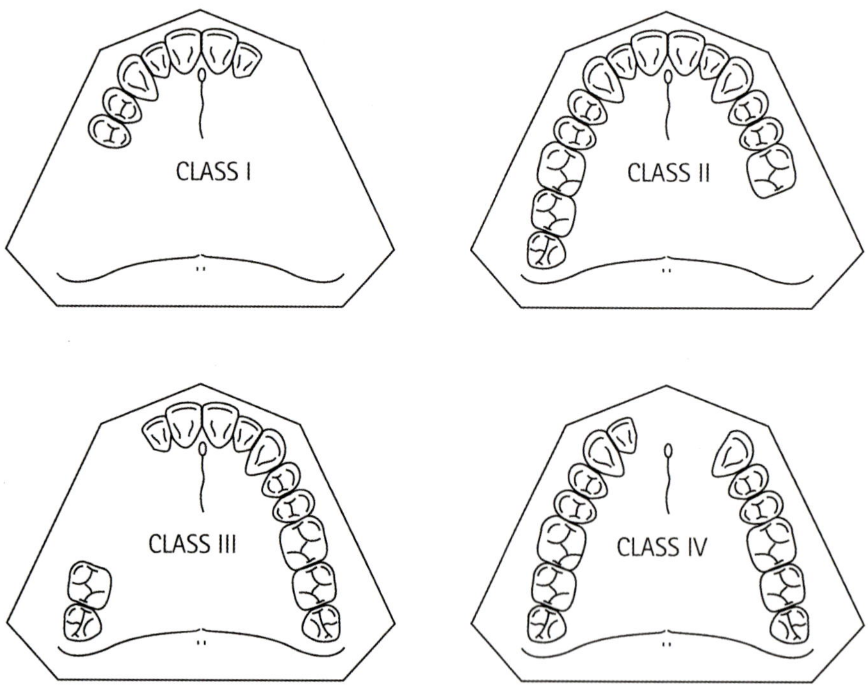

만약 한 악궁에 하나 이상의 추가적인 saddle이 있는 경우는?

이러한 경우는 **일반적인 분류에** modification을 이용하여 설명된다.

Modifications

한 악궁에 하나 이상의 무치악부가 있는 경우에는 분류가 복잡해진다.

이때 가장 중요한 것은 가장 후방의 saddle이 분류를 위한 key가 된다는 점이다. 이 점을 잊지 ***말아야*** 한다.

최후방 saddle이외의 무치악부는 ***modification***이 되는 것이며 부가적인 saddle의 수에 따라서 **modification의 수**가 결정된다.

예를 들어 **세 개**의 saddle이 있고 그 중 하나가 free end인 경우, free end saddle에 의해 기본적인 분류는 Class Ⅱ가 되고, 나머지 부가적인 두 개의 saddle에 의해 **modification 2**로 분류된다.

하지만 Class Ⅳ의 경우는 예외이다.

일단, 몇 개의 연습 문제를 풀어보도록 하자.

아래 그림의 경우는 어떠한 분류에 해당하는가?

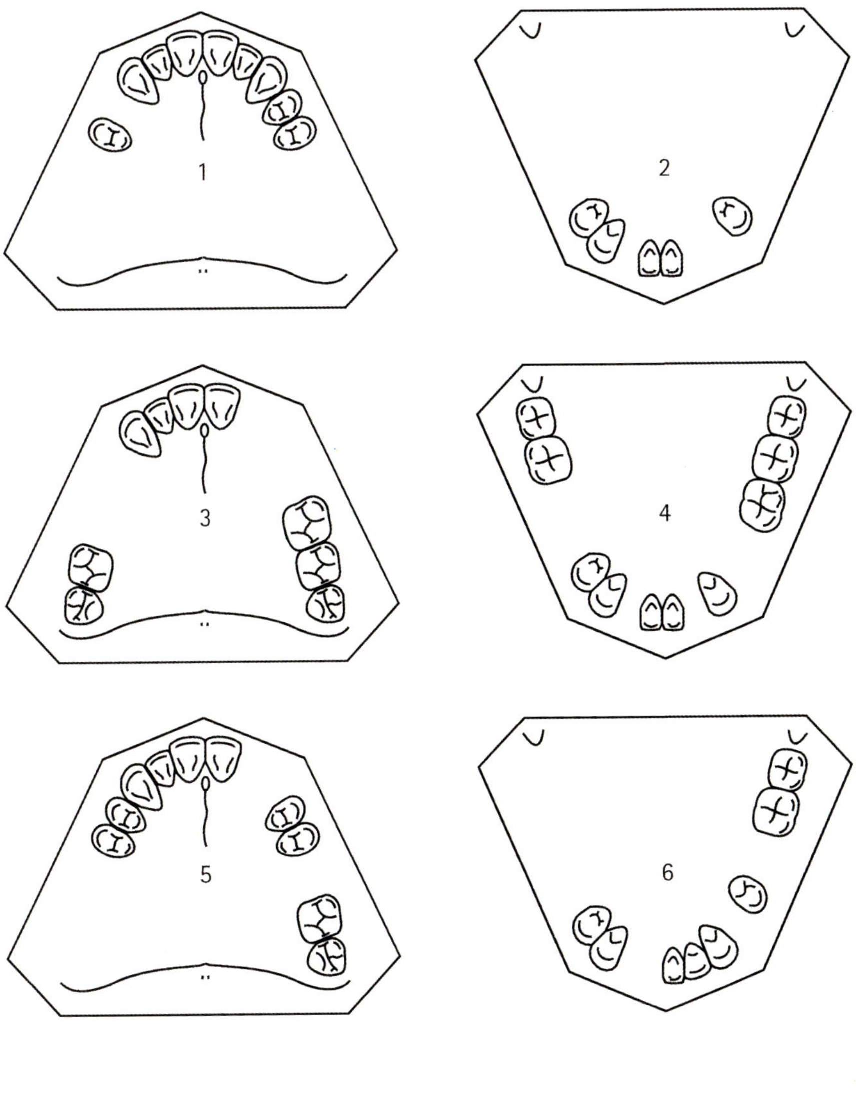

1. Class I modification 1
2. Class I modification 2
3. Class III modification 1
4. Class III modification 3
5. Class II modification 2
6. Class II modification 3

Kennedy class Ⅳ saddle

정중선을 통과하는 전방부의 bounded saddle은 어떠한 modification도 있을 수 없다. 만약 다른 saddle이 있다면 그 saddle은 보다 후방부에 위치될 것이고, key가 되는 saddle이 전방부가 아닌 그 후방의 saddle이 되어 class Ⅰ이나 Ⅱ, Ⅲ로 결정될 것이다.

다시 말해 modification이 없는 ***정중선을 통과하는 전방부의 bounded saddle***의 경우만이 *Class Ⅳ*에 해당한다.

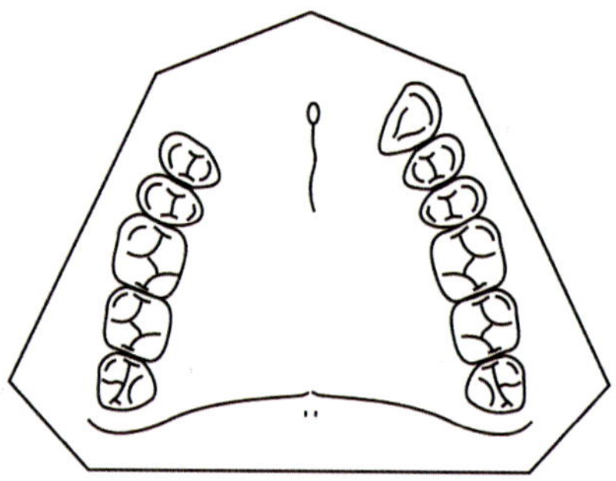

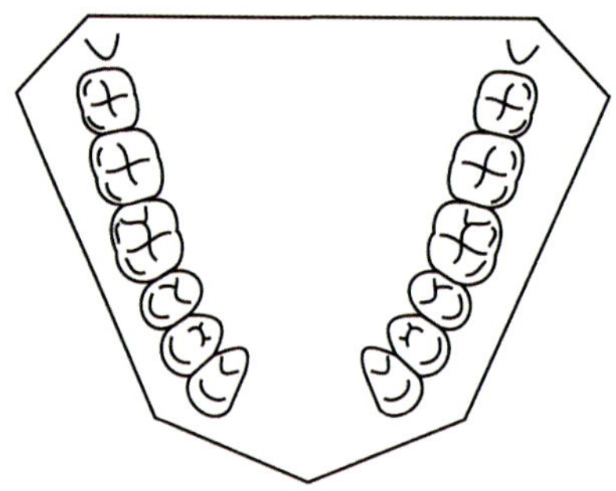

아래 4가지 증례는 Class Ⅳ가 아니고 단지 전방부 결손부가 있을 뿐이다.

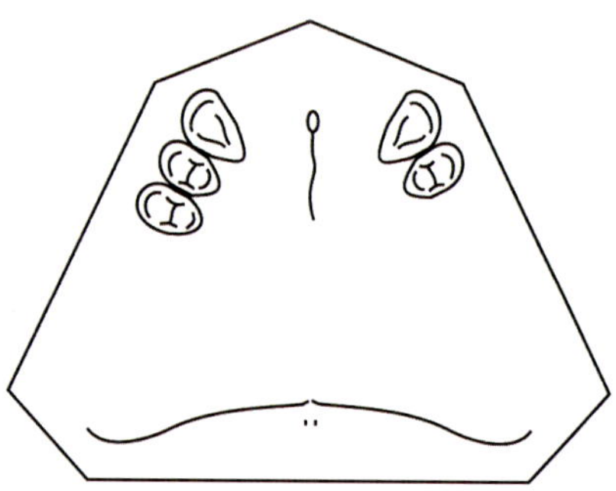

CLASS I modification 1

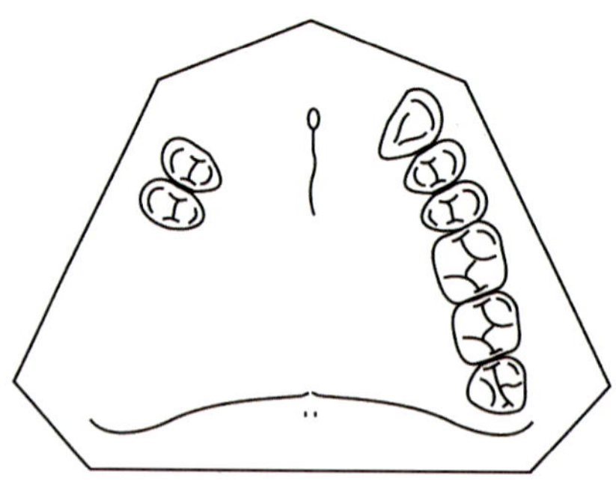

CLASS II modification 1

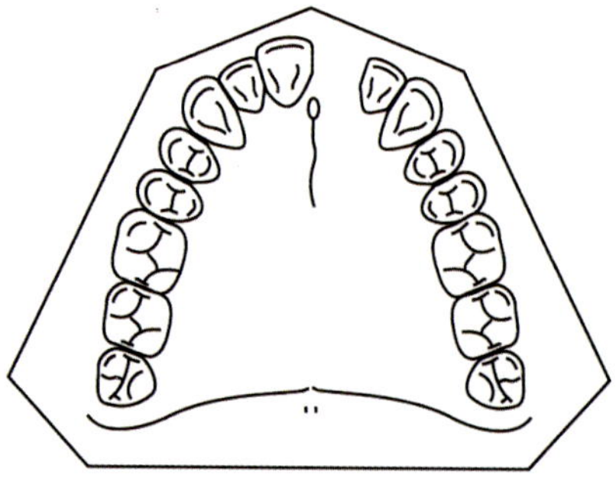

CLASS III

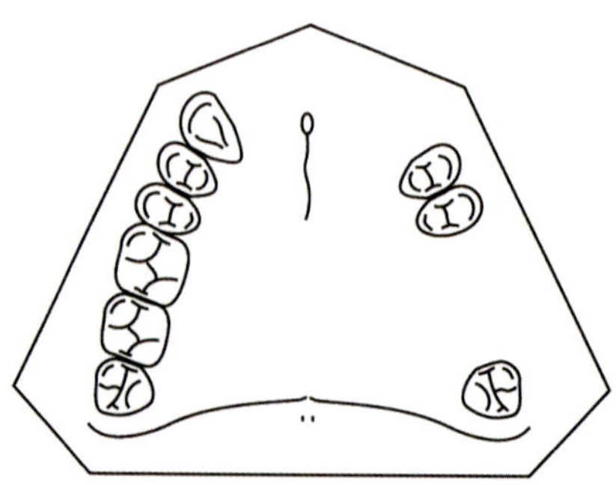

CLASS III modification 1

다음의 예들은 어떠한 classification에 해당하는가?

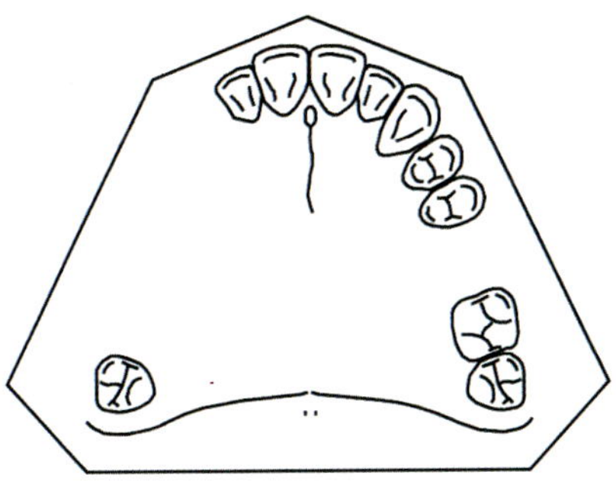

CLASS III modification 1

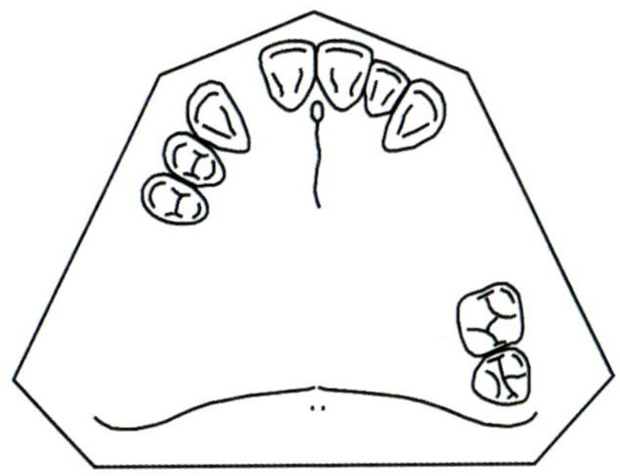

CLASS II modification 2

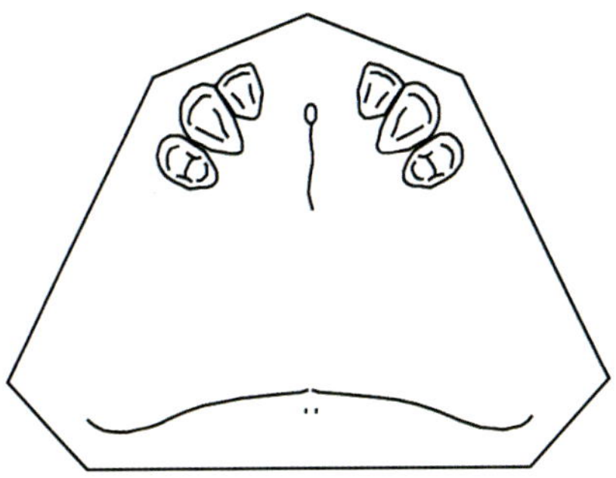

CLASS I modification 1

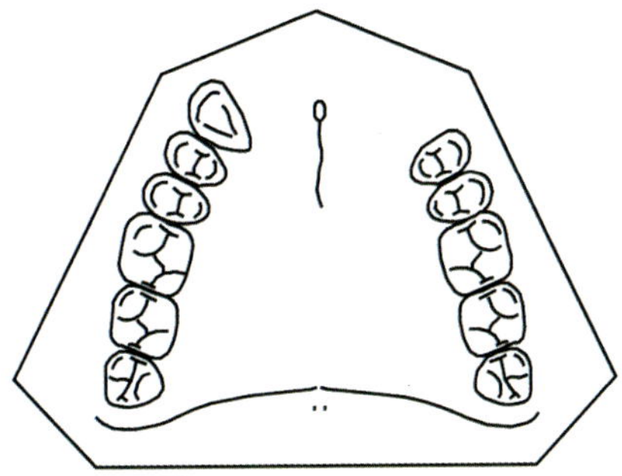

CLASS IV

이러한 분류는 매우 간단하며 모든 한자에서 적용가능하다. 하지만 기억해야할 점은 치아나 지지 조직, 연조직의 상태에 대한 정보를 제공하지 못한다는 것이다.

지지에 따른 부분 의치의 분류

이 분류는 매우 간단하다. 이 분류에서는 saddle의 수나 크기, 분포, 치아의 상태, 지지구조의 상태에 대한 정보는 없으며 단지 saddle이 어떻게 지지 될 것인가에 대한 정보만이 있다.

Kennedy 분류와 함께 이러한 분류는 부분 의치에 대한 아래의 정보를 추가적으로 제공한다.

Class Ⅰ 치아 지지

Class Ⅱ 조직 지지

Class Ⅲ 치아와 조직 지지

그러므로 Kennedy Class Ⅰ, 치아와 조직 지지를 받는 의치라 함은 양측으로 free end saddle이 있고 어느정도 치아 지지를 받는 의치임을 의미한다.

결론

가장 흔히 사용되는 Kennedy 분류는 상실된 치아를 기반으로 환자가 착용해야 하는 의치의 일반적인 타입에 따라 분류된다. 2장에서는 이러한 분류에 따라 분리하여 생각해 보려 한다. 지지에 따른 분류는 일반적으로 사용되지는 않는다.

기억해야할 점들

다음의 것들은 이해해야 한다.

- Kennedy Class Ⅰ: 한쪽의 free end saddle
- Kennedy Class Ⅱ: 양측의 free end saddle
- Kennedy Class Ⅲ: bounded saddle
- Kennedy Class Ⅳ: 정중선을 지나는 하나의 전방부 saddle

Class Ⅰ, Ⅱ, Ⅲ는 부가적인 bounded saddle을 가질 수 있지만 Class Ⅳ는 부가적인 bounded saddle이 있는 경우 Class Ⅰ, Ⅱ, Ⅲ가 되기 때문에 전방부 무치악부는 modification으로 된다.

1.4 캐스트 써베잉 (Cast surveying)

언더컷 부위를 알아보기 위해 모형을 먼저 써베잉하는 것 없이 RPD 디자인을 시작하는 것은 불가능하다. 이런 부위는 의치를 장착 및 제거하기 위해 제거되어야 하고 또는 유지를 증진하기 위해 이용될 수 있다.

써베잉은 부분틀니를 디자인하고, 제작하는 과정에서 필수적인 과정이다. 써베잉 기구는 치과의사가 부분틀니의 rigid part가 삽입로와 장치의 제거에 관한 관계에서 언더컷 아래 없도록 확신할 수 있는 라인을 캐스트에 그린다. 언더컷은 치아 최대풍융부 아래의 부분이다. 이것은 돌출한 절벽의 끝의 아래 부분과 유사하다.

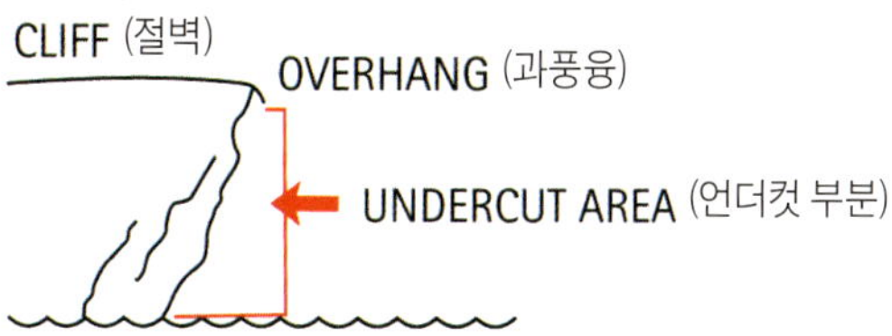

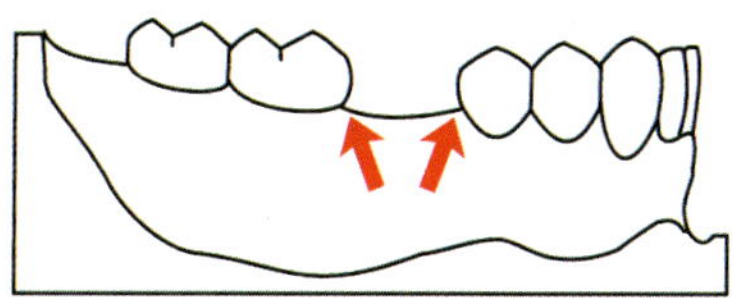

만약 현재 언더컷이 존재하고, 의치가 그것에 맞도록 제작되었다면 의치는 맞지 않거나, 만약 힘이 가해진다면 것은 "찰칵"하고 닫히게 되어 매우 어렵고, 아프게 장착되어지거나, 또는 제거할 수 없을 것이다 (때때로 그것은 '삽입방해물[insertional interference]' 로 여겨진다).

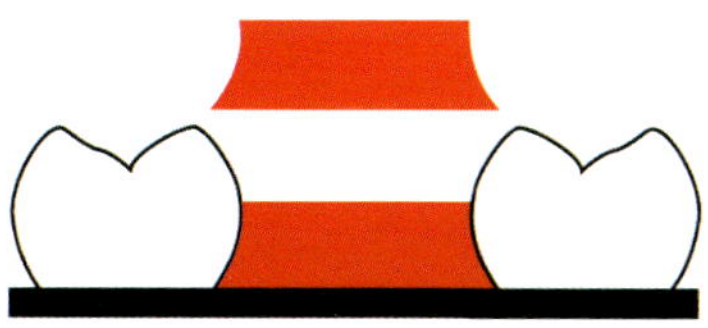

우리는 또한 의치를 제 위치에 위치시키기 위한 클래스프를 어디에 두어야 할지, 어떻게 의치가

조직이 만나는 곳에서 잘 보이지 않는 갭을 피하는 것을 통해 조직과 자연스럽게 이행되도록 만드는지 찾아야 한다.

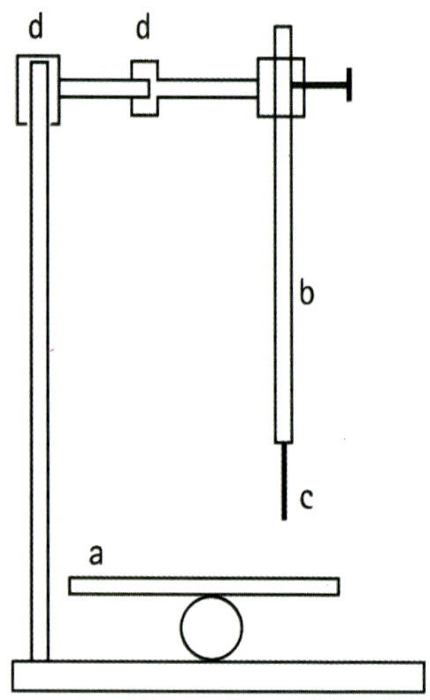

위의 그림은 캐스트 써베이어의 구조를 보여준다.

- 테이블(a) : 각도가 조정될 수 있음
- 움직이는 암(b) : 마커를 운반
- 마커(c) : 특수한 조인트에 의해 항상 수직으로 존재
- 특수한 조인트(d)

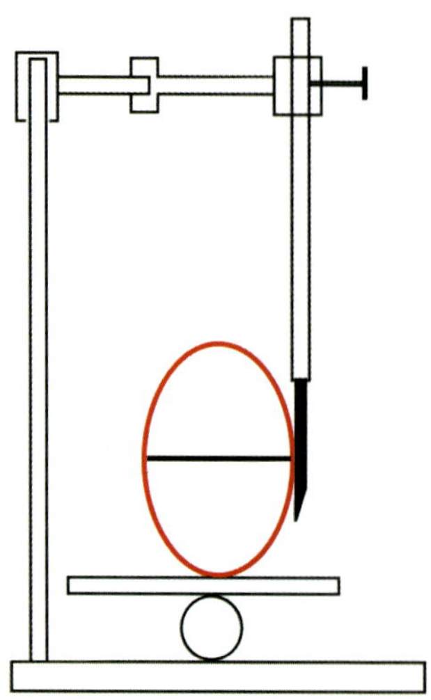

만약 물체(예, 달걀이)가 테이블 위에 있고, 수직 마커가 그 가장자리 주변으로 그려진다면 수평면에서 가장 넓은 부분이 표시될 것이다. 라인 아래의 모든 것은 언더컷 부분에 있다.

그려진 라인은 **써베이 라인**이라 불린다. 그리고 그 아래 부분을 **언더컷 영역**이라 한다. 반면, 그 위는 **비언더컷 영역**(non-undercut area)라 한다.

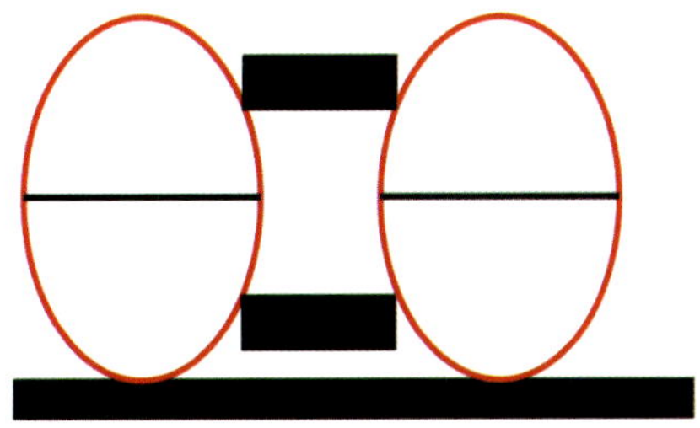

이 그림에서 위쪽의 블록은 아래로, 아래쪽 블록은 위쪽으로 움직일 수 없다는 것은 상당히 명확하다. 써베이 라인에 의해 표시되는 계란 사이의 가장 좁은 부분과 같은 길이이거나 작은 물체만이 언더컷 부위를 통과하여 위아래로 움직일 것이다.

의치상은 삽입되고 제거되어야 한다. 이것은 베이스를 언더컷으로 연장될 수 없게 만드는 것으로 수행된다. 만약 언더컷이 플라스터(**빨간색**)에 의해 제거된다면, 그리고 블록이 이 폭경으로 만들어지면 어려움 없이 위아래로 통과할 것이다.

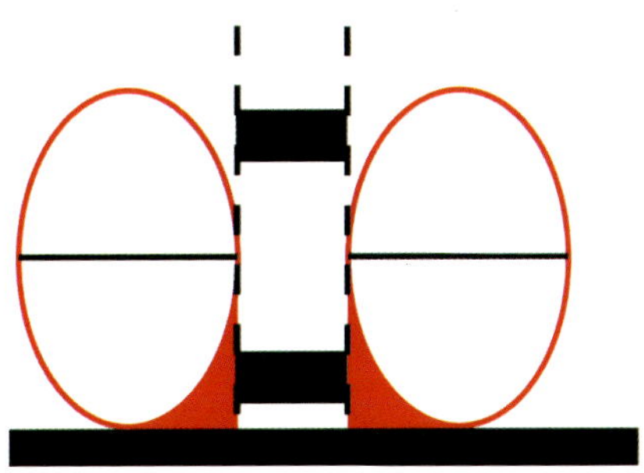

이 세 그림은 어떻게 이것이 의치상에 적용되는지를 보여준다.

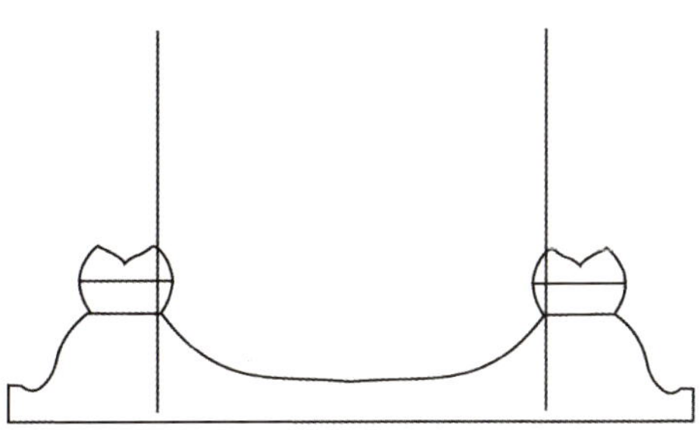

수직선은 치아 목 사이의 폭을 보여주고, 써베이 라인은 치아 사이의 이용 가능한 최소한의 수준을 보여준다.

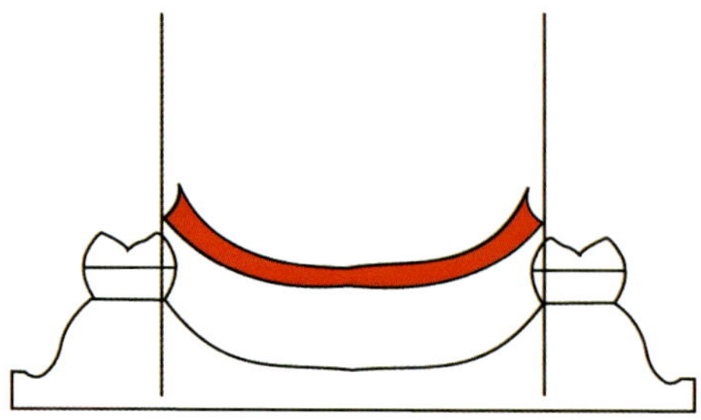

치은연 사이의 폭으로 만들어진 의치상은 제대로 위치하지 못할 것이다.

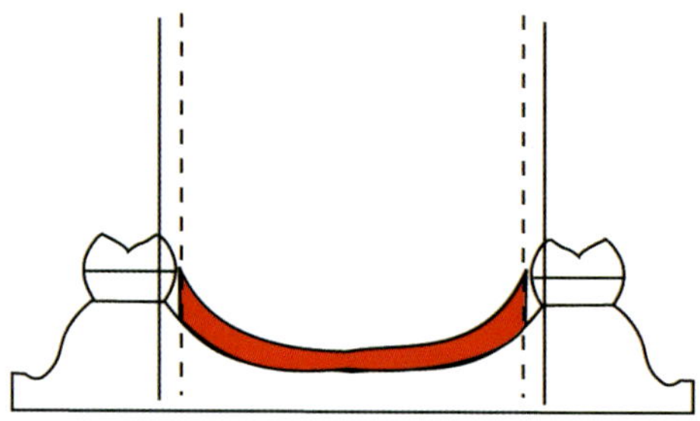

그러나 베이스가 치아 사이의 최소거리와 같은 폭으로 만들어진 곳에서 그 베이스는 착탈될 수 있다. 그래서 베이스가 적절히 착탈되기 위해서는 어떤 언더컷도 제거되어야 한다.

언더컷의 제거에 대해 자세히 살펴보자. 써베이어의 흑연심(lead)는 대개 chisel point로 날카롭게 다듬어져 있다. 그래서 두 번째 라인이 치아의 라인에 수직적으로 하방인 캐스트 상에 나타난다. 마커와 기록된 라인은 확실하게 하기 위해 적색으로 보인다.

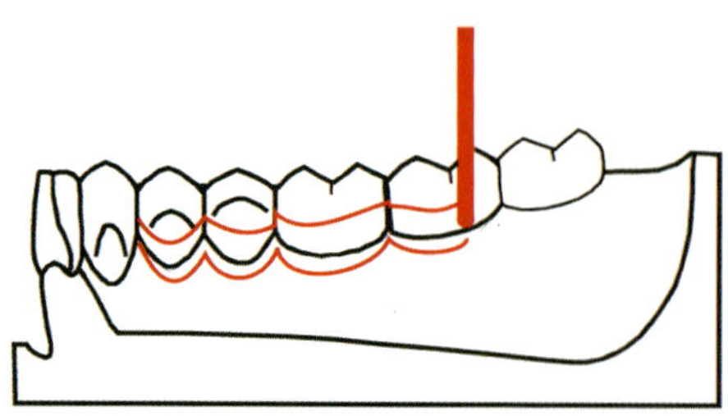

언더컷은 써베이어 암에 붙은 knife로 trim될 수 있는 영역에 플라스터로 채워질 수 있다. 그래서 **캐스트**의 수직면에서 언더컷 부분이 완전히 제거된다.

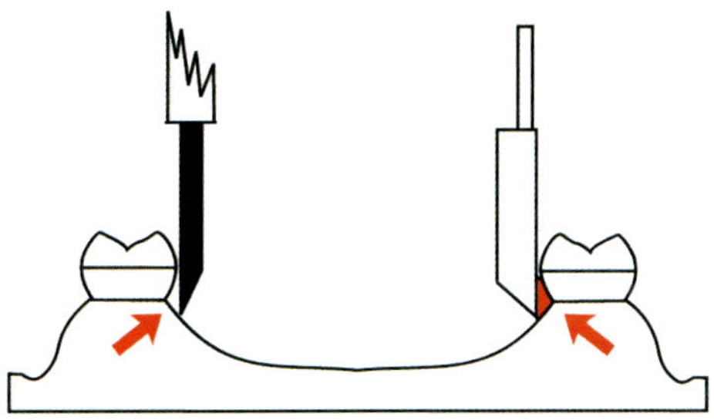

이 coronal view는 언더컷 부위가 보이고, 블록아웃된 것을 가리키는 marking lead(좌)와 plaster trimmer(우)를 보여준다. 오른쪽의 나이프는 plaster of paris를 정확하게 trim하였다.

의치상을 써베이 라인 상방까지 연장하는 것은 필수적이다. 그렇지 않으면 ***구강 안***에 스페이스가 있을 것이고, 의치상의 적합을 느슨하게 하거나 음식물 삽입부를 야기할 것이다.

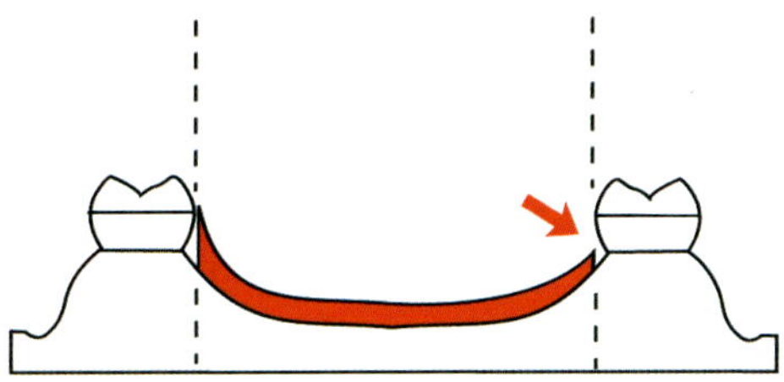

조직지지 의치상은 그들이 하중(load)하에 조직쪽으로 가라앉기 때문에 써베이 라인 상방으로 옮겨지지 않아야 한다. 결과적으로 아래쪽 운동은 그 넓은 부위가 아래로 움직임에 따라 치아에 측방력을 줄 것이다(그것은 아마 당신한테 일어날 수 있는 일이다. 만약 치아가 측방움직임(lateral thrust)에 대항해야 한다면 의치상은 유연해야만 한다. 이것은 굴곡피로를 야기할 수 있고, 의치상의 파절이 일어날 수 있다).

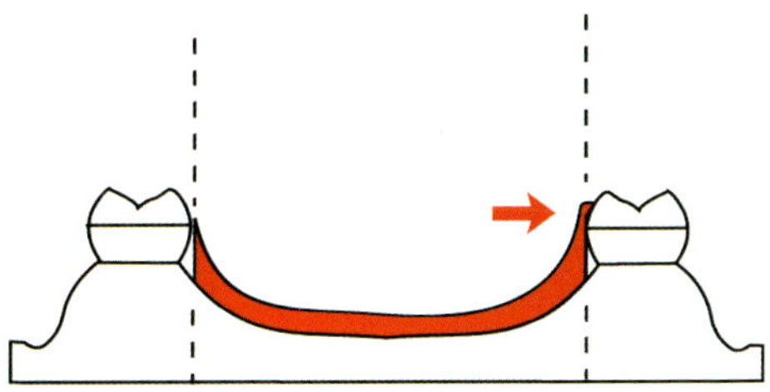

그것은 모멘트에 대한 의치상의 적합에 대해 충분하다.

우리는 단순한 클래스프에 의한 유지로 돌아갈 것이다. 계란의 예로 돌아가 보자. 만약 계란의 직경보다 작은 금속링이 계란 위에 놓인다면 그것이 깨지지 않고서는 언더컷을 통과하지 못하는 것을 볼 수 있다.

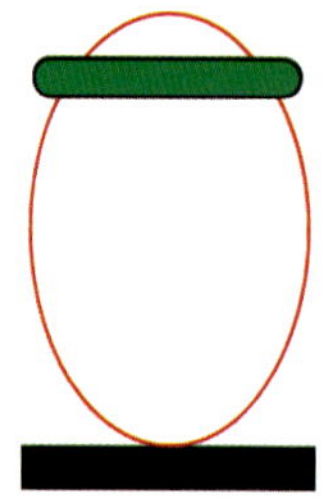

그러나 링이 쪼개져 있다면 그것은 언더컷 부분에 수동적으로 놓이기 위하여 최대풍융부를 통과하기 위해 spring open될 수 있다. 그것은 물론 위쪽으로 제거하는데 저항할 것이고, 저항력은 탄성 정도와 열린 정도에 의존한다.

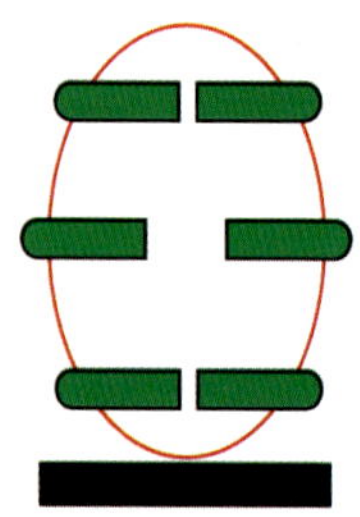

이는 치아의 언더컷에 채워지는 것에 의해 제 위치를 유지하기 위해 의치상에 부착되는 유지장치나 클래스프를 만드는 데 사용되는 원칙이다.

이 예를 국소의치에 적용해 보자. 전형적인 유지장치는 치아를 둘러싸면서 교합면에서 접근하는 세 개의 팔을 가진 주조 금속 클래스프이다. 이는 치아를 둥글게 감싸고, 치아의 교합측 부분으로부터 언더컷을 향해 들어가고, 3개의 부분을 가지며, 주조 금속으로 만들어진다는 의미로 해석된다.

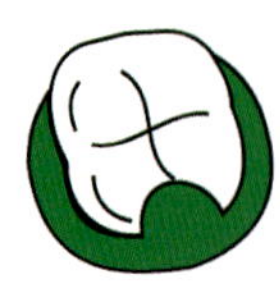

세 부분은 하중을 운반하는 **교합면 레스트**와 의치를 유지하고 안정시키는 두 개의 날카로운 **팔**이다.

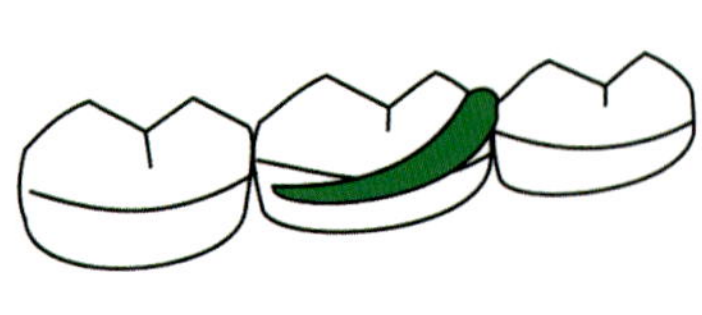

레스트 다음으로 위치하는 암의, 더 두껍고 그래서 더 강한 부분은 측방압을 보상하는 작용을 한다. 암의 중간 부분은 써베이라인(치아의 가장 풍융한 부위)을 지나고 끝의 1/3부분은 가늘어 보다 탄력성이 있는 부분으로, 상방으로 변위될 수 있는 곳인 언더컷 부분에 수동적으로 놓여진다.

지금까지 우리는 언더컷의 수직면에 대한 관계만을 생각해 보았다.

우리는 의치상을 착탈시키기 위해 언더컷을 제거해 왔다. 우리는 의치를 제위치에 유지시키기 위해 탄성을 가진 클래스프 암을 언더컷 부분으로 놓는다고 말해왔다.

우리가 아직 고려하지 못한 것은 치아가 결국 계란 모양이 아니라는 사실이며, 이는 다시 말해 치아는 그들의 면의 커브에 있어서 다양하다는 것이다. 그래서 우리는 **수직면**에서 뿐만 아니라 **수평면**에서도 언더컷의 양에 대해 생각해 봐야 한다.

써베이 라인 하방의 모양에 있어서의 차이를 알 수 있을 것이다.

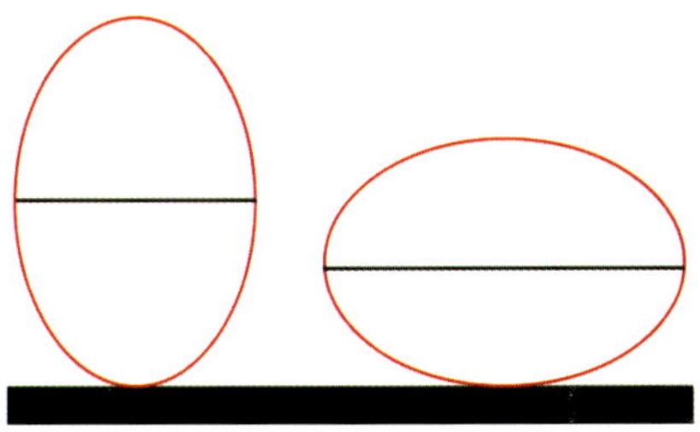

똑같은 깊이의 **수직적** 언더컷에 있어서 클래스프 암은 표면과 정확하게 접촉을 유지하기 위해 훨씬 더 탄성적이어야 한다.

클래스프 암에 의해 유지될 수 있는 수평적인 언더컷의 양은 클래스프를 위해 사용된 금속의 타입에 의존한다. 예를 들면 스테인리스 스틸 와이어는 주조 코발트크롬 합금보다 굴곡에 더욱 저항할 수 있으며, 그래서 그것은 수평적인 면에서 더 큰 언더컷으로 늘어날 수 있다.

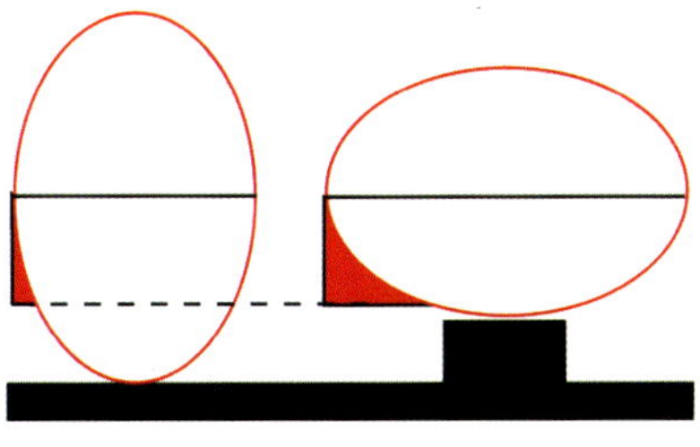

그러므로 우리는 언더컷의 수평적인 부분을 측정할 수 있는 몇 가지 방법을 알아야 하며, 그래서 **언더컷 게이지**에 대해 알아보고자 한다.

우리는 와이어의 탄성은 그것의 길이뿐 아니라 그것의 모양과 단면에 영향을 줄 수 있는 것을 잘 알고 있다. 그러나 이것은 이슈가 되지 못한다(1.7장 참조).

언더컷 게이지

언더컷 게이지(undercut gauges)는 작은 디스크로 끝나는 금속막대로 구성되어 있다. 게이지가 써베이어의 chunk에 꼭 맞을 때 막대는 수직적으로 장착되고, 디스크는 측방으로 뻗어있다.

디스크의 직경에 의존하여 막대는 만약 막대와 디스크가 계란과 동시에 닿고 있다면 막대는 각기 다른 위치에 놓일 것이다. 정상적으로 세 개의 게이지가 있다; 크고 작은 디스크의 각기 다른 용도를 볼 수 있을 것이다.

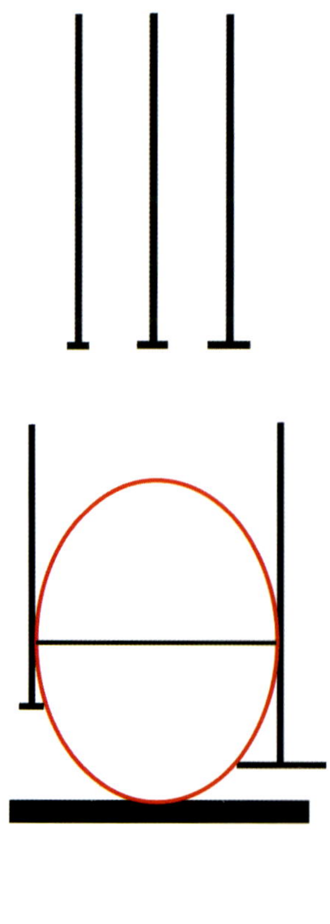

다른 협측 외형을 가진 두 개의 치아에 적용된 같은 게이지가 있다. 그것은 당신이 선택한 클래스프 재료의 유연성을 위해 적절한 수평적인 언더컷의 정확한 위치를 가리킨다.

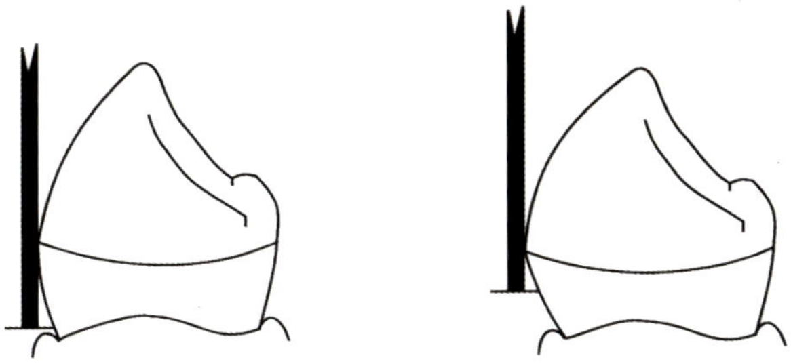

이것을 더 자세히 보자.

이 그림은 그것의 성질에 의존하여 클래스프의 팁이 위치할 만한 곳에 대한 몇몇의 아이디어를 제공해 줄 수 있을 것이다.

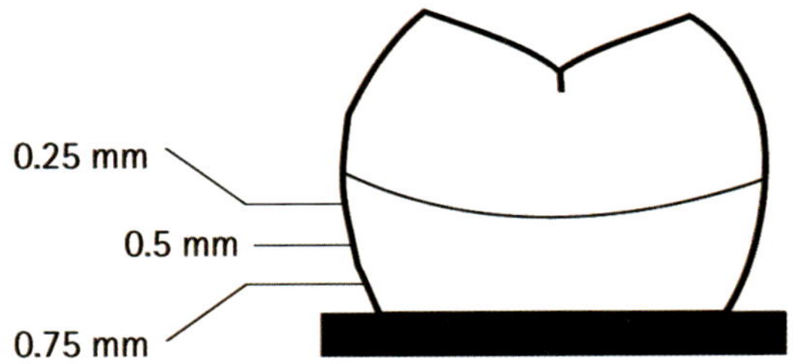

Co-Cr 합금은 탄성이 있지 않으며, 클래스프의 첨단은 0.25mm의 수평적 깊이의 언더컷 아래 위치되어야 한다. 훨씬 더 유연한 금 합금은 수평적으로 0.5mm의 깊이로 고용될 수 있다. 반면에 SS wrought wire 클래스프는 0.75mm 깊이의 언더컷을 넘나들 수 있다.

상상할 수 있듯이 0.75mm 깊이로 만들어지는 Co-Cr 클래스프는 만약 위치할 때 힘이 가해진다면 영구적으로 변형되거나 치아를 손상시킬 수 있다. 반면 0.25mm의 SS 클래스프는 매우 쉽게 빠질 수 있으며, 유지력을 부여하지 못한다.

우리가 지금껏 고려해 왔던 모든 일들은 편평하게 위치한 모델과 수평적인 교합면에서이다. 접착성의 음식을 씹고 개구할 때처럼 의치를 제거하는 경향을 가진 대부분의 힘들이 수직적이기 때문에 그래야만 한다. 불행히도 이것은 유지력에는 좋지만 심미적인 재앙을 야기할 수 있어 우리는 의치를 다른 각도로 삽입해야 할 것이다.

이유에 대해 살펴보자: 만일 모형이 수평적으로 써베이 되었을 때 견치의 근심과 전방부 치조제에서 언더컷을 볼 수 있을 것이다.

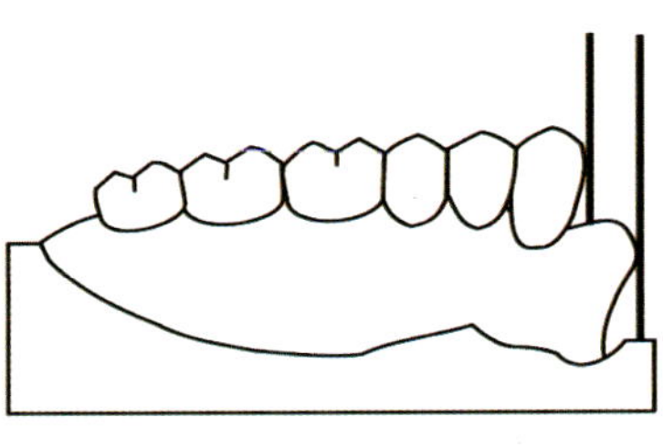

완성된 의치가 착탈될 수 있도록 이러한 언더컷이 블록아웃될 때 견치와 측절치 사이에 공간이 있을 것이다. 이것은 심미적이지 않을 것이고, 게다가 의치의 flange는 연조직에 대해 적절히 맞지 않을 것이다. 이것은 심미적으로 받아들여질 수 없을 것이다.

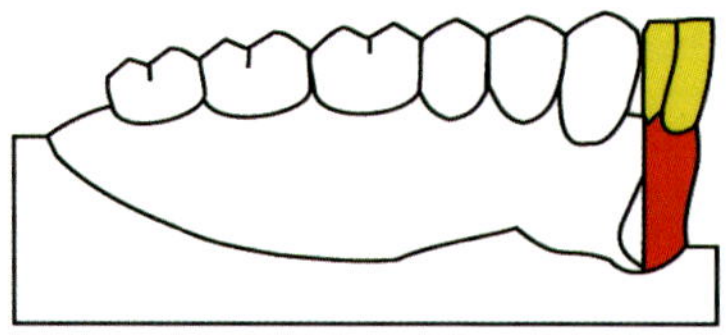

이 어색한 언더컷은 써베이어 상의 테이블을 캐스트의 앞쪽 부분이 들리도록 기울인다면 제거될 수 있다. 의치에 틈을 남기지 않는 이러한 방향으로 착탈될 수 있는 것을 볼 수 있을 것이다.

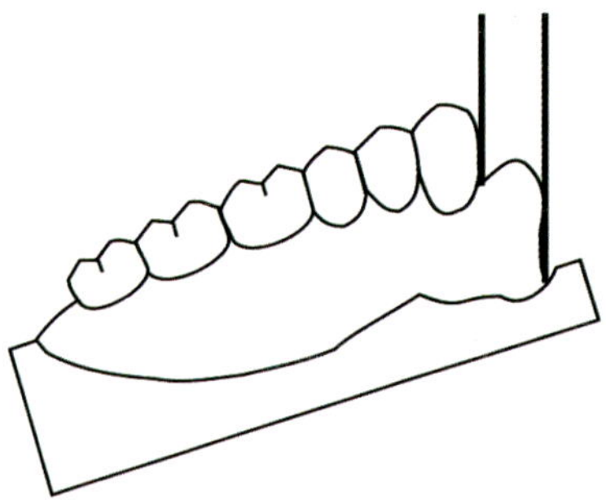

게다가 flange는 견치의 목 부분으로 깔끔하게 밀어 넣어음으로써 상실된 치간유두와 흡수된 치조골이 수복될 수 있다. 이전의 그림에서 이 외형을 체크하자.

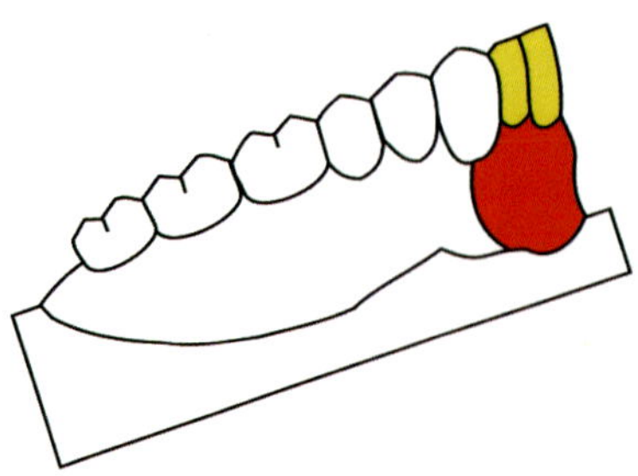

기울어진 캐스트는 언더컷의 크기를 변경시킬 수 있다. 수평면으로부터 교합평면의 기울기를 변경시키는 효과를 보기 위해 다음의 그림을 보자.

써베이어 테이블을 기울임으로써 우리가 검사해 본 모든 언더컷은 수직면과 관련되어 있다.

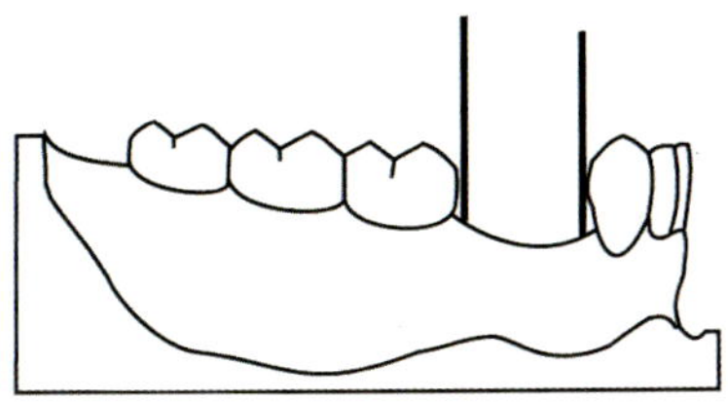

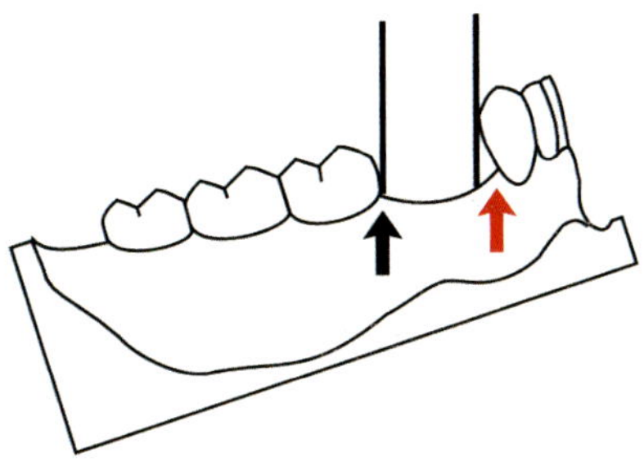

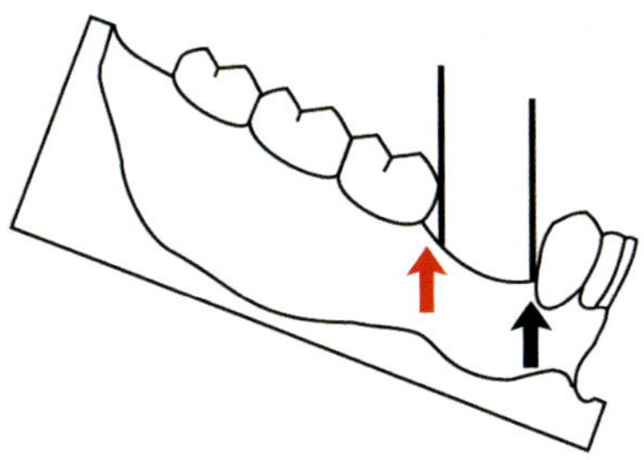

여기 캐스트의 세 가지 다른 포지션이 있다. 수직적으로 대구치와 견치상의 언더컷의 양은 증가(빨간 화살표)되거나 감소(**검정** 화살표)될 수 있다는 것을 볼 수 있을 것이다.

물론 이것은 또한 캐스트가 전후방 대신 측방으로 기울어졌을 경우에도 적용될 수 있다. 그 경우 캐스트의 협설 언더컷이 변경된다.

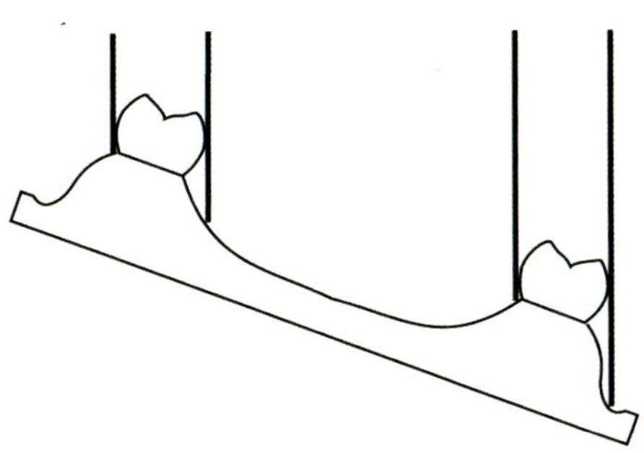

지금껏 모든 것은 간단한 것이다.

- 우리는 써베이어를 이용하여 의치상의 적합도를 확신할 수 있다.
- 우리는 클래스프 암의 위치를 결정할 수 있다.
- 우리는 의치와 조직 사이에 완벽한 굴곡을 만들 수 있다.

그러나 지금까지 당신은 아마도 이러한 상태를 전복시키는 무언가를 기대했을 것이다. 그리고 당신은 틀리지 않았다.

교합평면과 수직인 지대치의 측면의 상황을 보자.

기울어진 경로(path)에 써베이한 것은 언더컷을 보여주는 써베이 라인을 제공한다.

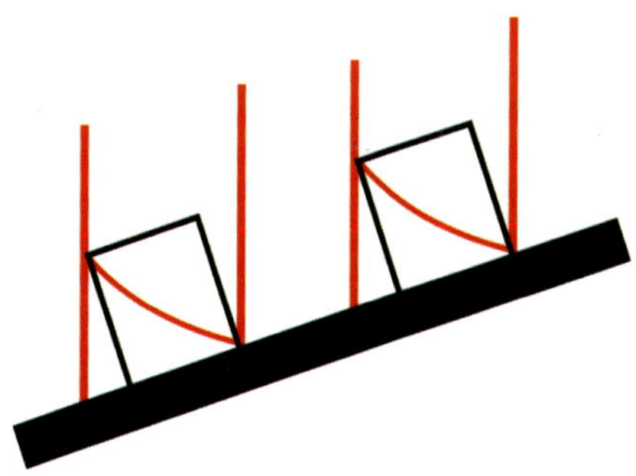

그러나 수평적인 써베잉은 **수직면에서 언더컷이 없어서** 클래스프가 기능 시에 의치의 탈락을 방지하는 데 쓸모가 없을 것이라는 것을 보여준다. 다시 말해 교합면과 수직인 평면에 탈락의 저항이 없다는 것이다. 점착성의 음식은 입을 벌림에 따라 의치를 들어올린다.

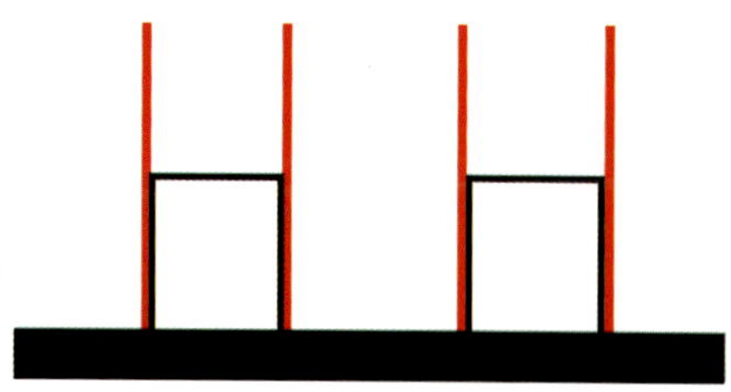

우리는 이것을 방지하기 위해 어떤 것을 할 수 있을까?

우리는 처음에는 항상 수평적으로 캐스트를 써베이해야 한다. 그것은 **탈락방향**에서 움직임에 저항하는 데 사용될 수 있는 언더컷을 찾기 위한 것이다. 이 다음 심미성과 같은 다른 이유로 인해 필요하다면 캐스트를 기울인 뒤 착탈 경로를 위해 다시 써베이 할 수 있다.

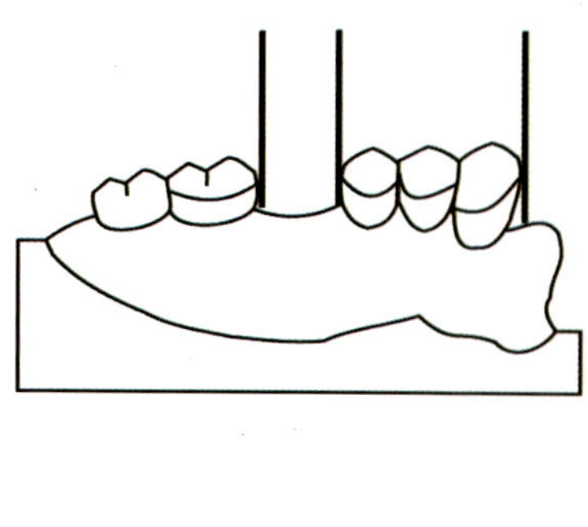

이 그림은 수평적인 써베이에 의해 만들어진 마킹을 보여준다. 언더컷은 탈락방향에서 의치의 움직임에 저항하는 클래스프에 사용될 수 있다.

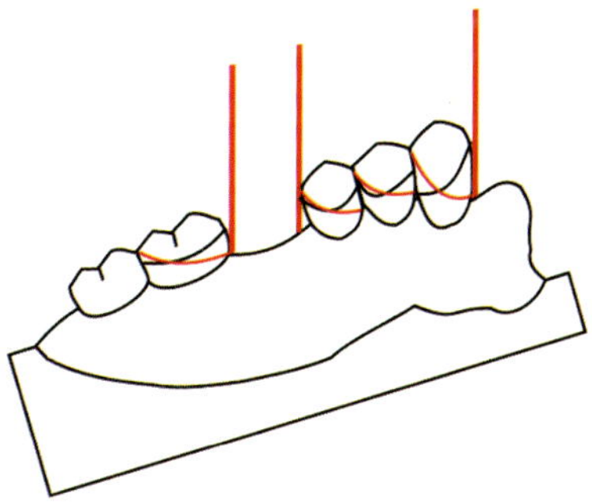

두 번째 써베이 라인은 기울어진 경로에서 시행되고, 여기서 결정된 각은 착탈방향에서 언더컷을 제거하기 위함이다.

이것이 문제가 되나?

확실히 그렇다.

우리는 지금 치아에서 겹치는 두 개의 언더컷 부분을 정의하였다. 혼동을 피할 수 있게 흔히 다른 색이 사용된다.

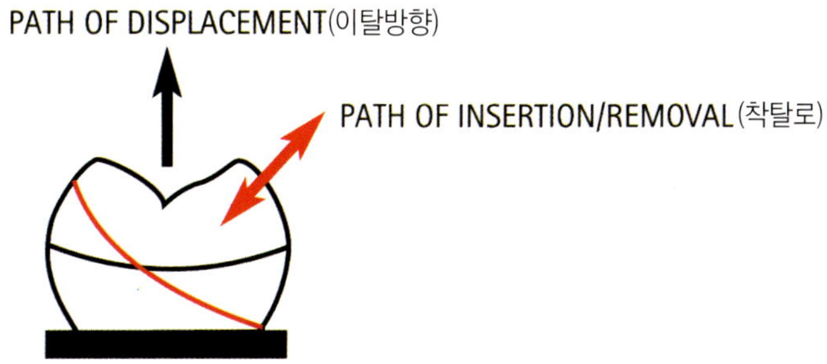

검은선 아래 위치한 클래스프 팁(수평적 서베잉)은 교합면과 직각방향으로의 움직임에 저항할 것이다. 그래서 점착성의 음식을 문 다음 입을 벌릴 때 일어나는 탈락을 방지한다.

붉은선 아래 위치한 클래스프 팁은 착탈라인에서 움직임에 저항할 것이다. 그리고 의치를 계속 그 경로로 위치시킨다(대개 선택되고 당신이 기억하는, 나쁜 심미성을 피하기 위한 경로).

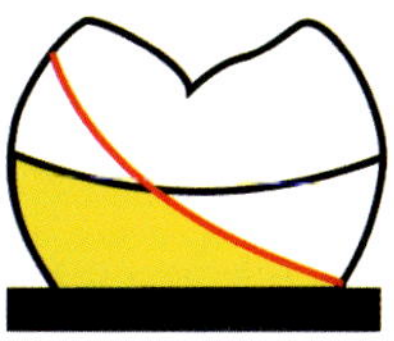

만약 클래스프의 팁이 두 언더컷이 겹치는 부분에 위치한다면 탈락과 착탈방향 둘 모두의 움직임에 저항할 것이다.

이것을 자세히 보라. **두** 써베이 라인 모두 결국 언더컷을 나타내지 않는다. **붉은선** 아래의 지역은(A+C) 기울어진 경로와 관계된 언더컷이다. **검은선** 아래의 부분은(B+C) 수평적인 경로와 관련된 언더컷이다. 두 써베이에서 공통되는 언더컷 부분은 **노란**부분이다(C).

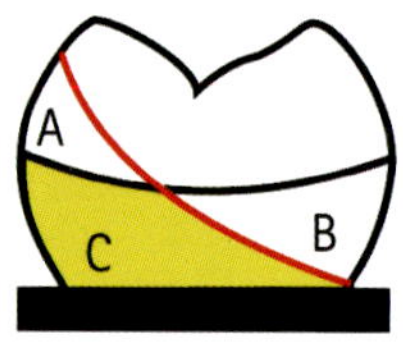

클래스프의 팁은 의치를 적절히 유지하기 위해서는 이 공동의 언더컷 부분 안에 위치해야 한다.

의치가 탈락과 착탈방향의 움직임 모두에 저항할 수 있는 방법은 이것뿐이다.

이해할 수 있는가?

우리는 만약 의치가 탈락과 착탈의 경로에서 유지되려한다면 공통의 언더컷 부분이 클래스프의 팁을 놓기 위하 장소라는 것에 동의한다. 그러나 더 있다.

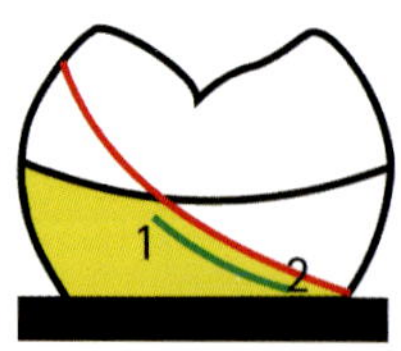

클래스프의 팁은 오직 그것의 유연성과 일관되게 언더컷 안으로 위치해야 한다는 것을 기억하라.이 증례에서 그 팁은 의치가 입으로부터 착탈되는 것처럼 적절히 유연할 수 있도록 하기 위해. 착탈 써베이 라인 아래의 수정된 수평의 깊이에서 1-2 사이에 **그린** 라인 위 어느 곳에 놓여야만 한다. 또 다른 명심해야 할 점은 언더컷에 계제된 암의 길이와 유연성이며, 짧은 클래스프 암은 너무 작은 유연성을 가질 수 있다

그러나 다음을 기억해야 한다.

1의 위치에서는 수직적인 탈락에 대한 저항과 착탈에 대한 저항이 대략 같을 것이다. 그러나 팁이 2의 위치로 갈수록 탈락의 경로의 수평적인 언터컷과의 관계는 깊어질 것이다. 이것은 정확하게 우리가 원하는 것이다. 기능이 크게 증가했을 동안 탈락에 저항하는 것처럼(물론 클래스프암을 변형시킬 수 있는 수직적으로 힘에 의한 변이의 위험이 있다).

추가적인 고려사항

우리는 클래스프에 대해 많은 이야기를 하고 있다. 그러나 이제 의치상으로 돌아갈 시간이다.

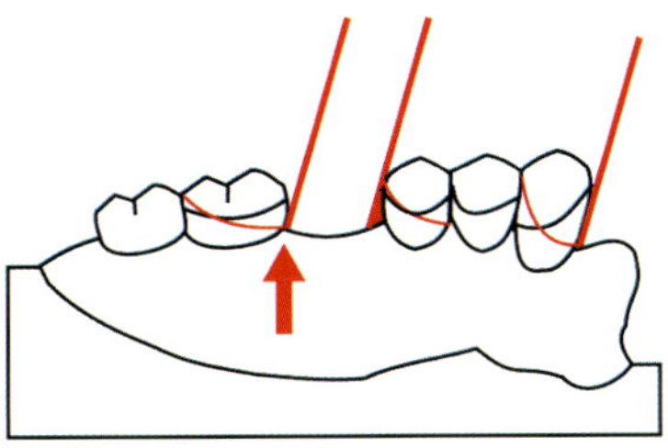

이 그림에서 캐스트는 **붉은선**을 따라서 삽입 경로를 주기 위해 써베이 되었다. 견치의 언더컷은 제거되었다. 구치부의 **검은선**은 의치상이 ***탈락 경로***에서 언터컷 안에 있을 것이라는 것을 보여준다. 어떤 것이 나을까? 그 부분은 수직적으로 보일 수 없다.

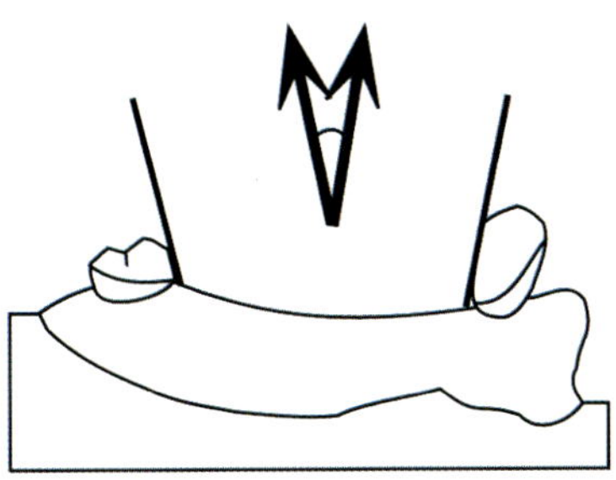

반면에 지대치가 divergent하다면 더욱 어려워진다. 탈락 방향에서 베이스는 diverging 라인 사이의 어느 방향에서도 제거될 수 있다는 것을 볼 수 있다. Clasping은 이런 **이탈로** 안에서 그런 움직임을 예방하기 위해 배열되어야 한다.

이탈로는 **인공적으로 만들어질 수 있다**. 다음 그림은 최소의 블록아웃으로 저항하기 위해 탈락의 단일 경로가 있다는 것을 보여준다.

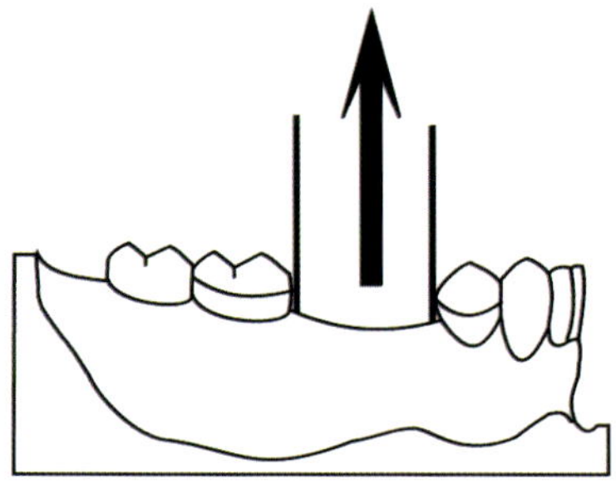

임의의 착탈되도록 써베잉을 다시 한 캐스트가 있다.

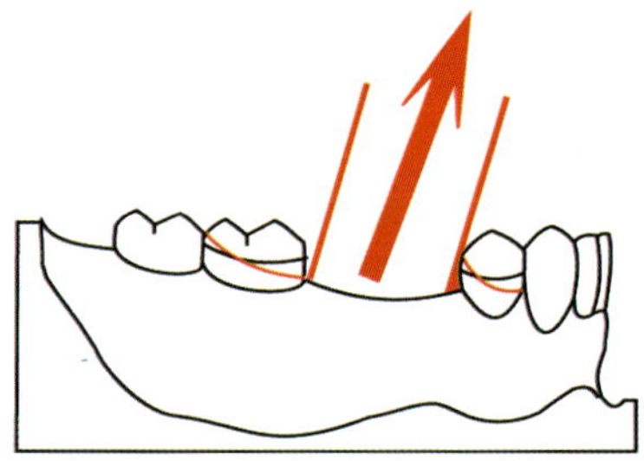

두 가지의 언더컷 셋트를 블록아웃하는 것은 탈락에 저항하기 위한 지역을 형성한다. 이 경우 심미적인 문제를 야기하는 anterior saddle이 없는 곳에서는 두 가지 써베이는 불필요하다. 유지의 문제처럼 불필요할 뿐만 아니라 나쁜 계획이 탈락 지역을 형성하는 것에 의해 증가되어 왔다.

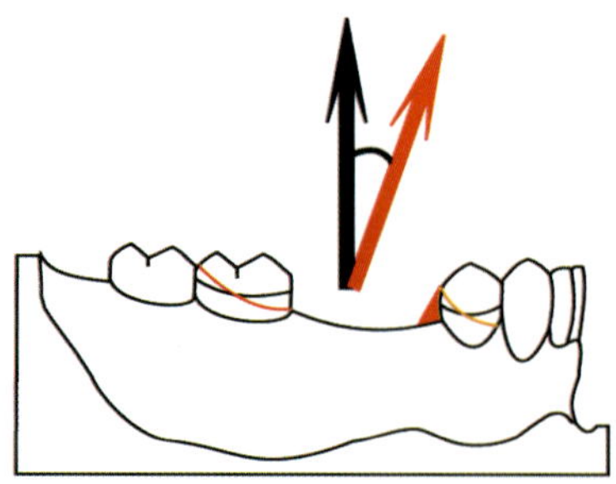

명심하고 기억해야 할 다른 요인은 free end saddle이다. 이런 타입이 한쪽 끝에서만 어버트먼트를 가지기 때문에 의치상이 치아로부터 멀리 뒤쪽으로 움직일 수 있다(만약 이것이 의치상의 다른 부분에 의해 방지되지 않는다면).

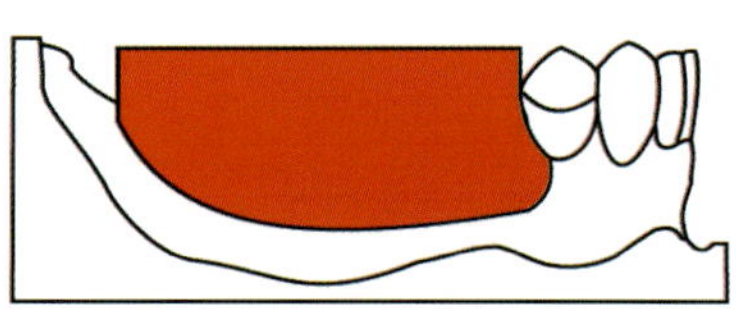

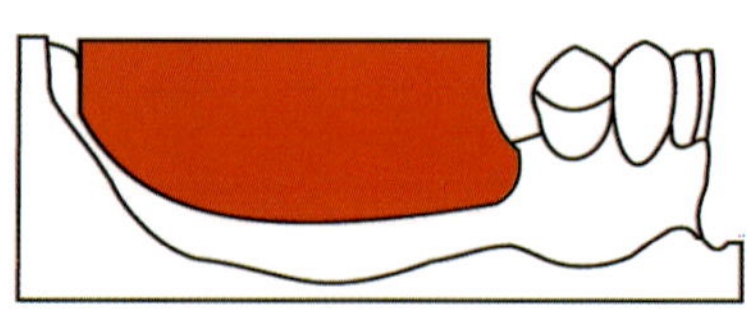

물론 이것은 서있는 치아의 설측 embrasure에 계제되는 lingual plate와 같은 디자인적 요소나 근심 교합면 레스트에 의해 예방될 수 있다. 그럼에도 탈락되는 지역은 우리가 본 바대로 탈락되는 지역이 클수록 clasping은 더욱 효과적이어야만 한다는 사실을 고려해야 한다.

다음의 그림을 생각해보자.

이 그림들은 free-end saddle 증례를 보여준다.

탈락방향의 수직적인 써베이는 직각으로 탈락지역을 만든다.

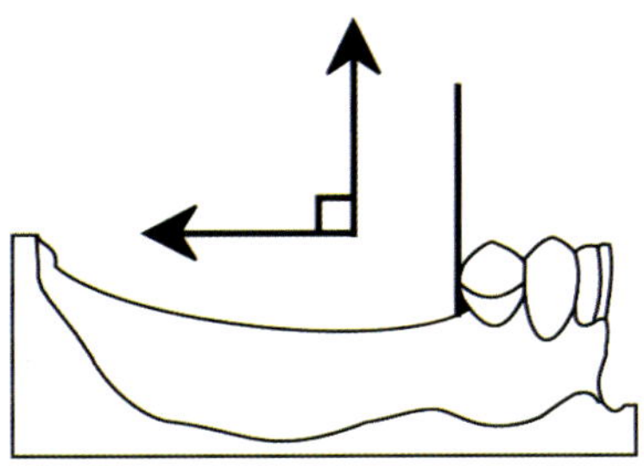

삽입로를 아래쪽과 뒤쪽으로 만들기 위해 캐스트의 전방부를 들어 올리는 것(posterior tilt, 후방경사)은 탈락 각도를 증가시킨다.

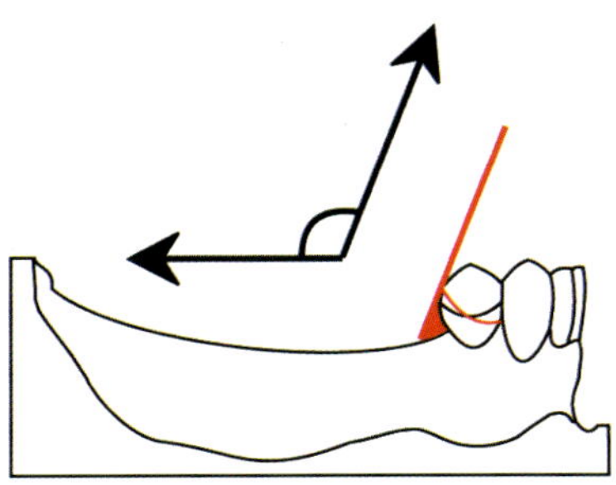

캐스트의 후방부를 들어 올리는 것(anterior tilt, 전방경사)은 가장 작은 탈락 각도를 제공하고 게다가 지대치의 원심 언더컷을 위쪽방향의 탈락에 저항하는 데 사용할 수 있도록 해준다. 이것은 모두 최고의 해결책이다(전방부 saddle이 없는 경우).

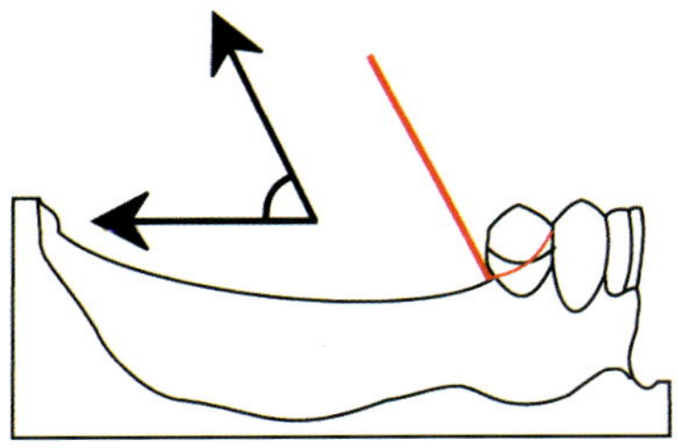

마지막으로 써베이어에 의해 보이기 위해 나타나는 모든 똑바른 경로에 의해 눈멀지 마라. 사실 보통의 써베이어가 오직 똑바른 경로를 가리킬 수 있다.

특정 회전 삽입로는 치아의 형태학 때문에 발전되었을 것이다. 다음 그림을 보자.

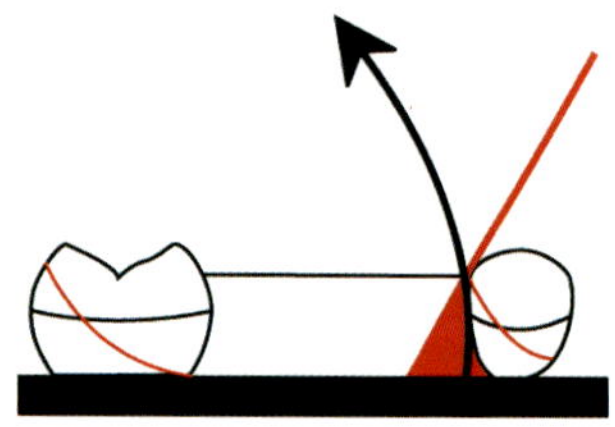

소구치의 원심 언더컷이 기울어진 삽입로를 허락하기 위해 블록아웃(**빨간색**)된 것을 볼 수 있다. **검은선** 아래의 대구치의 근심 언더컷은 수직적인 탈락에 저항할 것이다.

그러나 대구치의 근심면의 커브가 의치상이 경첩처럼 작용할 수 있게 허락할 것이고, 그러면 saddle의 전방부분은 위쪽방향과 뒤쪽 방향으로 제거될 수 있다. 캐스트가 많이 기울어질수록 탈락지역은 커진다. 이것을 clasping 할 때 고려해야 한다.

우리는 써베잉의 주요부분을 마쳤다.

우리는 이제 언더컷과 연조직과의 관계만을 남겨두고 있다.

이 그림은 안쪽으로 기울어진 대구치가 있을 때 구치부 설측 flange를 삽입하기 위해 블록아웃 해야 하는 연조직 언더컷을 보여준다.

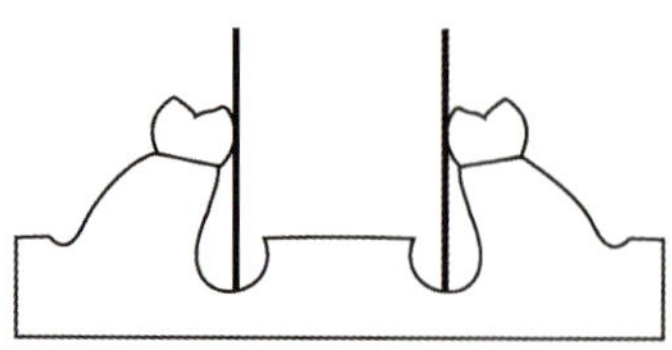

협측 flange가 착탈 시 언더컷 tuberosity를 상처 입히지 않는다면 블럭아웃 해야 하는 지역이 있다.

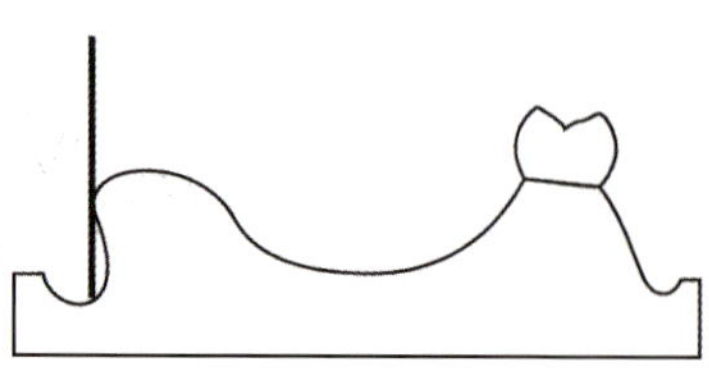

연조직의 탄성이 작은 언더컷이 계제되는 것을 허용할지라도 크고 대칭적인 언더컷은 제거되어야 한다.

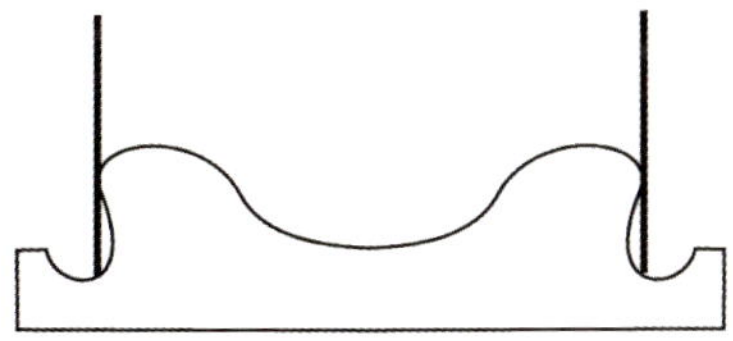

편측의 언더컷은 의치가 때때로 그 각도로 미끄러질 수 있기 때문에 항상 제거되어야 하는 것은 아니다.

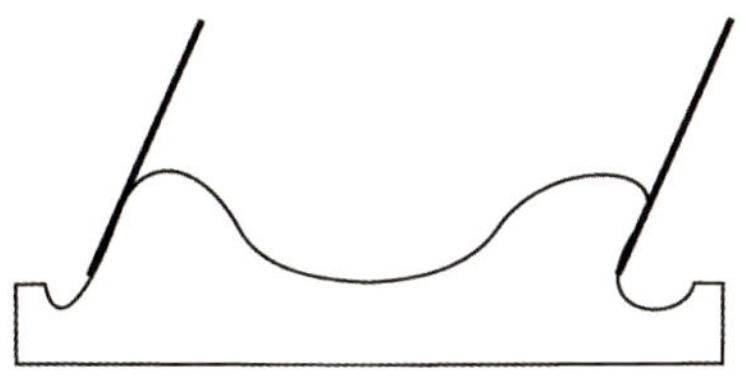

그것은 모두 상식이라는 것을 인식하도록 한다. 만약 당신이 어떤 것에 여전히 어리둥절하다면 이제 그것에 관해 누군가에게 물어볼 시간이다. 많은 것들과 같이 당신이 한번 무언가를 이해하면 문제는 해결되거나 적어도 상당히 감소할 것이다

유용한 하나의 팁을 끝내자면 당신이 처음 캐스트를 볼 때 당신은 금속의 **analysing rod**(분석봉)에 딸린 마킹을 대체할 수 있다. 이것은 당신이 존재하는 언더컷을 검사할 수 있게 하고, 선택할 수 있는 다양한 기울기들을 캐스트상의 복잡한 마킹 없이 생각할 수 있게 한다.

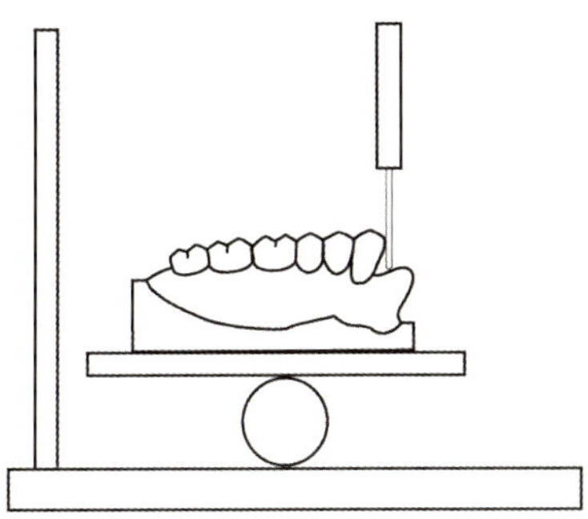

일단 당신의 검사에 만족하면 검정 빛 붉은 연필 연필을 캐스트에 마킹하라.

그러나 착탈로 상에서 써베이어의 방향을 보여주기 위해 캐스트 상에 써베이어 lead를 사용하여 기준선을 그리는 것을 잊지 말아야 한다(테이블과 캐스트가 수평적인 것처럼 탈락 방향은 선택

적이다). 이것은 써베이어에서 제거된 후에 리마운트 할 때 삽입과 제거의 경로에 캐스트의 방향을 기록하는 데 도움을 줄 수 있다.

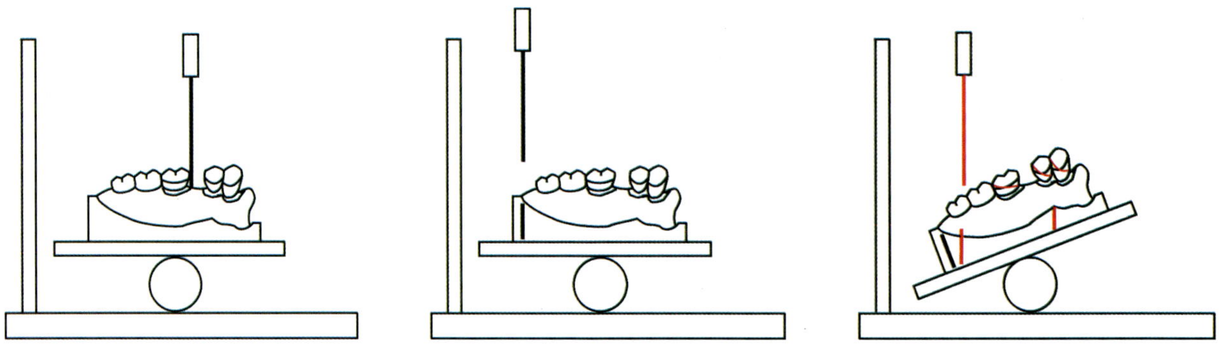

결론

캐스트는 다음을 보여주기 위해 서베잉된다:

- 의치의 탈락로에서의 언더컷 지역
- 탈락로와 같을 수도, 다를 수도 있는 착탈로에서의 언더컷 지역
- 의치가 심미적이고 유지적인 목적을 위해 가장 좋은 삽입로
- 클래스프나 다른 유지장치에 고용되는 언더컷
- 연조직 언더컷의 평가

기억해야 할 중요사항

정확한 연구모형을 서베잉하는 것은 필수적이다.

- 가능한 착탈로와 탈락로를 인지하기 위해
- 클래스프를 위해 또는 언더컷 지역으로의 유리한 삽입로를 선택함으로써 어느 부위에 잠재적인 유지력이 위치하는지 보기 위해

1.5 지지 (Support)

지지는 의치의 레스트로부터 생성된다. 의치는 그러므로 치아, 조직 혹은 양쪽 모두로부터 지지를 확보해야 한다. 부하가 가해졌을 때 치주인대와 점막의 압축율의 차이로 인해 치아-조직 모두에 지지를 받는 의치는 문제점이 생길 수 있다.

디자인 순서

대체할 치아
지지
연결부
유지
다듬기

우선 알아야 할 점은 어떻게 치아와 점막이 의치를 지지할 것인가인데, 치아는 원래 지지를 하던 유일한 구조물이었고, 점막은 저작압을 견디기에는 적응이 잘 안 되어 있다는 점을 염두에 둬야 한다.

잔존치조제를 덮고 있는 점막은 교합력을 견디기에는 부적당하지만 어느 정도 간헐적인 부하는 견딜 수 있다. 그러므로 최대한 넓은 면적에 의치상이 위치하게 함에 따라 조직 면적당 가해지는 힘을 최소한으로 하는 것이 대안이 될 수 있다.

유용한 엄지의 법칙

건강한 치아는 원래 가해지던 교합력보다 두 배 반에 해당하는 하중을 견딜 수 있다.
만약 연조직의 가능한 최대한 면적을 피개한다면 지지를 제공할 수 있으며, 연조직 위에 놓이는 교합면의 면적이 줄어들면 음식물을 부수는 데 보다 작은 하중이 가해질 것이다.

우선 치아지지에 대해 살펴보자

건강한 치아는 원래 가해지던 교합력보다 두 배 반과 같은 하중을 견딜 수 있다는 것은 일반적으로 통용되는 사실이다. 하지만 하악 측절치와 같은 치아는 치근의 면적이 적기 때문에 인접한 견치에 가해지는 힘과 소구치에 가해지는 힘의 반에 해당하는 힘까지 견딘다고 생각하기는 힘들다.

교합면 레스트

교합면 레스트는 의치에 가해진 하중을 치아에 잘 전달하기 위해 금속으로 만들어진다.

치아의 교합면에 위치되는 모든 레스트들은:

- 치아나 다른 지지 조직들에 해를 끼쳐서는 안 된다.
- 교합 간섭을 일으켜서는 안 되며, 0.5mm 이상의 두께를 지녀야 한다.
- 뒤틀리는 힘없이 치아의 장축방향으로 힘을 전달해야 한다.

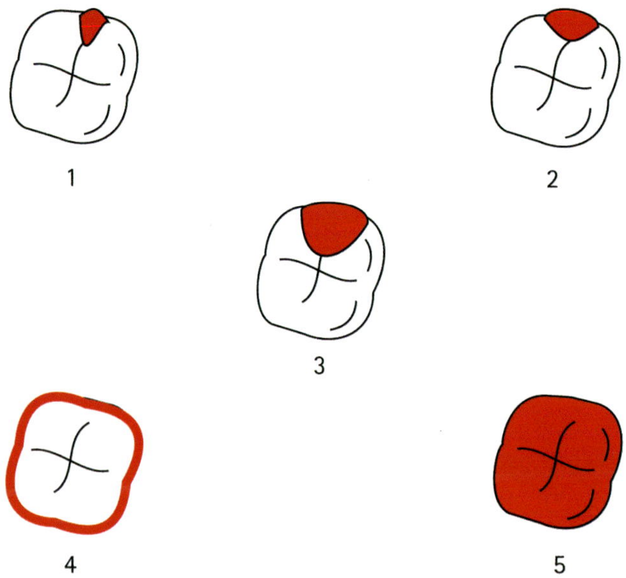

다양한 rest가 구치의 교합면에 위치되었다.

(1)과 (2)는 작은 레스트에 해당하며 단위 면적당 보다 큰 힘을 전달하여 법랑질에 해를 끼칠 수 있다. (3)의 경우 보다 넓은 범위의 법랑질에 위치하며 보다 치아 장축방향으로 힘을 전달한다.

원형 레스트인 (4)는 보다 넓게 위치하므로 앞에서의 레스트들에 비해 유리하며 치아를 완전히 피개하는 (5)가 가장 유리할 것이다. 하지만 수복된 치아에 레스트를 위치시킬 때는 수복되는 재료의 무게만큼의 하중이 부가적으로 가해진다는 것을 유념해야 한다.

작은 레스트는 지대치에 휘게 만드는 힘을 가하므로 사용되어서는 안 된다. 레스트는 지대치 장축방향으로 하중을 전달하기 위해 충분한 범위의 교합면을 포함해야 한다. 물론 하중분산면에서 가장 유리한 레스트는 원형 레스트와 교합면을 완전히 피개하는 레스트이며, 이에 대한 내용은 하중과 지렛대원리(loads and lever)에서 이미 다루어진 바 있다.

아래의 그림을 꼭 숙지하고 있어야 한다.

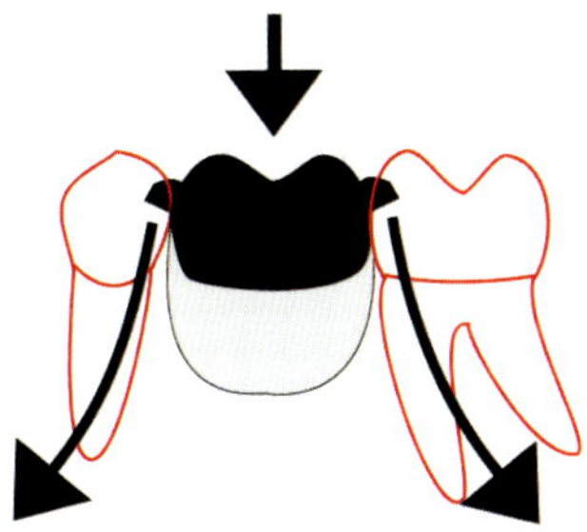

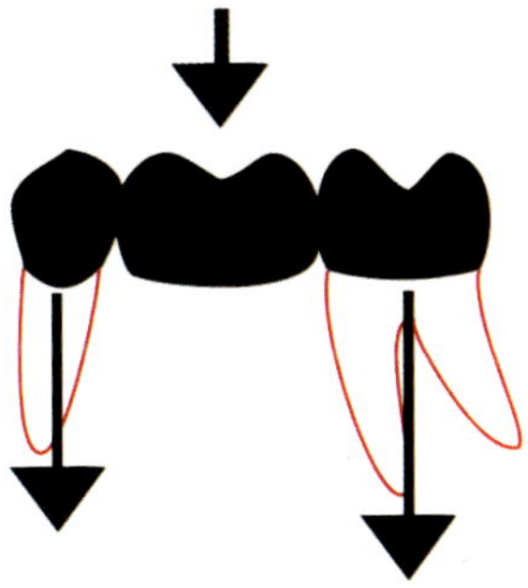

작은 rest는 교합력을 잘못된 방향으로 전달한다.　　Bridge에 전해지는 교합력은 치아의 장축을 행한다.

치아의 장축방향으로 교합력을 전달하기 위해 전치부에 cingulum 레스트를 형성하는 경우, 견치의 경우 이 부위의 법랑질층이 얇기 때문에 특히 많은 주의가 필요하다.

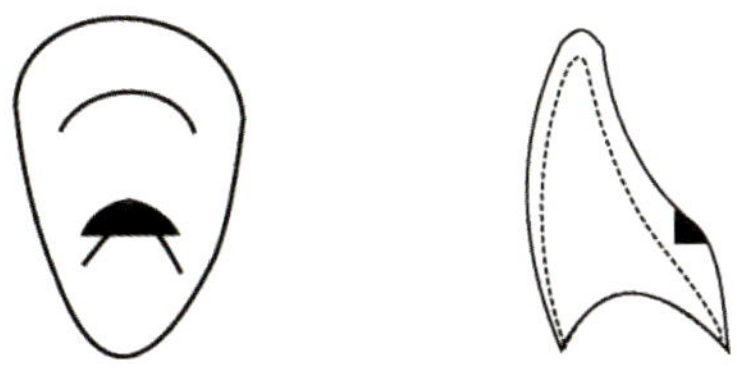

Cingulum의 법랑질층을 삭제하고 부여하는 rest는 교합력을 치아의 장축으로 전달할 수 있다.

Incisal 레스트나 embrasure 레스트는 매우 유용할 수 있지만 심미적으로 불량하므로 흔히 사용되지는 않는다.

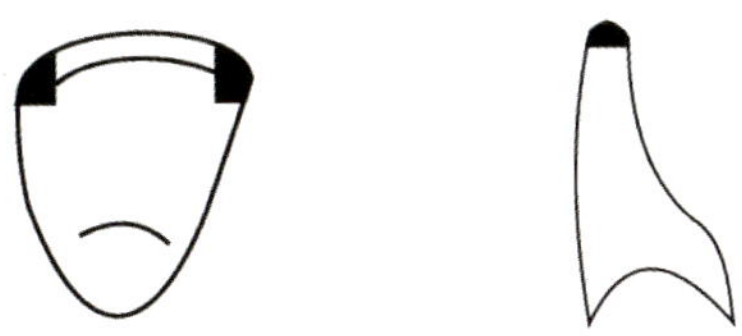

Embrasure rest나 incisal rest를 형성하기 위한 preparation.

교합력이 간헐적으로 작용하는 레스트나 plate가 의치의 측방력을 상쇄하므로 지대치가 움직일 정도의 큰 힘은 작용하지 않지만 이러한 측방력에 대한 보조가 없다면 지대치는 크게 손상 받을 것이다.

치아지지 국소의치

국소의치에 대해 논하기 위해 국소의치에 가해지는 힘이 어떻게 치아에 전달되는지를 아는 것이 필요하다. 항상 알고 있어야 할 점은 하중의 전달은 단순한 기계적인 사항이라는 것이다(시각적으로 비심미적인 incisal rest와 같은 경우 종종 임상적으로 받아들여지기 힘들 수도 있다).

여기까지는 치아에 어떻게 힘이 가해지는 가에 대하여 알아보았다. 그럼 이제는 힘이 어떻게 전달되는지에 대해 알아보겠다. 각각의 그림들은 치아에 의해 지지되고 결국은 국소의치의 의치상에 지지를 받는 비슷한 세 가지 상황을 나타낸다.

이러한 예들을 통해 하중이 분산되는 기전을 알아보겠다.

시나리오 1

소구치와 구치가 부가적으로 교합면 반개 정도에 해당하는 힘을 받는 경우로, 지지구조물 간에 비슷한 힘이 분산되는 경우이다. 이때 짧은 saddle을 가지고 있는 경우 좋은 결과를 나타내지만 saddle이 긴 경우에는 소구치에 지나치게 큰 하중이 가해질 것이다.

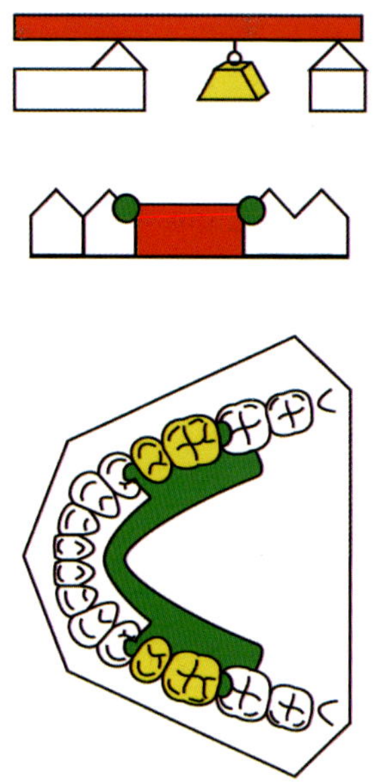

시나리오 2

전방부의 지지가 하중이 가해지는 부위로부터 멀어짐에 따라 가해진 하중이 전방부보다는 후방부로 보다 집중되는 경우이다. 이 경우 소구치가 구치에 비해 보다 작은 힘이 가해지며, saddle의 길이가 길어지더라도 소구치에 과도한 힘이 가해지지 않는다.

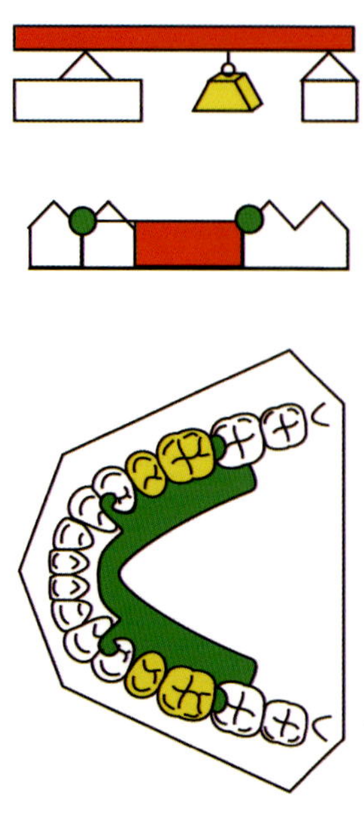

시나리오 3

전방부의 지지가 보다 앞으로 이동하게 되면 전치부(견치)에 가해지는 힘은 줄겠지만 구치에는 보다 큰 힘이 가해진다.

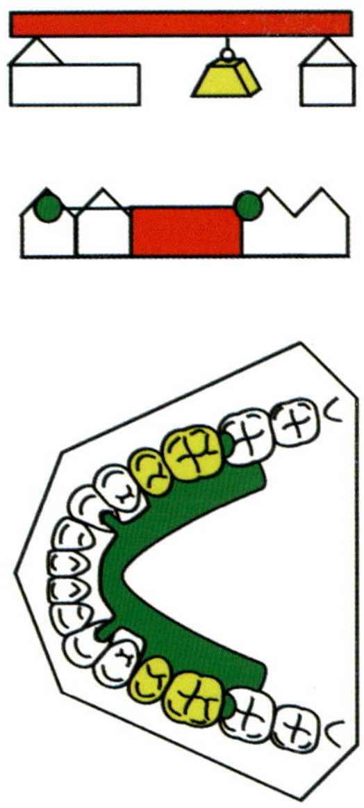

시나리오 4

물론 여러 개의 치아에 지지를 얻는 것이 불가능한 것은 아니다. 이 경우는 소구치와 견치 모두에서 가해지는 하중을 분산시킨 경우이다.

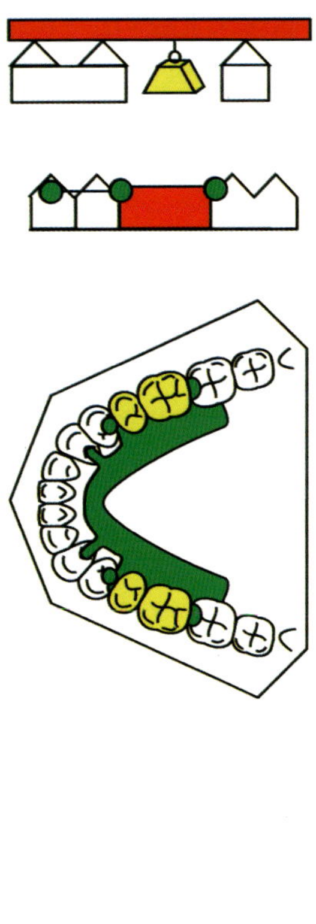

시나리오 5

이 경우는 다시 원점으로 돌아가서 시나리오 1과 같은 모양을 보인다.

구치에 걸리는 레스트가 치아의 원심으로 이동함에 따라 견치와 구치가 같은 양의 힘을 받게 된다.

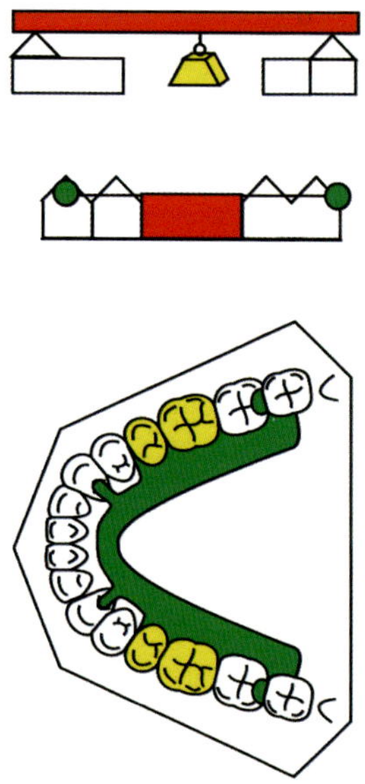

임상적으로 짧은 saddle에서는 시나리오 1의 디자인이 흔히 사용된다.

레스트의 하중분산을 디자인함에 따라 치아에 지지되는 saddle에 가해지는 교합력을 지대치아의 상황에 맞추어 조정할 수 있다. 건강한 치아가 원래 가해지는 힘에 더해서 치아의 하나 반에 해당하는 힘을 추가로 견딜 수 있다는 것을 항상 생각해야 한다. 치아에 의해서만 지지되는 saddle은 알아본 바와 같이 단순하다. 하지만 한쪽에서만 치아에 의해 지지를 받은 경우는 상황이 매우 복잡하다. 이러한 경우에 대해 알아보기 전에 연조직에서만 지지를 얻는 경우에 대해 알아보고자 한다.

조직지지 국소의치

교합면이나 cingulum에 어떠한 레스트도 있지 않고 써베이 라인 상방으로 지대치에 놓이는 구조물이 없는 경우는 조직에 의해서만 지지를 받게 된다. 이러한 경우, 의치상을 최대한 연장하여 면적당 가해지는 힘의 양을 최소한으로 하고 교합면의 크기를 줄임(협설폭을 줄이거나 최후방 구치를 없앰)으로 인해 조직에 가해지는 힘을 줄여 줄 수 있다.

하지만 이러한 노력에도 불구하고 조직의 가동성으로 비롯된 몇 가지 다른 문제점들이 있을 수 있다.

우선, 교합력이 가해질 때마다 의치는 조직방향으로 움직이게 되며 saddle이 인접 치은변연을 침범하게 되어 '치은박리(gum stripper)' 작용을 한다.

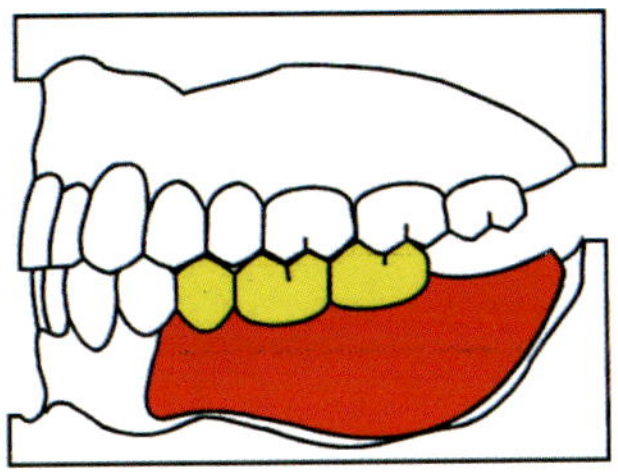

1

하중이 가해지지 않는 상황에서
모든 치아가 교합이 됨

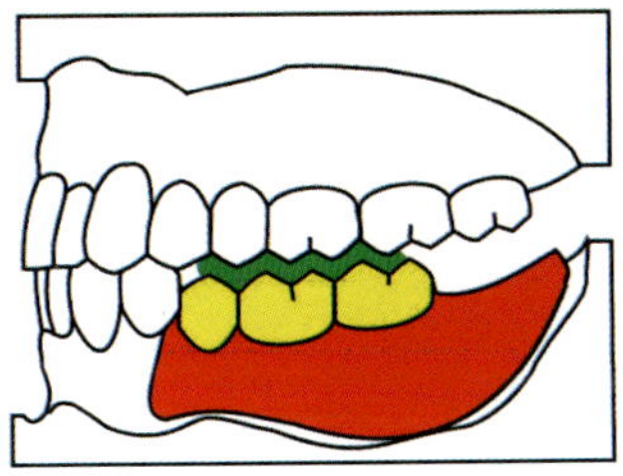

2

조직에 지지되는 안장에 하중이 가해짐

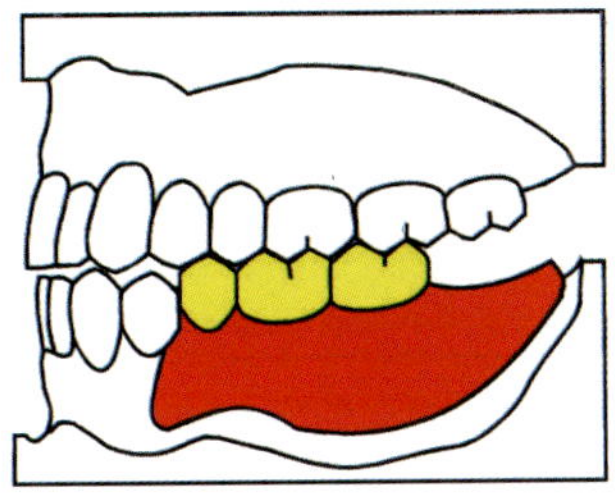

3

인공치아가 먼저 접촉됨

두 번째로, 교합시 자연치에 접촉이 일어나면 조직에 힘이 완전하게 전달되기 전에 교합운동이 끝나게 된다(1). 이러한 현상으로 인해 조직지지 saddle에 premature contact(3)이 없는 한 음식물이 불완전하게 잘리게 된다(2). 다시 말해 교합력을 받으면 치아는 약 0.1mm 함입이 되지만 점막은 약 2mm 정도 눌려지게 되므로 인공치아는 자연치아가 맞닿기 전에 먼저 닿아야만 자연치아와 인공치아 모두에 적절한 압력이 전해질 것이다.

이러한 이론적인 상황을 임상적으로 실현하기 위해 악간관계의 조정이나 무치악부의 압박인상 채득 등의 테크닉을 사용할 수 있지만 골의 remodeling에 의해 이러한 노력들은 무효가 될 것이다.

이러한 임상적인 상황은 매우 복잡하며 종종 논쟁의 대상이 되기도 한다.

치아 및 조직 지지 국소의치

앞에서 치아와 연조직의 압축률의 차이에 의하여 하중이 가해졌을 때 치아에서는 0.1mm, 점막에서는 2mm가 함입되는 것을 알아보았다.

의치가 조직이나 치아 둘 중 하나에서만 지지를 받는 경우는 다루기가 매우 쉽다.

치아와 점막에 지지되는 의치는 기본적으로 Kennedy class I과 II의 상황에 해당하며, 부분적으로 유연하고, 다른 부분은 유연하지 않다. 그러므로 의치는 불안정하게 움직이는 경향이 있다.

두 가지의 지지구조를 혼합하는 것은 생각처럼 쉽지 않다.

의치를 단단한 구조물로 생각하고 이 구조물의 한쪽은 치아에서, 다른 한쪽은 점막에서 지지를 얻는다고 가정하면 구조물의 한쪽은 압력이 가해지고 다른 한쪽은 가해지지 않는다. 또한 이러한 의치에 하중이 가해진다면 불안정할 것이다. 다음은 이러한 경우의 물리적인 예를 나타낸다.

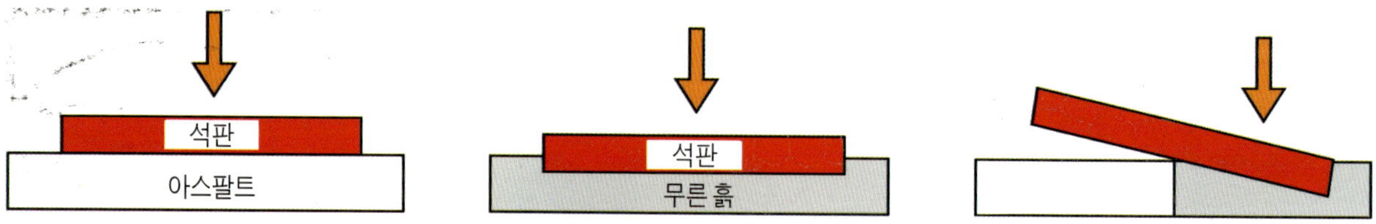

길의 포장재료인 석판을 균일한 기반 위에 놓으면 하중이 가해졌을 때 그대로 있거나 어느 정도 가라앉으면서 안정화가 될 것이다.

하지만 만약 균일하지 않은 기반 위에 놓이면 **석판은 유연한 기반 쪽으로 움직이게 될 것이다.**

이러한 현상은 단단한 의치상을 가진 국소의치가 불균일한 기반 위에 놓이게 되었을 때도 유사한 상황이 일어난다. 치아와 연조직 모두에 의치가 지지를 받는 경우, **조직에 지지되는 부분에 부하가 가해지게 되면 교합면 레스트를 중심으로 의치가 움직이게 된다.**

만약 조직에서만 지지를 얻는 saddle의 중심에 힘이 가해진다면 조직에 균일한 압박을 가할 것이다.

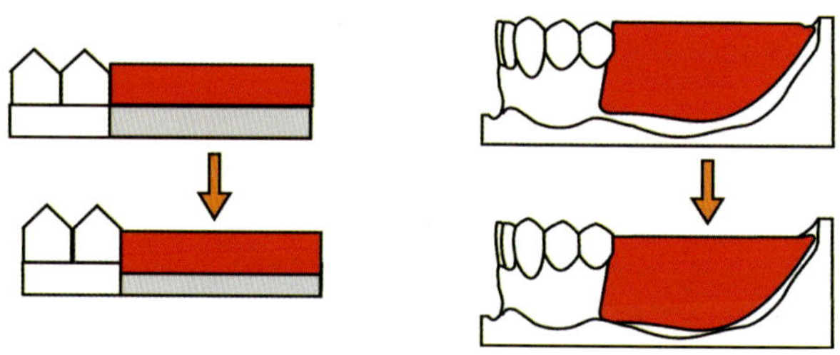

다음은 한쪽 끝에 교합면 레스트를 가지는 free end saddle의 상황에 대한 것이다. 부하가 가해지면 조직의 지지면은 가해지는 힘에 따라 침강이 되지만 제2소구치의 후방면은 보다 상당히 큰 힘을 받게 되며 후방으로 뒤틀리게 된다.

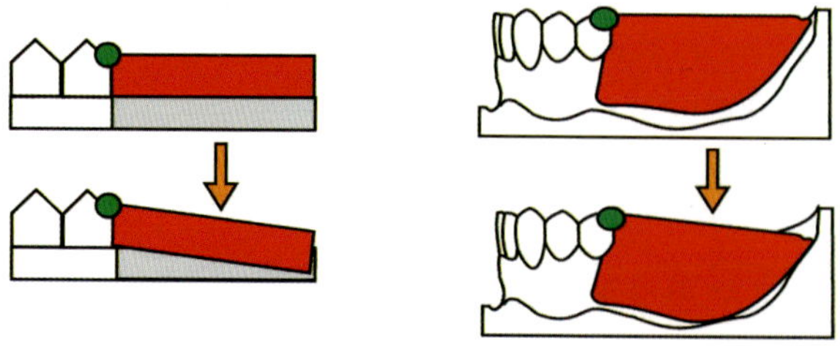

이러한 경우 중요하게 다루어져야 할 것은 조직지지 saddle쪽에 위치하는 레스트이다. 이러한 상황에서는 지대치에 너무 많은 하중과 torque가 가해져서 임상적 및 물리적으로 불리하기 때문이다.

이러한 상황에서 어떤 일이 일어나는가? 단순한 물리적인 상황으로 알아보도록 하자.

일단 교합면의 레스트를 saddle로부터 멀리 떨어지게 위치시켜 보았다.

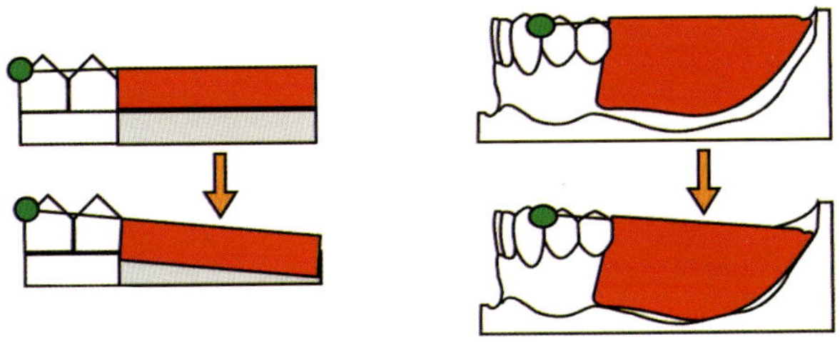

이러한 경우는 제1소구치에 부하가 보다 적게 걸리고 제2소구치 원심으로 보다 균등한 힘이 조직으로 배분되기 때문에 보다 유리하다.

이로써 보다 많은 레스트를 근심쪽으로 배치하는 것이 원심에서 전해지는 힘을 안정시키는 데 도움이 된다는 것을 알 수 있다. 하지만 일반적인 경우 saddle에 인접한 소구치의 근심위치에 레스트를 배열한다.

왜 치아에 가해지는 힘을 분산시키기 위해 보다 많은 레스트를 배열하지 않는 것일까? 이는 부가적인 레스트가 역학적으로 도움이 되지 않기 때문이다(예를 들어 제2소구치의 원심에 레스트를 추가적으로 배열한다고 생각해 보자). 이 경우 distal 레스트는 지렛점(fulculum)으로 작용할 것이다.

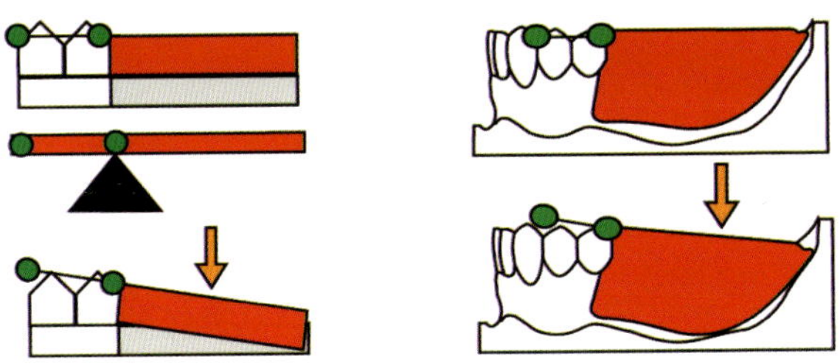

그 결과 전방에 존재하는 모든 레스트들은 saddle에 힘이 가해질 때 들려질 것이다.

즉, **최후방 레스트를 제외하고 모든 레스트들은 지지작용을 할 수 없다**고 볼 수 있다 – 석판이 콘크리트에 부분적으로 올려져 있고 부분적으로는 흙에 놓여 있을 때 흙이 침강됨에 따라 석판이 콘크리트 부분의 모서리에 걸리며 움직이는 것을 생각하면 쉽게 이해가 될 것이다(명심해야 할 것은 이러한 부가적인 레스트는 indirect retainer로서 역할을 할 것이며, 치아나 조직지지와는 완전히 분리해서 생각을 해야 한다는 점이다).

결론

- 의치에 의한 지지를 고려할 때 과도한 부하로 인한 치아나 치주조직의 손상에 주의를 기울여야 한다.
- 레스트는 충분히 커야 하나 교합간섭을 일으켜서는 안 된다.
- 건전한 치아는 본래의 가해지는 힘에 더해서 치아 반개에 해당하는 힘을 부가적으로 견뎌낼 수 있다.
- 교합력은 가능하다면 치아장축방향으로 가해져야 한다.

기억해야 할 중요사항

- 교합면의 레스트는 치아 장축을 따라 교합력을 전달할 수 있도록 최소한 0.5mm의 두께가 되어야 하며 충분히 커야 한다.
- Cingulum은 최소한 치아의 절반에 해당하는 넓이를 덮어야 하며, 레스트 시트는 최대한 주의를 기울여서 형성되어야 한다.
- 적절한 지지를 갖는 건전한 치아는 본래의 가해지는 힘에 더해서 치아 반개에 해당하는 힘을 부가적으로 견뎌낼 수 있다.
- 레스트의 배열은 물리적인 작용에 대한 고려가 이루어져야 한다. 그렇지 않으면 기대했던 만큼의 기능을 하지 못한다.
- 조직지지 의치는 치아의 써베이 라인 상방으로 접촉이 되어서는 안 된다.
- 치아와 조직지지 의치는 다양한 압축력의 기반 위에 놓이게 된다.

1.6 연결장치 (Connectors)

연결장치는 의치의 여러 부분을 고정해 주는 장치이다. Major connector는 saddle과 연결이 되며 minor connector는 클래스프나 교합면 레스트와 같은 의치상의 작은 부분과 연결이 된다.

견고한 연결장치

치아를 의치로 대체하기로 결정하였고, 어떻게 saddle을 지지할 것인가를 정하였으면 이젠 saddle을 어떻게 연결할 것인가를 결정해야 한다. 이 장에서는 의치의 각 부분을 뒤틀림 없이 연결하는 견고한 연결장치에 대하여 알아볼 것이다.

디자인 순서
대체할 치아
지지
연결부
유지
다듬기

전치부의 치아는 무조건 수복되어야 하지만 구치부는 그렇지 않다. 예를 들어 대합되는 치아가 없는 최후방 구치의 경우 수복은 필요하지 않다. 이러한 수복은 의미가 없으며, 단지 디자인을 복잡하게 만들 뿐이다.

반면에 과맹출 가능성이 있고, 이로 인해 교합상의 문제를 일으킬 수 있는 상악의 최후방 구치가 대합치 없이 남겨진 경우에는 이 치아와 대합할 수 있는 수복물이 필요하다.

연결장치는 크게 major와 minor로 나뉜다.

주연결장치(Major connector)는 saddle을 연결하고 의치상의 구조를 형성한다.

부연결장치(Minor connector)는 교합면 레스트, 클래스프와 같은 작은 구조들을 의치상과 연결한다.

일단, 다음의 상악 의치를 보도록 하자(단지 연결장치만을 볼 것).

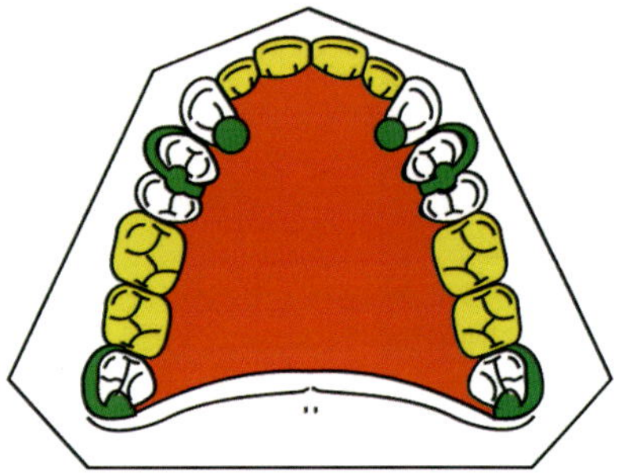

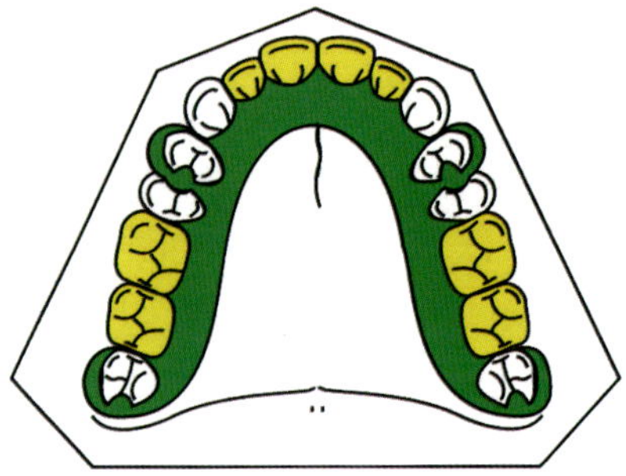

의치상이 acrylic resin과 같은 플라스틱 제제로 이루어진 경우에는 기능적인 부하를 견디기 위하여 구개의 넓은 부분을 덮어야 한다. 반면 금속으로 이루어진 의치는 상당 부분의 구개면을 덮지 않고 남겨둔 상태로 만들어질 수 있다.

이번 장 후반의 의치 재료들을 비교한 표를 참고한다.

치은연은 완전히 덮이거나 혹은 3mm 이상 거리를 두어야 한다. 3mm 이하로 거리가 좁은 경우 음식이 끼이거나 stagnation(좁은 공간으로 연조직이 자라 형성되는 더러운 부분)이 형성될 수 있다.

구개바(Palatal bars)

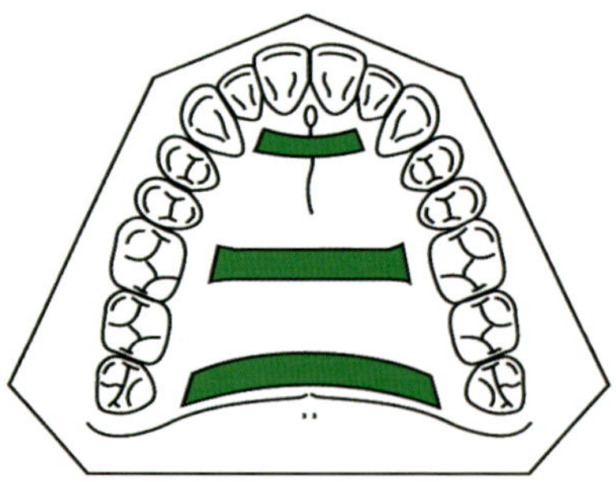

상악 의치 부분을 연결하는 몇 가지 방법이 있다.

이 그림은 palatal bar connector를 보여 준다.

- **전방** palatal bar
- **중간** palatal bar
- **후방** palatal bar

다음의 그림은 **전방 palatal plate**(horse shoe design)를 보여 준다.

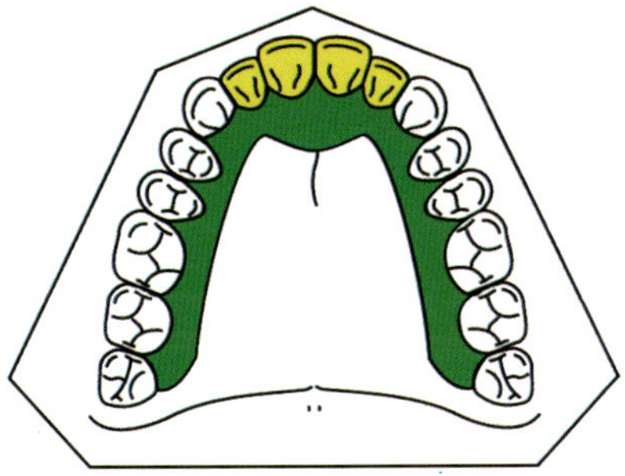

이러한 형태는 palatal bar와 혼합되어 사용될 수도 있다. 이러한 디자인은 요구되는 강도와 환자의 의치를 다루는 능력에 따라 달라진다. 이 경우 가능하다면 incisive papilla를 덮지 않는 것이 좋다.

다음은 양측성 bounded saddle(**Kennedy class Ⅲ** modification 1)을 연결하는 major connector이다.

전방부 palatal bar(horse shoe design)는 그림에서 본 바와 같이 incisive papilla를 덮지 않는다. 넓고 얇은 bar는 좁고 두꺼운 bar에 비하여 보다 하중을 잘 견딘다.

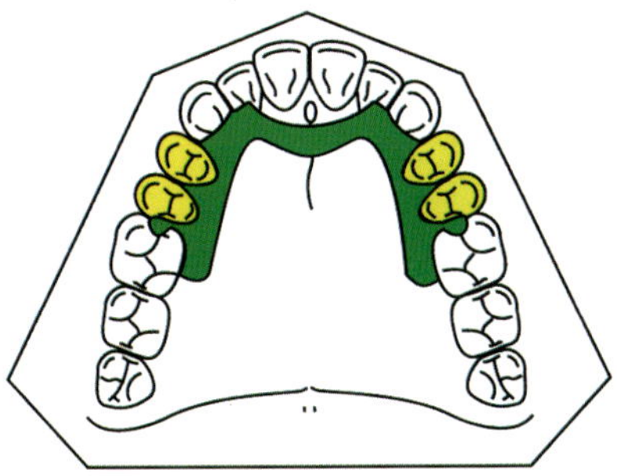

다음 그림은 **중간 palatal bar**이다. 이러한 디자인의 장점은 넓은 면적이 incisive papilla 주위로 열려 있다는 점인데, 이는 많은 환자들이 선호하는 점이다. 후방 구개도 역시 이 부위를 넓게 열어놓을 수 있다.

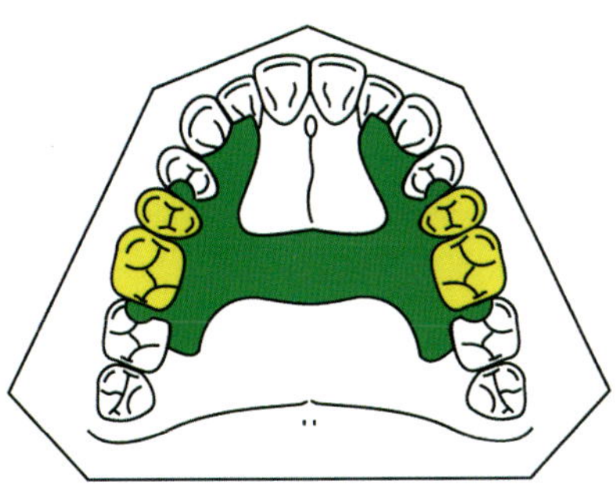

후방 palatal bar는 진동선이나 '아' 라인의 전방경계 뒤에 형성한다. 이것은 다른 palatal bar와 마찬가지로 넓고 얇다. 보다 넓은 면적의 구개면이 덮이지 않으며, 쉽게 구역질을 일으키지 않는 환자들에게서 잘 적응된다.

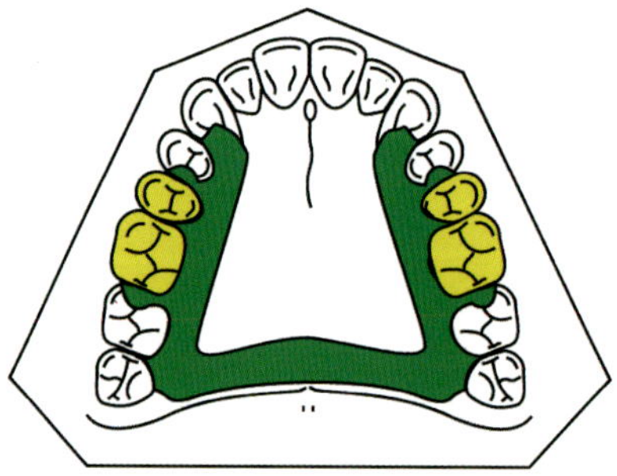

이것은 Kennedy class Ⅳ의치의 예이다.

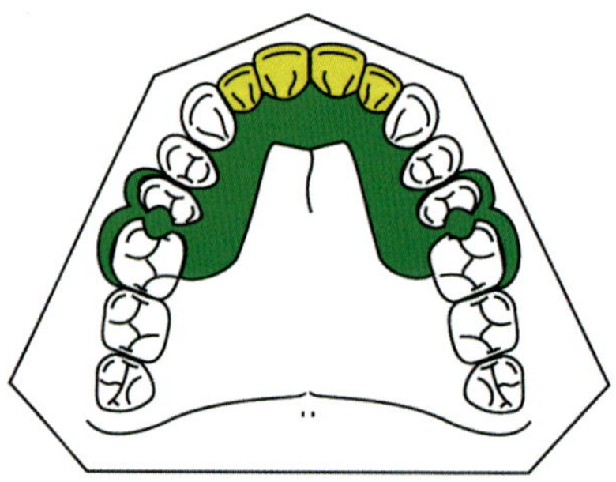

치은연은 덮이거나 혹은 완전히 열려 있어야 한다. Incisive papilla는 전치부를 수복하는 경우에는 닫혀야 한다.

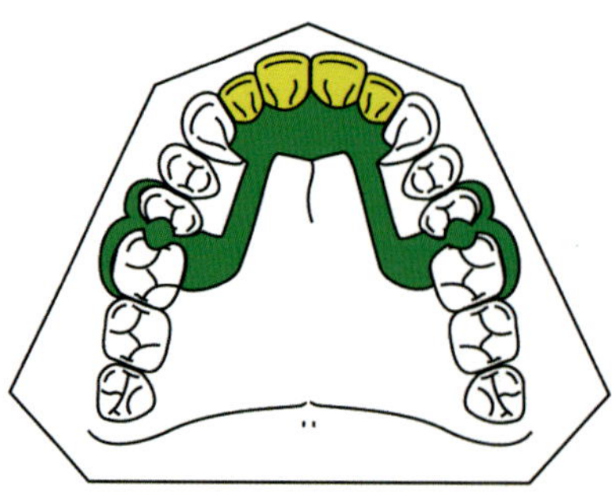

이 그림에서는 치은연이 최소한으로 덮여져 있는 상태이다. 치은연은 stagnation 혹은 조직의 과증식을 피하기 위해 적어도 3mm 떨어져 있다. 하중이 견치에 가해지고, clasp가 적절하며, 연결장치가 치은연에 충분히 떨어져 있으면 의치 효용성의 떨어짐은 없다.

Acrylic resin과 금속의 차이에 대해 다시 알아보도록 한다.

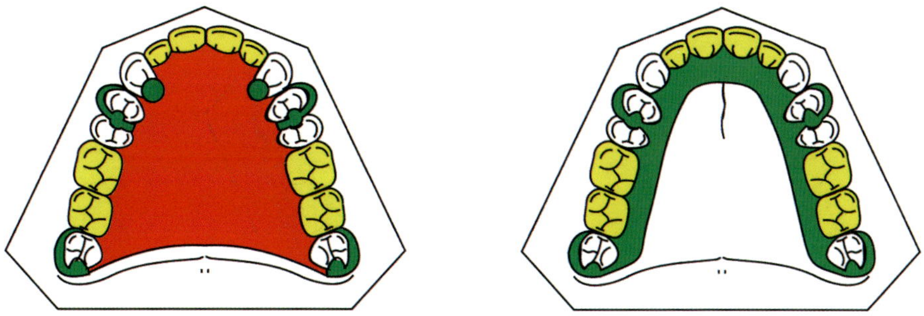

이러한 경우는 특별하다. 여러 의치상이 포함되는 경우 공간이 충분하지 않아 견치와 소구치 부위에서 치은연에서 충분한 거리를 두기가 힘들다(항상 기억해야 할 점은 의치상을 치아에서 자정작용이 되는 곳까지 거리를 두어야 한다는 점이다. 절대로 stagnation을 야기하는 치간공극에 위치되어서는 안 된다).

금속의치상의 강도가 클수록 술자는 구개를 보다 많이 노출시킬 수 있다. 만약 의치상이 충분히 단단하지 않고 환자가 의치에 서툰 경우 후방 palatal bar가 추가되어야 한다(이는 'ring connector'로 불리기도 한다).

하악 연결장치(Lower connectors)

상악에서는 보다 모멘트가 가해지지만 하악에서도 상악과 비슷한 이론이 적용된다.

- **강도**
- **치은의 손상 방지**
- **최소한의 조직피개**
- **음식의 피개나 조직의 과증식 방지**

하악 연결장치는 **bar**나 **plate**로 제작 될 수 있다 – polymethylmethacrylate는 bar로 쓰기에는 너무 약하며 plate로만 사용되어야 한다. 반면에 금속은 bar와 plate로 모두 사용 가능하다.

필수적으로 기억해야 할 점은 하악 의치는 후방bar로 강화를 시킬 수 없다는 점이다. 후방 bar는 발음의 이상이나 혀의 다른 문제들을 야기할 것이다!

다음에 하악 의치의 예가 있다.

다음 그림에 네 개의 lingual connector와 하나의 buccal connector가 있는데, (1) sub-lingual bar, (2) lingual plate, (3) dental bar, (4) lingual bar + minor connector (continuous clasp), (5) buccal bar*에 해당한다.

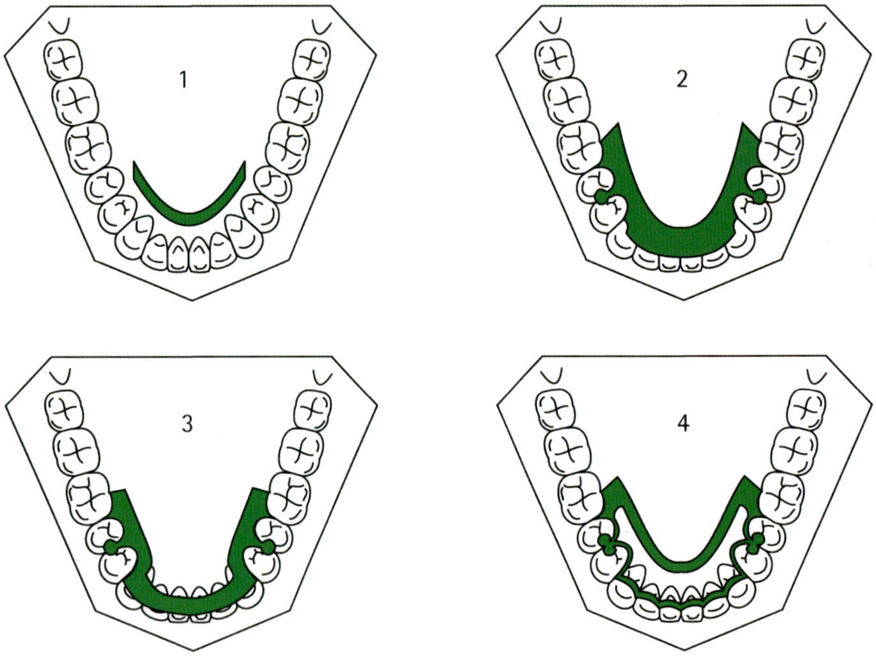

이름으로 어떠한 형태를 지녔는지 예측이 되며 순측 치은연에서 적어도 3mm 하방에 놓여야 되는 buccal bar는 여기서는 포함 되지 않았다(65쪽 참조).

이러한 연결장치를 하나씩 다루어 보겠다.

Lingual bar(1)

Lingual bar는 cast나 wrought로 나누어진다(wrought는 적합이 좋지 않으므로 추천되지 않는다). Bar는 치은연에서 적어도 3mm 떨어져 있어야 한다. Bar는 보통 3.5mm의 최대 직경을 가지며 움직이는 열구로부터 떨어져 있어야 한다. 이러한 사항들은 치아지지와 치아-조직지지에서 보인다.

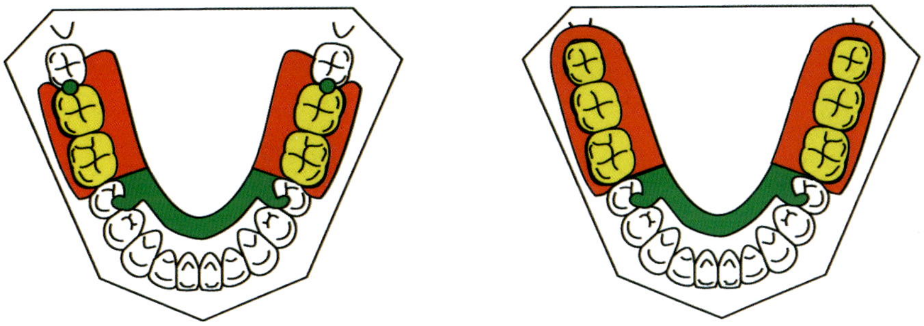

Bar는 oval이나 pear 모양의 단면을 가진다. Pear의 단면이 혀의 적응을 쉽게 하고 음식의 저류를 줄여준다.

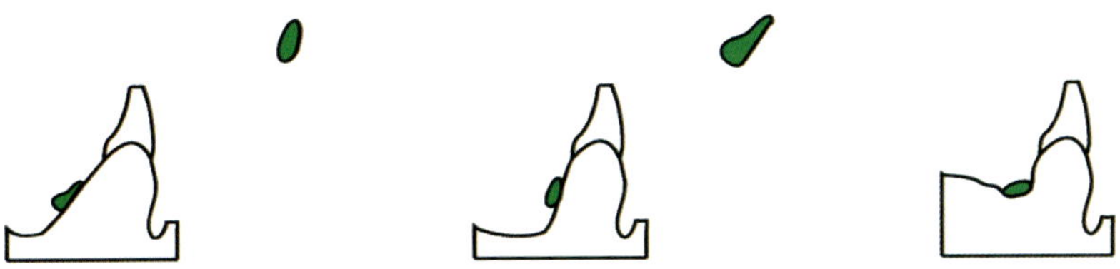

경사진 설측면의 형태(A)는 치아지지 의치에서 의치의 하방 움직임을 막음으로써 적절하다. 하지만 조직지지를 받는 경우와 같이 bar의 하방 움직임이 있는 경우 기저 조직에 상해를 가해지므로 교합면 레스트가 없는 경우에는 추천되지 않는다.

수직의 모양을 가진 경우(B)에는 수직적인 움직임이 상해를 가하지 않는다.

치은연으로부터 거리를 형성할 충분한 깊이의 열구가 있지 않은 경우, sub-lingual bar(C)가 설측 열구의 기능적 움직이는 범위 안에 놓일 수 있으며, 이때 혀의 움직임을 방해해서는 안 된다.

Lingual plate(2)

Lingual plate는 설측면에 평활한 면이 있다면 쉽게 적응되고, 설측에서 자정작용이 이루어진다.

Free-end saddle에서는 치아에 놓여지는 plate는 indirect retainer(1.8장)로서도 역할을 한다(클래스프를 제위치에 놓이도록 하는).

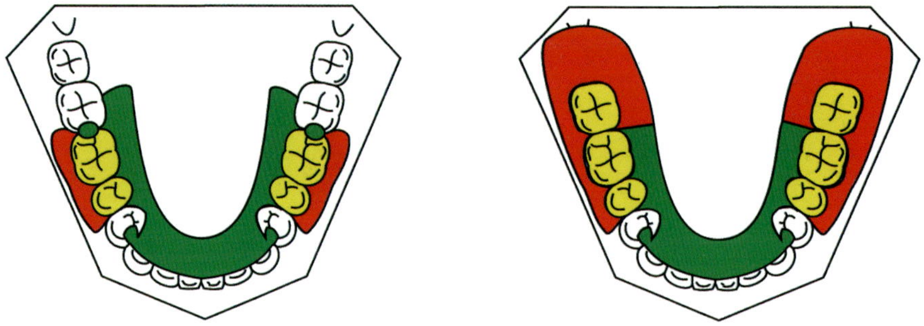

아래쪽 그림에서 의치상이 소구치의 근심측 치간공극과 교합면 레스트에 걸림으로 인해 후방운동이 일어나지 않는다.

아래쪽 그림에서 의치상이 모든 치은 조직을 덮으므로 자연적인 마찰과 stagnation을 야기할 수 있다. 면밀한 구강 위생 관리가 필수적이다.

6전치만이 남은 상황에서 견치에 레스트가 없고 의치상이 측절치와 견치의 설측와에 적합하지 않으면 의치가 힘을 받을 때 의치의 plate가 하방, 후방으로 움직이면서 '치은박리장치(gum stripper)' 로 작용하게 된다.

Dental bar(3)

Dental bar는 짧아진 lingual plate와 같다. 치아에만 놓이기 때문에 치은에 손상을 가하지 않는다.

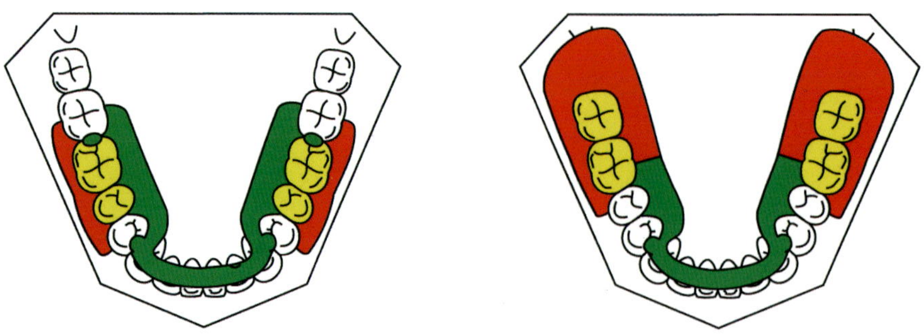

Free-end saddle에서는 간접유지가 소구치의 클래스프와 연결된 부위에서 얻어진다. 하방과 후방의 움직임은 교합면 레스트와 견치/소구치의 치간공극에서 억제된다.

치아의 설측에서는 높이가 충분치 않기 때문에 하악의 bar는 plate에 비해 상당히 두껍고 부피가 커야 한다. 이러한 부피는 음식물이 저류되며 혀가 레스트상태에 놓이거나 말을 할 때 장애를 주기도 한다.

Lingual bar with minor connector(4)

앞에서의 두 가지 연결장치에서 본 것과 같이 saddle의 후방이 끈적한 음식에 의해 들릴 때 free-end saddle을 가지는 lingual bar가 연조직에 파묻힐 수 있다. 이러한 점을 보상하기 위하여 부가적인 연결장치를 사용하는 'continuous clasp' 와 같은 indirect retainer를 사용할 수 있다.

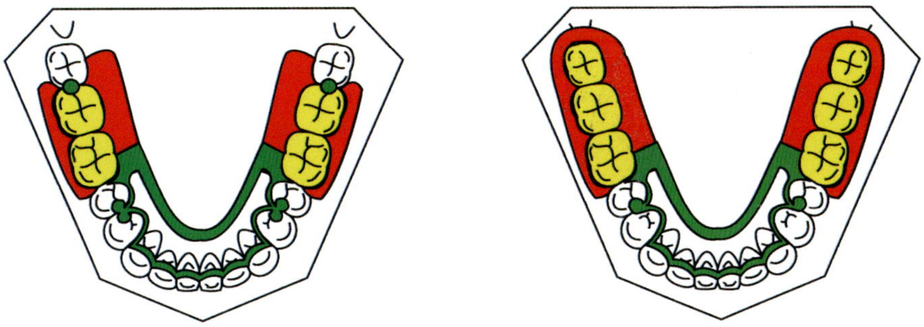

소구치에 위치하는 클래스프의 작용에 의해 의치의 후방 부위가 자리에 적합할 것이다.

이러한 디자인의 장점은 치은연이 깨끗하게 유지될 수 있고, 의치의 안정성이 향상됨으로 인해 외상과 stagnation을 피할 수 있다는 점이다. 반면 치아 하방에 음식이 저류될 수 있으며, 환자가 부가적인 구조를 불편하게 인식할 수 있는 단점도 있다.

Free-end saddle이 있는 경우 레스트, 클래스프 및 의치상이 후방으로의 움직임을 억제하도록 디자인 되어야 하는데, 그렇지 않은 경우 연조직이 손상 받을 수 있다.

Buccal bar(5)

이러한 연결장치는 하악 전치부나 소구치가 설측으로 기울어져 있고, 의치가 설측의 큰 undercut 때문에 삽입이 되지 못하는 경우 사용될 수 있다.

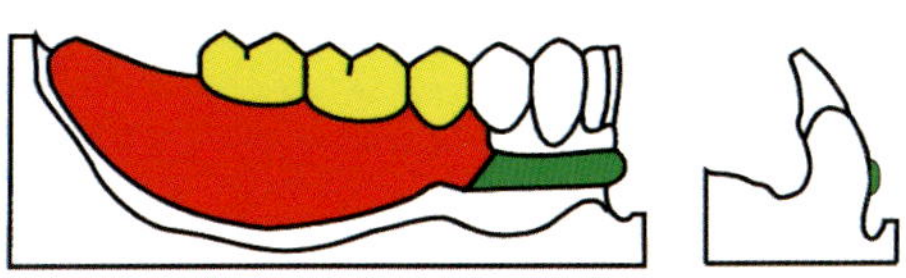

이 장치는 소구치 부위에 치아가 있는 경우 주로 사용되는데, 반대측 치아와의 간격이 치은연에 비해서 교합면에서 작은 경우 많이 사용된다.

Buccal bar는 치조제 바깥 점막에 놓이며, 의치는 연조직에 손상을 피하기 위해 안정되게 위치 되어야 한다.

환자의 의치에 대한 적응도는 좋지 않은 편이며, bar가 기능시 뒤틀리는 것을 막기 위해 충분한 부피를 지녀야 하므로 bar에 음식의 저류가 쉽게 일어난다.

Every denture

Every가 만든 이 의치는 남은 치아에의 손상을 가능한 줄이기 위해 디자인되었다.

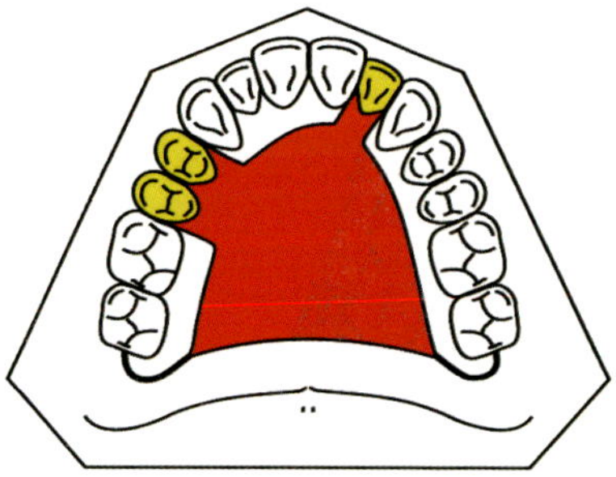

접촉은 pontic과 대합하는 치아에서만 일어난다. 주된 유지력은 마찰과 자리에 끼어진 힘에서 얻는다. 이것이 1mm 철사를 대구치의 후방에 위치시키는 이유이다. 이러한 철사는 클래스프가 **아니며**, 단지 써베이 라인 **상방**에 놓이면서 의치의 빡빡한 적합을 없앨 수 있는 후방 치아의 후방 이동을 억제한다. 이 의치의 가장 큰 단점은 교합력이 단지 작은 조직에서 지지가 된다는 점이며, 연결부의 얇은 부위는 의치상의 파절 부위가 될 수 있다는 점이다.

Spoon denture

Spoon denture는 하나나 두 개의 전치부 치아의 대체나 고정성 장치의 부착 전에 임시 보철물로 많이 사용된다.

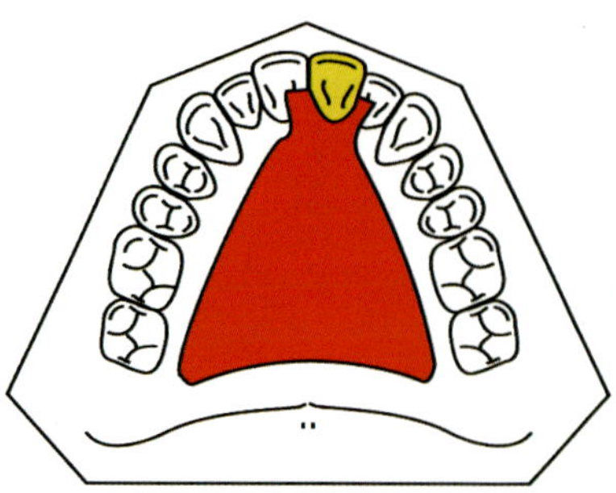

치은은 덮이지 않지만 의치상이 인접 치아의 설측구까지 연결이 된다는 점은 주목해야 할 특징이다. 이러한 인접치아로의 연장은 인공치 하방으로 과도한 힘이 가해지는 것을 막으며 지대치 주변 연조직으로의 stripping을 방지해 준다(이러한 디자인으로 saddle은 효과적으로 치아에 지지

를 받는다).

유지는 adhesion, cohesion 그리고 얕은 'dam line'('pin line')에 의해 얻어진다. 음식을 절단할 때 혀의 움직임으로 의치를 제자리에 유지할 수 있다. 후방으로의 움직임은 순측의 연장된 의치상에 의해 제어가 된다.

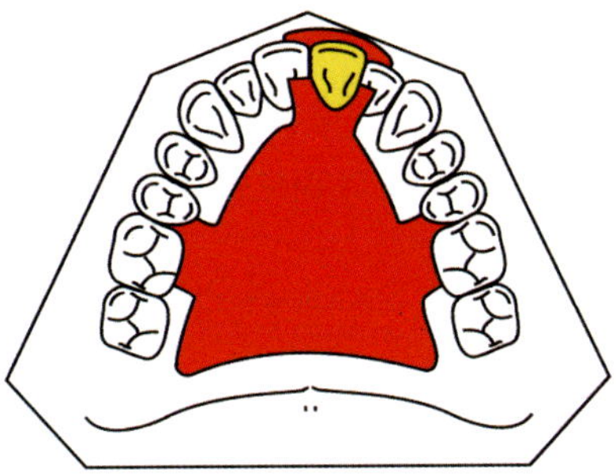

이 그림에서 보이는 측방으로의 연장은 안정성을 상당히 늘려 주며(치은의 손상을 방지하기 위해 써베이라인 상방으로 위치) 클래스프가 구치부에 부가적으로 위치될 수도 있다.

이러한 작은 의치는 의치가 부러지고 섭취나 흡입으로 손실되는 경우를 대비하여 방사선 불투과성으로 제작되어야 한다. 상업적으로는 방사선 불투과성 polymethylmethacrylate이 널리 쓰이지 않아 구하기 힘들기 때문에 의치를 packing하는 과정에서 방사선 불투과성 물질을 삽입하는 것이 대안으로 가능하다.

Pause 및 reflect

지금부터는 앞에서 거론된 것들에 대한 의미와 목적에 대해 정리해 보려 한다. 연결부는 수복되고 기능을 하기에 충분하며 gum stripping과 같은 조직에 해를 끼치지 않고, 과도한 조직 피개로 stagnation을 일으키지 않는 범위 내에서 어떠한 모양이나 어떠한 크기로도 제작이 가능하다.

우리는 처음에 단단한 연결부에 대하여 알아보았다. 물론 신축성이 있거나 의치상에 포함되는 precision device와 같은 연결부의 타입도 있다(Section 3).

중요: **편측에 위치되는 의치의 디자인은 제 위치에 꽉 끼도록 걸려 있어야 한다. 작은 의치는 흡입되거나 연하될 수 있는 위험이 있다.**

코발트 크롬 의치상과 아크릴 레진 의상의 비교

코발트 크롬 의치상	아크릴 레진 의치상
Saddle과 인공 치아가 의치상에 잘 접착되어야 한다.	Saddle과 인공치아가 의치상의 일부분에 해당한다.
얇은 상태에서 높은 강도를 가지므로 부피가 작아도 된다. 높은 굽힘 강도	파절되지 않기 위해 충분한 두께의 재료가 사용되어야 하므로 보철물의 부피가 커진다. 굽힘에 의해 파절되기 쉽다.
높은 마모 저항	보다 마모되기 쉽다.
제작 방법이 더 복잡하다. 주조 과정을 위한 내화 모델 제작이 필요하다. 아크릴 saddle과 인공치아를 금속 구조물에 부착하기 위한 부가적인 기공 과정이 필요하다. 특정 디자인에서 큰 주조수축이 일어날 가능성이 있다.	Saddle과 인공치아를 의치상에 부착하는 것이 한 번의 과정으로 이루어진다. 중합수축이 레진 제작 과정에서 최소화 된다.
구조물의 한 부분인 교합면 레스트에 의해서 치아지지를 얻을 수 있다.	레진만으로는 치아의 지지를 얻기 어렵다. Cobalt chromium의 교합면 레스트를 레진 속에 묻는 방법도 기술적으로 쉽지 않다.
높은 열 전도성	열의 전도가 이루어지지 않는다.
상악과 하악에서 의치연을 최소한으로 덮는 디자인을 사용할 수 있다.	상악 의치에서는 치은연을 최소한 덮는 것이 가능하지만 강도의 한계 때문에 하악에서는 최소한 덮는 것이 어렵다.
방사선 불투과성	부가적인 물질의 첨가 없이는 방사선 불투과성을 얻기 어렵다.
부가적인 치아상실로 인해 치아를 추가해야 할 때 제한점이 있다. 특히 인접한 saddle이 없는 경우에는 어렵다.	부가적으로 치아가 상실된 경우 의치의 수리가 쉽다.
금속 구조물이 파절된 경우 수리가 어렵다. 특히 인접한 saddle이 없는 곳의 고립된 클래스프의 경우에는 더욱 어렵다.	의치의 구조물이 부러진 경우 쉽게 수리가 가능하고, 클래스프도 쉽게 교체할 수 있다.

결론

이 장에서는 saddle, 레스트 및 클래스프를 연결하여 안전하고, 충분히 강하며, 단단한 국소의치 상을 만들기 위한 연결부에 대하여 알아보았다. 또한 각각의 디자인이 가지고 있는 장점과 단점에 대해서도 알아보았다.

기억해야 할 중요사항

가능하다면 다음과 같은 연결부를 선택해야 한다.

- 가능한 방해되지 않는 구조 – 최소한의 부피와 최소한의 조직 피개를 가지면서도 충분한 강도를 가져야 한다.
- 가능하다면 치은연을 덮지 않아야 한다.

1.7 유지 (Retention)

가철성 국소의치는 확실하게 제 위치를 유지해야 한다. 유지는 보통 클래스프나 의치상, 경조직의 언더컷에 의해 조절된다. 유지부의 위치와 작용은 조직에 손상을 주지 않는 범위 내에서 이루어져야 한다. 특수 부착형 유지장치는 이 장에서는 다루지 않을 것이다.

디자인 순서

대체할 치아
지지
연결부
유지
다듬기

이 단원을 시작하기 전에 써베잉 관련 단원을 익히는 것이 좋다(1.4장 참조).

국소의치의 유지는 보통 금속 클래스프에 의해 이루어진다. 직접적인 유지력은 치아의 언더컷 부위의 클래스프에서 얻어지며, 언더컷으로부터 의치를 제거하려할 때 저항이 생김으로써 의치가 제 위치에 유지되게 된다.

클래스프를 제거하는 데 생기는 저항의 정도는 다음의 세 가지 원칙에 좌우된다.

- 클래스프 암의 탄력성(금속의 종류와 wrought 또는 주조형태)
- 클래스프 암의 길이와 단면
- 언더컷(치경부 수렴각)의 크기

클래스프는 크게 두 종류로 나뉜다.

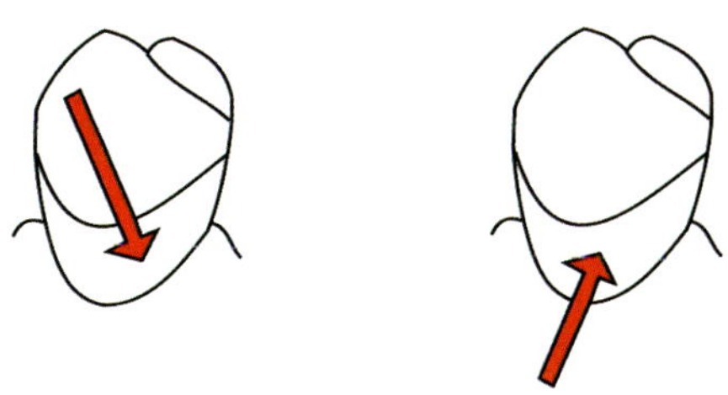

Occlusally approaching clasps(교합면 접근 클래스프, 환상형 클래스프)는 치아의 교합면에서부터 언더컷으로 들어가며(위 그림 참조), gingivally approaching clasps(치은 접근 클래스프, 바형 클래스프)는 치은경계부를 가로질러 언더컷으로 들어간다.

두 가지 중 바형 클래스프는 'trip action' 의 측면에서 클래스프를 치아에서 제거할 때 더 유리하다. 이 작용에 대해 설명하고자 한다.

'Trip action' 은 유추에 의해 가장 잘 설명된다. 만약 우리가 앞의 땅을 향해 막대기를 밀면 그것은 저항에 부딪히게 되고, 꽂히는 경향이 생길 것이며, 움직이기 힘들게 될 것이다.

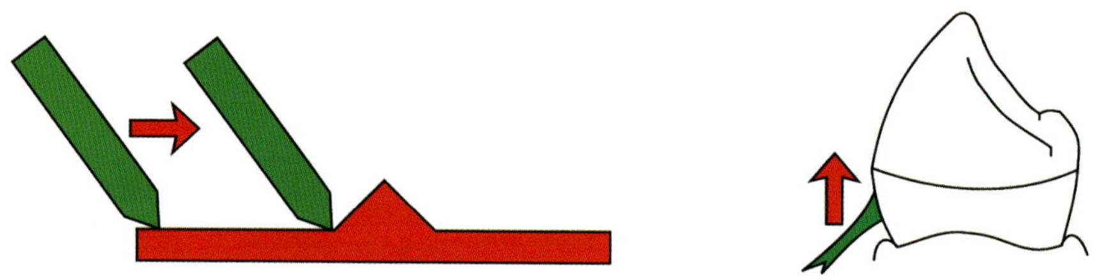

이는 바형 클래스프를 치아로부터 제거할 때 일어나는 작용과 같다. 클래스프의 종말부분은 써베이 라인 하방의 치아의 법랑질에 대해 각이 져 있고, 클래스프를 제거하려는 시도를 할 때마다 치질을 파내는 작용을 할 것이다. 이것을 클래스프의 'trip' 작용이라고 한다.

이것을 환상형 클래스프의 작용과 비교해 보자. 만약 우리가 우리의 뒤쪽의 땅을 따라 막대기를 끌면 막대기는 별다른 어려움 없이 어떠한 장애물도 넘어가게 될 것이다.

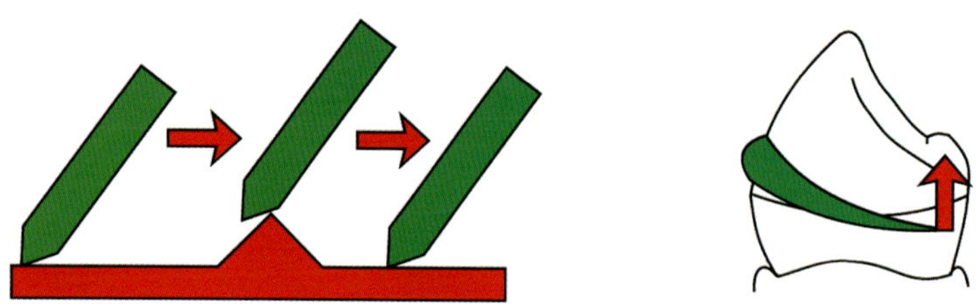

이것은 환상형 클래스프가 치아로부터 제거될 때 일어나는 작용이다. 클래스프의 끝은 언더컷에서부터 끌어당겨지고 써베이 라인을 미끄러지면서 빠져나오게 된다. 그것은 유지를 증강하는데 있어서 'trip' 작용이 일어나지 않는다.

간과해서는 안 될 것은 클래스프 작용은 그것이 의치상의 어떤 부위에서 나왔는지 혹은 어떻게 언더컷으로 들어가는지와 관계없이 클래스프의 tip 부분에서 일어난다는 것이다.

이 장을 간결하게 하기 위해서 우리는 단지 의치 탈락로, 즉 교합면에서 직각방향의 탈락에 대한 의치의 유지에 대해서만 생각해보고자 한다. 사용해야 하는 몇몇 언더컷들을 살펴보자. 당신은 이미 몇몇의 써베이라인을 보았을 것이다. 이들도 치아의 가장 큰 직경과 유사하다. 써베이 라인 상방은 언더컷 부분이 아니며, 그 하방이 유지를 얻을 수 있는 언더컷 부분이다.

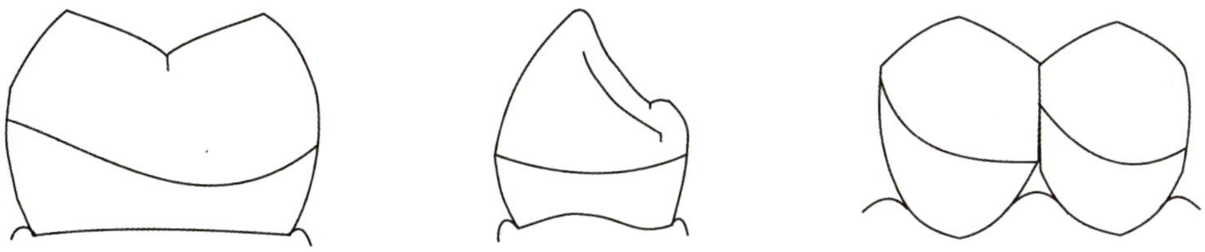

위 그림의 경우 언더컷 부분은 클래스프 끝이 놓일 공간이 충분하고, 교합면쪽이나 치은 쪽에서 쉽게 접근이 가능하다는 점에서 매우 좋다. 그러나 언더컷의 크기와 모양은 다양하다.

클래스프 종류는 사용가능한 언더컷 부위의 크기와 수평면에서의 언더컷이 제거하는 힘에 클래스프가 저항할 수 있을 만큼 충분히 있는지에 따라 분류된다.

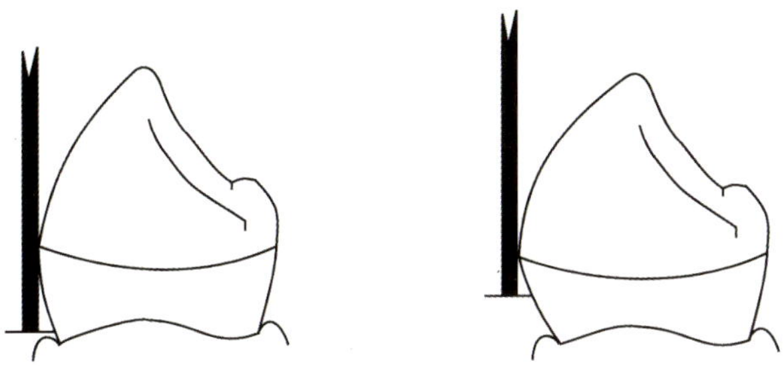

정상형태의 치관　　풍융한 치관

이 그림은 협측 치아 외형이 다른 경우에 있어서 같은 크기의 수평적 언더컷을 가리키는 같은 언더컷 게이지를 보여준다. 적용된 수평적 언더컷의 크기는 클래스프 암의 탄성에 의존할 것이다.

따라서 두 개의 주된 요소를 고려해야 하는데, **수직 평면**에서의 언더컷 크기와 **수평면**에서의 언더컷 **크기**이다.

여기에 클래스프가 언더컷에 놓이는 세 가지 다른 예가 있다.

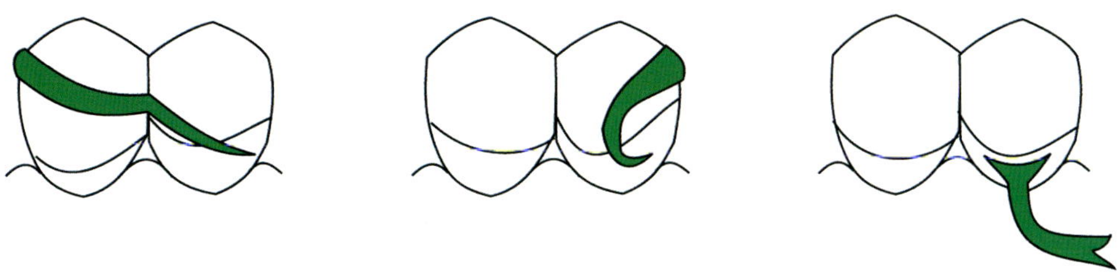

교합면에서 접근하는 방식의 'extended arm'은 인접치의 언더컷을 이용하는데, 만족스럽지 못해서 요즘은 무치악 부위에 인접한 치아가 크라운이 되어있거나 거의 언더컷이 없을 때를 제외하고는 거의 쓰이지 않는다. 치아의 형태가 구근형이 아니라면 콤포짓 레진으로 법랑질에 언더컷을 부여할 수 있다(나중에 설명).

또 다른 교합면 방향에서 접근하는 방식의 'recurved arm'은 무치악 의치상부위의 옆쪽으로 되돌아가는 형태인데, 유연성이 충분하다.

치은에서 접근하는 클래스프는 작고 얕은 낮은 부위에 접촉하는데 좋은 유지를 제공하며(trip 작용) 잘 보이지 않아서 심미적이다. 또한 그 밖의 세 가지 유형이 아래에 있다.

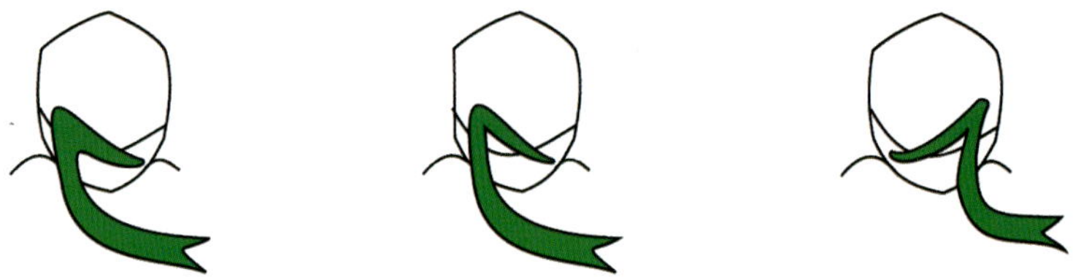

치은에서 접근하는 방식의 클래스프는 때로는 roach clasp로 불린다.

이러한 것들 중 몇 가지는 간단한 명칭이 있는데 T, U, L, I, C 클래스프라 불리고, 이러한 명칭은 클래스프 암의 유지부의 형태에서 기인한다.

물론 써베이 라인이 매우 낮아서 단지 사용가능한 유지부가 치간 사이의 공간(embrasure)뿐인 경우도 있다. 이러한 경우 ball-ended 나 arrowhead clasp가 치간 사이 공간의 치은부분으로 들어갈 수 있다(교합면 방향에서 접근하는 암은 보통 wrought를 사용해서 충분한 유연성을 부여한다).

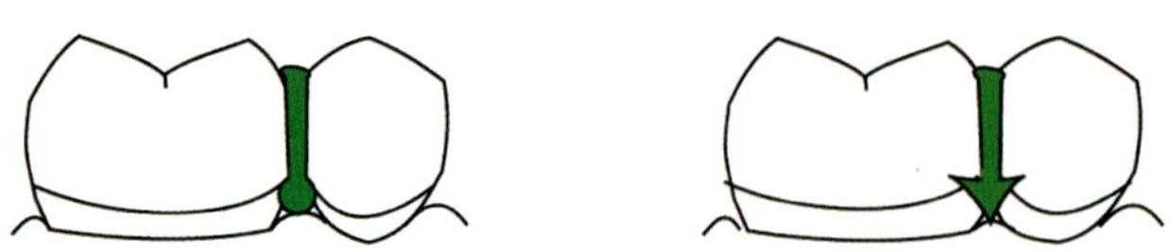

만약에 클래스프 암이 치은방향에서부터 올라오면 wrought 대신에 충분히 긴 주조 금속을 사용해야 한다.

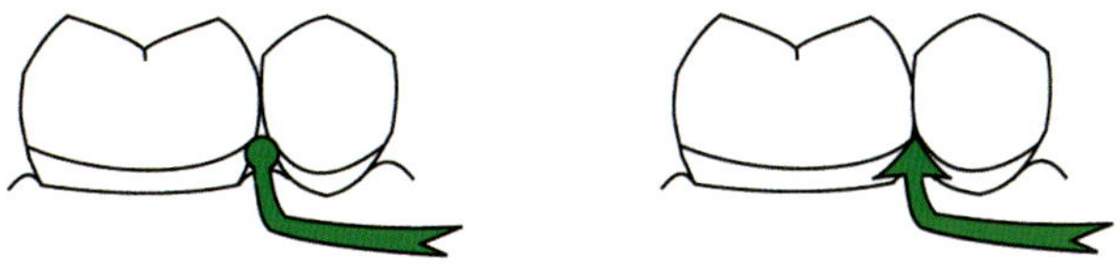

만약 언더컷이 아예 존재하지 않는다면 다음의 방법들 중 하나를 사용하여 만들어 주어야 한다.

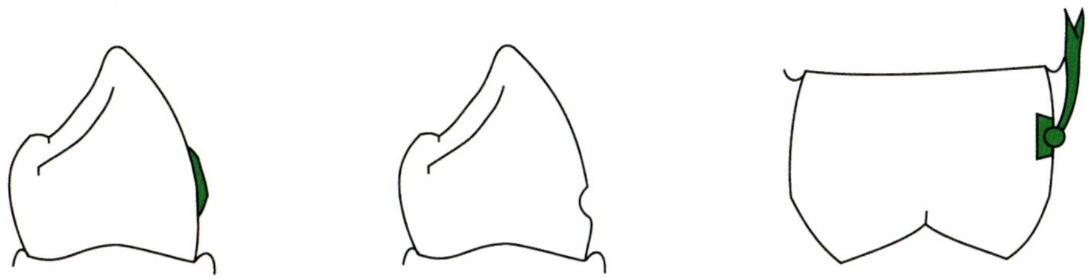

컴포지트 첨가 법랑질 함요 형성 함요에 들어가는 인레이

- 콤포짓 레진을 사용하여 치아의 외형을 **재형성한다** – 선호되는 방법
- 법랑질에 **홈을 형성한다**(불소처리) – 되도록이면 피한다.
- 홈이나 구가 형성되어있는 **인레이**를 이용해 ball 형태나 보통 형태의 암이 놓일 자리를 **부여**해준다 – 치아우식이나 마모/침식이 있어 인레이 치료가 고려될 경우 유용하다.

콤포짓 레진 사용은 가장 흔한 방법으로 치아 표면의 파괴가 가장 적고 확실한 방법이다.

우리는 지금까지 기본적인 클래스프 유형과 작용 및 위치에 대해 살펴보았다. 기억해야 할 것은 국소의치의 모든 부분은 서로 연결되어 있으며 써베잉, 간접유지, 디자인, 클래스프의 제작 등에는 상호작용이 있다는 것이다.

다양한 형태와 모양을 가진 클래스프는 어렵고 특이한 이름들을 각각 가지고 있다. 그러한 것들로 머리 아파하지 말고 **언더컷을 이용하는 최고의 방법은 재료의 성질과 클래스프 종말 부분의 작용이라는 것만 기억하도록 하자.**

다음으로 **보상작용**과 **파지작용**에 대해 고려해야 한다.

클래스프 종말부위가 언더컷으로 들어갈 때나 언더컷에서부터 제거되는 힘에 저항할 때 치아에 측방력이 가해지게 된다. 우리가 잘 알다시피 치주인대는 이러한 작용에 의해 손상될 수 있다. 따라서 그러한 힘은 보상되어야 한다. 균형, 혹은 보상작용이 있어야 하며, 그것은 의치의 다른 부분에서 제공된다.

보상작용

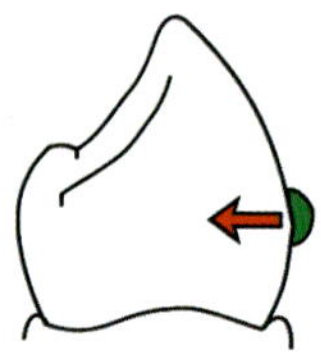

힘의 불균형

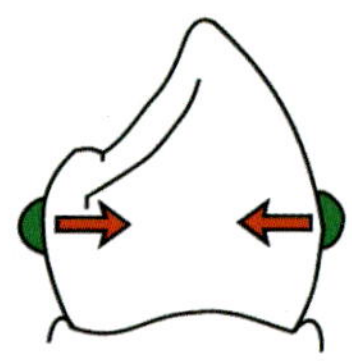

힘의 균형

보상작용(reciprocation)은 치아의 반대편에 놓인 또 다른 클래스프 암에 의해 이루어진다; 이 암은 써베이 라인에 놓이며, **보상암**이라고 불린다. 써베이 라인에 놓이기 때문에 보상하는 균형적인 힘을 제공하지만 유지를 제공하지는 않는다(만약 이 클래스프 암의 종말부분이 언더컷 아래로 들어간다면 보상력 뿐 아니라 유지력이 더해질 것이다).

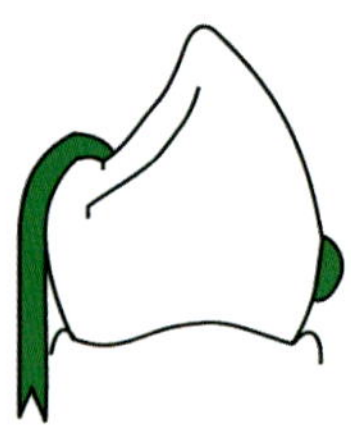

의치상의 수평적인 부분은 삽입이나 철거의 모든 과정동안 접촉해야 한다. 보상작용은 또한 써베잉 라인에 놓여있는 클래스프 반대편의 의치상에 의해서도 제공된다. 한 개의 클래스프 암은 의치의 삽입, 철개 및 기능 시에 부적절한 측방력을 생성하고 교정력을 일으킨다. *따라서 보상작용 없는 클래스프 디자인은 금해야 한다.*

파지작용

파지작용은 의치에 가해지는 측방력에 대응하기 위해 필요하다. 다음과 같은 특별한 증례에서 파지작용은 악궁을 가로질른 클래스프에 의해 제공되고, 작용암은 협측에, 보상암은 구개측에 놓이게 된다. 클래스프가 없을 때에는 적합도 높은 의치상이 충분한 파지작용을 한다.

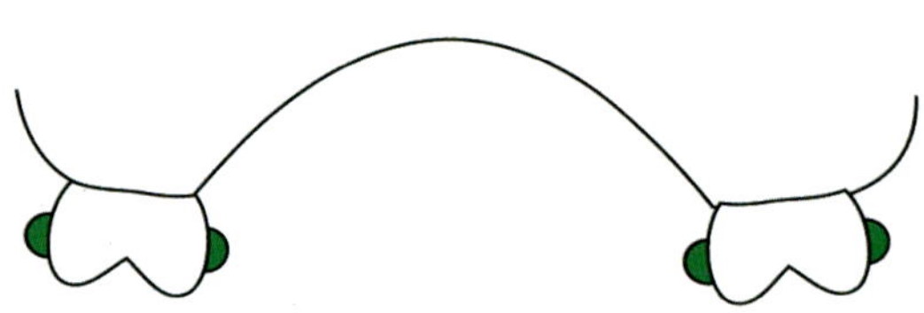

보상작용을 담당하는 부분 즉, 암이나 의치상은 또한 의치의 **측방 운동을 막아준다**(써베이 라인 **위쪽**의 작용암 부위가 그렇듯이). 이것을 **파지작용**이라 하며 클래스프 부위뿐 아니라 의치의 측방력에 대항하고 모든 부위가 파지작용을 한다.

세 가지 정의

- **보상작용:** 국소의치에서 직접유지장치에 의한 치아의 이동을 막는 모든 부분에서 담당
- **파지작용:** 국소의치의 측방이동에 저항하는 모든 부분에 의해 제공되는 작용
- **파지:** 의치전체에 가해지는 힘의 수평적 이동에 대해 저항하는 구성요소

유도면

유도면은 클래스프는 아니지만 유지에 있어서 중요한 역할을 담당하며, 클래스프 작용에 도움을 준다. 삽입과 철거로를 설정하는 개념은 의치의 유지와 안정에 도움을 준다.

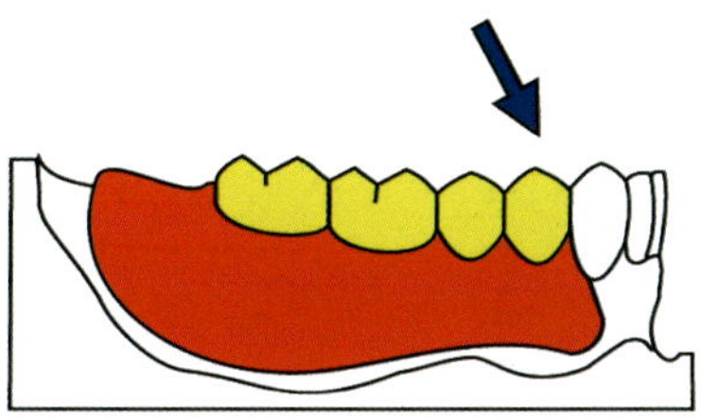

위 그림에서 최적의 자연스러운 유도면을 볼 수 있다. 의치는 화살표 방향대로 삽입되게 되고, 견치의 원심 언더컷 안으로 잘 들어가 맞게 되며, 수직적 움직임에 저항할 수 있을 것이다.

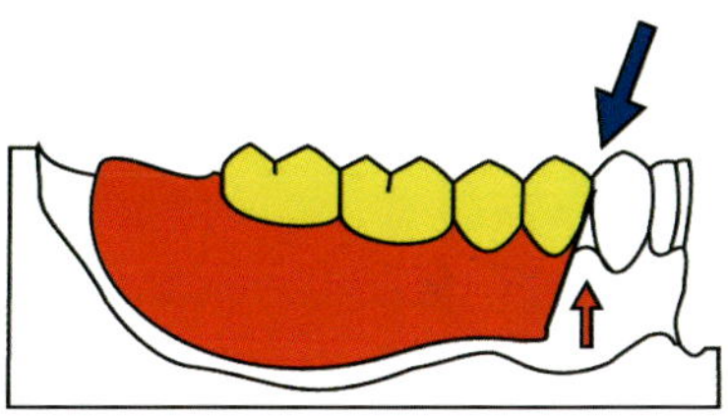

위 디자인은 잘못 써베잉된 디자인으로 의치와 치아 사이에 음식물이 낄 수 있는 커다란 공간(빨간 화살표)이 생긴 경우이다. 이러한 디자인의 의치에서는 상방으로 향하는 움직임에 저항할 수 있는 요소가 전혀 없다.

유도면은 의치상의 삽입과 철거에 필요한 단 하나의 삽입/철거로가 생성되도록 치아의 형태를

삭제하여 형성할 수 있다. 즉, 만약 의치상의 지대치에서 마주보는 면들이 평행하면 의치는 더욱 잘 맞을 것이고, 언더컷에 사강(dead space)의치는 정확한 삽입/철거로에 한해서 움직이게 될 것이다.

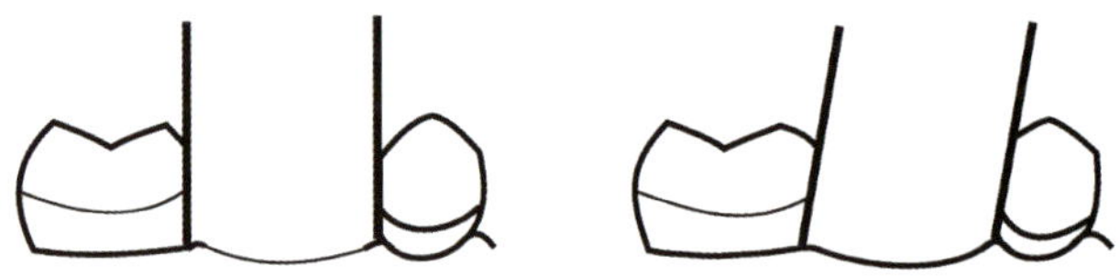

치아에 평평하고 평행한 면을 형성해 주는 것은 장착 및 제거 시에 정확한 경로를 제공해준다.

유도면을 형성할 때는 물론 법랑질에 한정하여 치아를 삭제해야 한다.

아래 그림에서 구근 형태의 지대치에서 수직 삽입로를 위해 치아를 형성한 것을 볼 수 있다. 삽입로는 정확해야 하며, 사강(dead space)은 최소한이 되어야 한다.

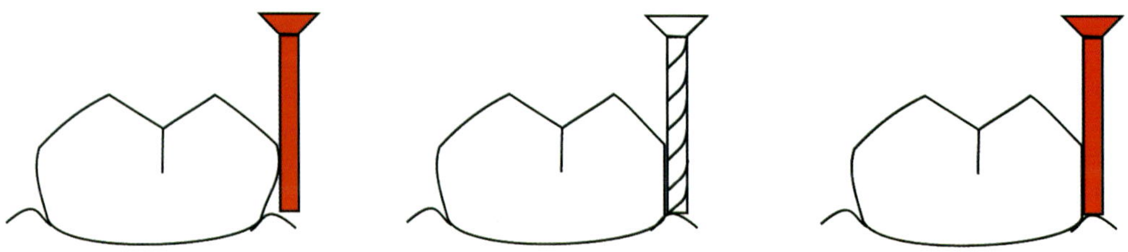

분석봉 제거된 치아의 풍융한 부위 유도면 형성

정확한 삽입/철거로를 형성하는 것 외에, 유도면은 때때로 클래스프 암에 보상작용을 제공하기 위해 치아에 편평한 면을 형성하는 데에 이용되기도 한다. 이러한 편평한 면은 클래스프의 작용암이 언더컷으로 들어왔다가 나갔다가 할 때에 치아와의 접촉을 유지시킴으로써 보상작용을 돕는다.

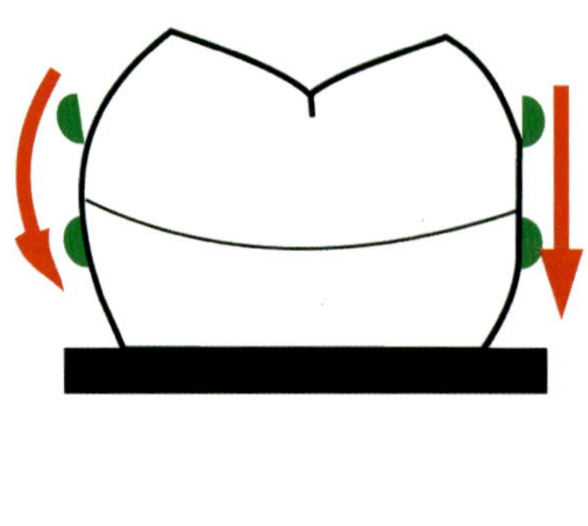

RPI system(rest, plate, I-bar)은 또한 유도면이 사용되는 시스템으로 다음에 살펴 볼 내용이다.

기억해야 할 것은 치아 조직을 제거하는 것은 쉽게 생각되어서는 안 되며, 신중하게 이루어져야 한다. 치아삭제 시에는 항상 불소를 사용하여 정확하고, 매끄럽게 시행하는 것을 원칙으로 한다.

RPI 시스템

레스트(rest), **유도판**(plate), **I-bar**의 RPI 시스템은 널리 사용되며, 보통 후방유리 의치상의 지대치에 이용된다.

근심 레스트의 부연결장치와 원심의 유도판을 위해 유도면이 형성된다(근심 설측으로). 이러한 면들과 연결되는 의치상 부위는 협측 I-bar의 보상작용과 의치의 파지작용을 제공한다.

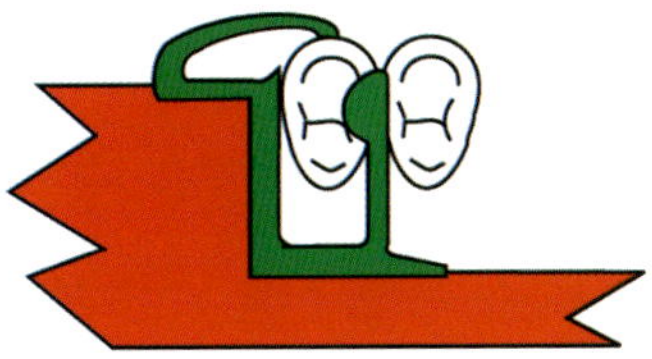

교합면 측에서 본 모습

전후방 안정성은 레스트와 유도판에 의해 얻어진다. I-bar에 대한 보상작용은 레스트 연결장치에 의해 이루어진다.

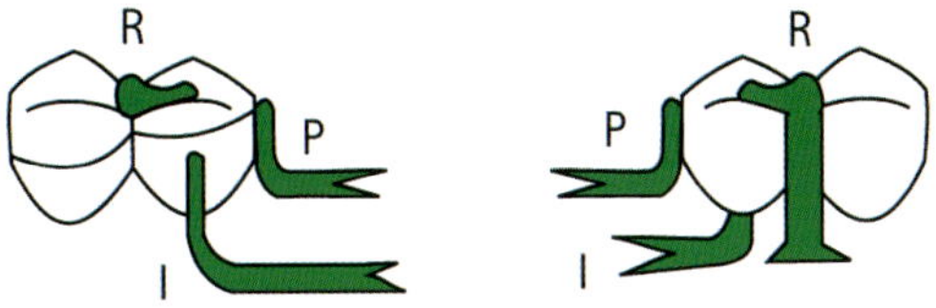

협 · 설측 모습

위 그림에서 의치는 후방유리 의치상을 가지므로 교합력에 의해 하방으로 가라앉게 된다. 회전의 중심점은 교합면상 레스트 끝 부위가 된다. 유도판은 근심방향과 하방을 향해 회전하고, I-bar는 언더컷 방향으로 움직인다.

다음 그림은 다양한 클래스프 시스템을 보여준다.

클래스프 시스템에서 중요한 부분은 보기 쉽도록 **녹색**으로 표시하였다.

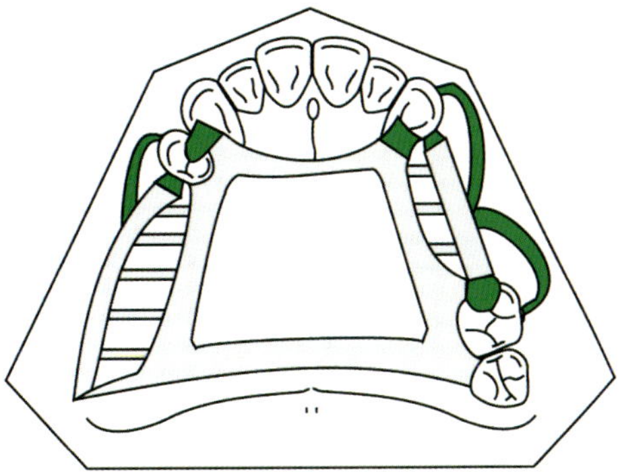

치아지지형태의 의치상은 가라앉을 수 없어서 의치의 유지는 복잡하지 않다. 치아-조직지지 의치의 경우 이전 그림에서 본 것과 동일하다. 유도면은 보통 유도판과 레스트 연결부를 위해 형성되므로(소구치와 구치에-물론 견치에는 불가능하다) 삽입로는 수직적이 된다(이러한 타입의 디자인에서 다소 안정적인 문제가 야기될 수 있지만, 여기서는 잠시 접어두기로 하자).

클래스프를 어디에 위치시킬까?

국소의치의 유지에 대해서 고려할 때는 천장에 타일을 고정시킬 때 못을 어디에 박아야 할지를 생각하는 것이 수월하다.

네 개의 못이 주어진다면 타일의 모서리 네 곳을 못으로 고정하면 간단하다.

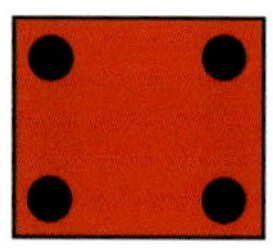

훌륭함
견고하게 고정됨

두 개의 못이 있다면 여전히 간단한 문제인데, 상식적으로 마주보는 두 모퉁이를 못으로 고정하거나 중앙 부위를 못 두 개를 나란히 박아 고정하면 확실히 고정시킬 수 있다.

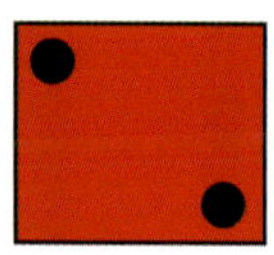

잘 고정된다
문제없음

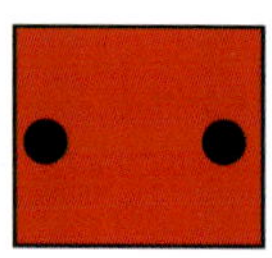

잘 고정된다
문제없음

지금까지는 별 문제가 없다. 상식적으로 두 개의 못을 한쪽에만 박아 고정한다면 타일은 무게를 감당하지 못하고 고정되지 않은 쪽이 떨어지게 될 것이다. 그림을 보면서 상상해 보도록 하자.

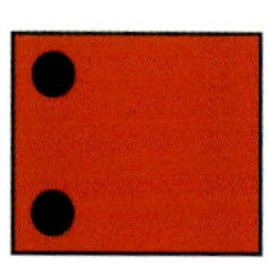

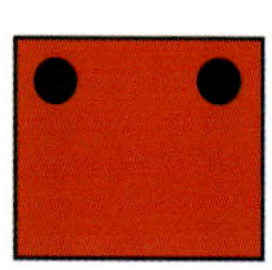

일반적 상식으로는 이런 형태의
고정은 아래의 구조가 견뎌낼 수 없다

그렇다면 다음 의치상에서 클래스프의 위치에 대해 생각해보자.

의치상의 형태를 보면 유지는 좋을 것이다. 클래스프의 종말 부분을 따라 그려진 선은 거의 총의치 형태를 둘러싸므로 의치는 변위시키려는 힘에 잘 저항할 수 있을 것이다.

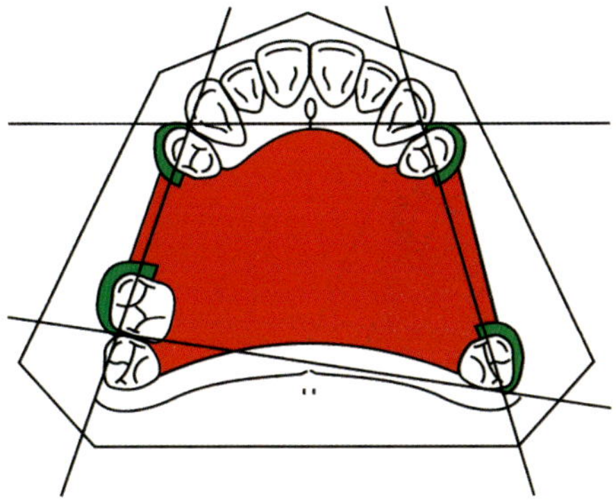

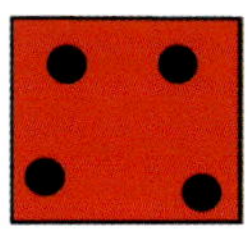

***중요:* 전방 클래스프의 종말부는 근심측을 향하고, 후방 클래스프 종말부는 원심을 향한다. 만약 클래스프가 반대방향으로 마주보고 있으면 의치상의 보다 적은 부분이 '유지'를 담당하게 될 것이다.**

의치를 못으로 고정된 타일에 비유해보면 타일이 네 모서리가 고정되어 있으면 떨어질 수가 없다.

상악 우측 구치부가 없는 상태에서는 아주 조금 더 어렵겠지만, 클래스프의 **종말부**가 형성하는 삼각형은 의치의 중앙부를 포함한다.

삼각형의 바깥부위에 놓여 있는 부분들은 **간접적으로 유지된다**(만약 잘 모르겠으면 간접유지에 대한 이해를 점검해본다).

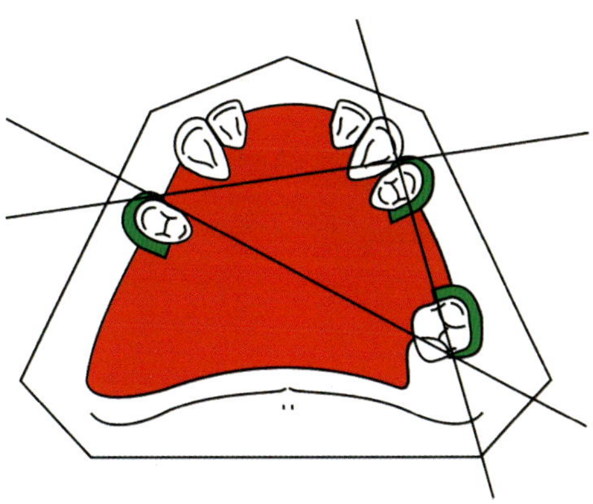

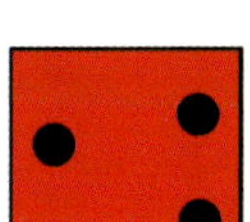

앞의 타일 그림에서 볼 수 있듯이, 단지 한 개의 못으로 고정된 모서리가 충분히 잘 고정되며, 천정에서 떨어질 위험이 없음을 알 수 있다.

아래에 두 개의 클래스프가 있는 의치가 있는데, 만약 이 클래스프들이 충분히 견고하다면 이러한 의치에서 두 개의 클래스프로 충분한 유지를 얻을 수 있음을 예상할 수 있다.

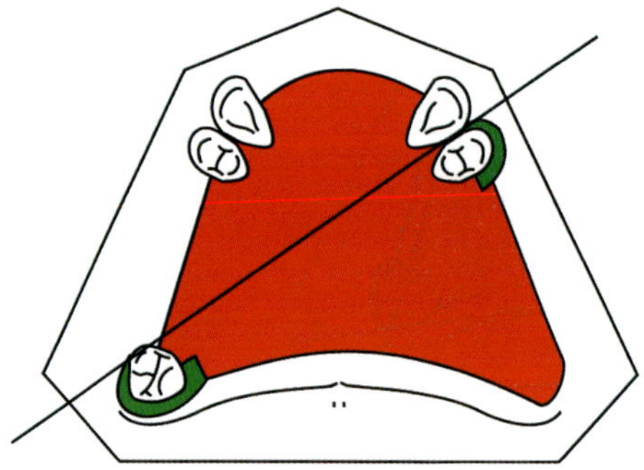

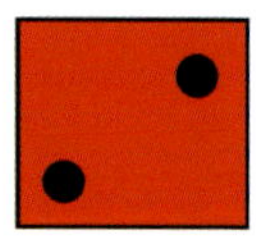

이것은 무엇을 의미하는가? 별로 어렵지 않은데, 타일 아래 있어도 아무런 위험이 없음을 의미하는 것이다.

반면, 아래 나온 의치의 유지는 충분하지 않으며, 후방부가 클래스프 축으로부터 긴 지렛대로 작용하여 적은 힘으로도 의치상이 조직으로부터 탈락하는 움직임이 일어날 것이다.

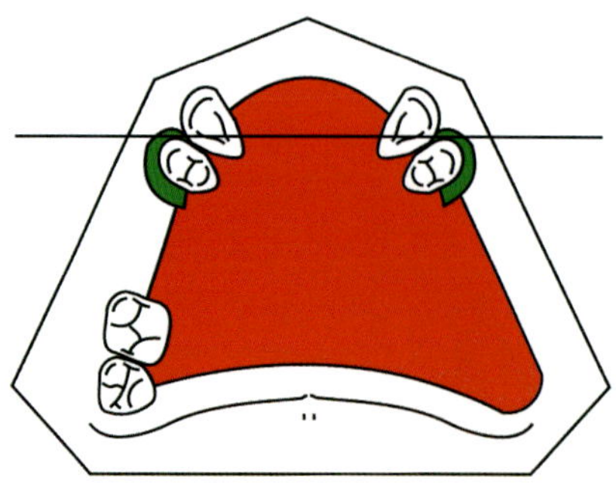

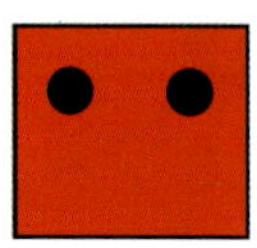

이러한 타일 아래에 서있는 것은 별로 편안하지 않을 것이다. 그렇지 않은가? 고정되어 있지 않은 쪽은 너무 무거워서 못이 타일의 무게를 견디지 못할 수 있다.

상악 의치에 관한 모든 내용은 하악 의치의 변위에도 동일하게 적용된다.

다음 세 그림은 각각 **두 개의 클래스프가 있는 하악 의치 그림**이다. 디자인에 따라 클래스프가 어떻게 다른 효과를 내는지 생각해보자.

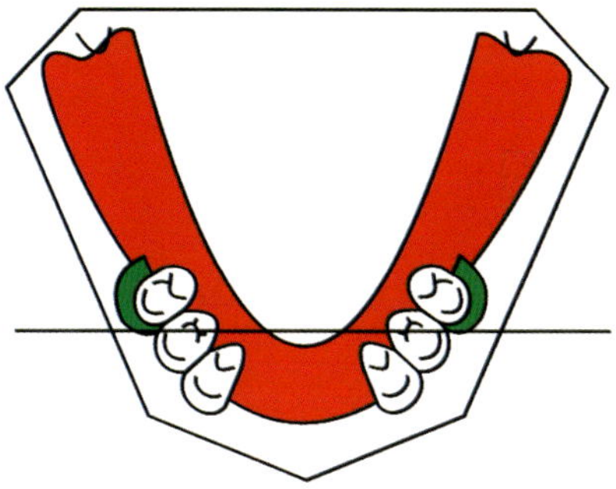

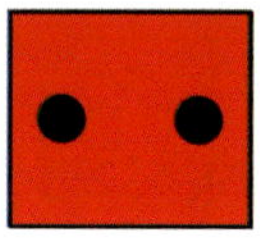

첫 번째 경우에서 클래스프는 의치를 잘 고정시킬 수 있다. 모든 부위의 의치상은 간접적으로 유지된다(1.8장 참조). 의치의 후방은 들어올릴 수 없는데, 의치의 전방부가 가라앉을 수 없는 형태이기 때문이다. 또한 반대로 전방부는 들어올려질 수 없으며, 후방부는 가라앉을 수 없다. 타일은 잘 고정되게 된다.

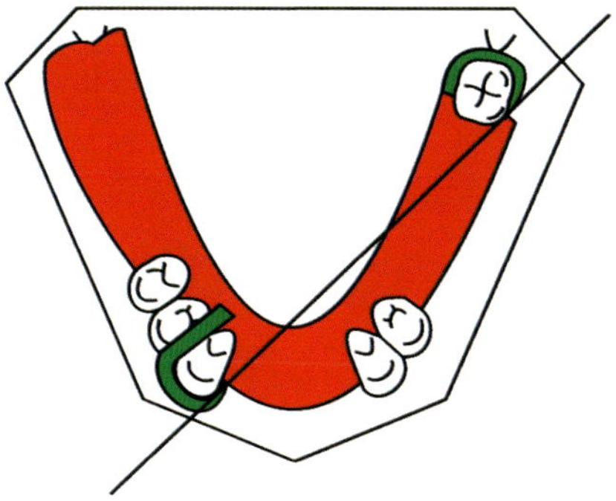

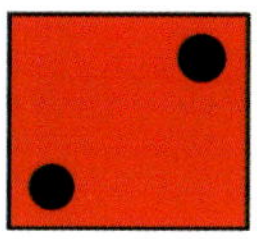

이러한 의치는 제자리에 안정될 것이다. 타일을 살펴보자.

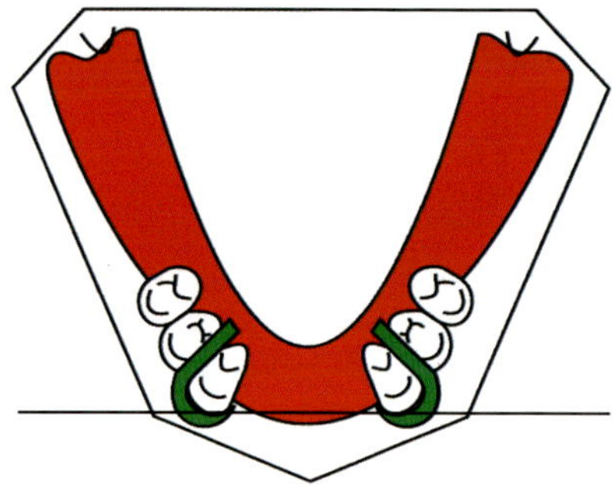

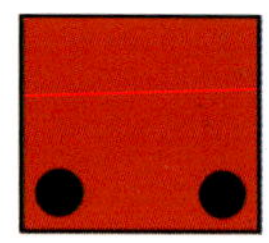

그렇다면 위의 경우는 어떠한가? 후방유리 의치상을 제자리에 고정시키는 것은 사실상 없다. 타일을 보면 못이 고정되어 있지 않은 쪽의 무게로 인해 못이 탈락하고, 타일 전체가 떨어질 위험이 있다.

디자인은 보통 단순한 것이 유리하다 – 그런 경우 잘못될 확률이 적고, 구강 위생 관리가 용이하며 제작비도 줄어든다.

결론

당신은 이제 써베잉을 통해 얻은 언더컷 부위를 사용하여 기능 중 의치 변위에 대한 저항에 대하여 어느 정도 이해하게 되었을 것이다. 그러한 언더컷은 다양한 변위력이 작용하는 경우에서 클래스프를 위치시키고 삽입로를 결정하는 데 이용될 수 있을 것이다.

기억해야 할 중요사항

- 교합면 방향으로 향하는 클래스프의 첫 번째 부분은 파지작용을 제공한다; 종말 1/3 부위는 유지를 제공한다.
- Gingivally approaching clasp는 occlusally approaching clasp에 비해 더 효율적이다.
- 클래스프의 작업점은 tip 부분에 있다(클래스프의 형태가 어떻든지 간에).
- 채워지지 않은 언더컷 부위나 ball-ended 치간공극 클래스프에서 치아 삽입에 주의해야 한다.
- 치아조직은 (환자의 동의 없이) 유도면과 레스트 시트 형성을 위해 불필요하게 삭제되어서는 안 된다.

부착, 결합 및 표면장력은 'spoon'과 'Every'의 의치처럼 구개를 덮는 상악 의치의 유지를 돕는다(뿐만 아니라 혀를 조절하는 환자의 능력과도 관련된다).

1.8 간접유지 (Indirect retention)

간접유지는 직접유지장치에서 캔틸레버 형태로 연장되는 의치상의 회전을 막는 역할을 한다. 이는 조직지지의치나 악궁의 만곡이 심한 전치부 결손 증례의 의치에서 적용된다. 지렛대 시스템은 의치상을 제자리에 고정시키는 역할을 한다.

디자인 순서

대체할 치아
지지
연결부
유지
다듬기

이제 우리는 직접유지장치만으로는 제자리에 유지되지 않는 국소의치의 유지부와 연관된 힘에 대해 알아볼 것이다.

간접유지는 양쪽 말단부에 유지부(retainer)를 갖지 않는 의치상과 관련되며 또는 지대치 사이를 연결하는 일직선 상에 인공치를 갖지 않는 의치상과 관련된다.

지대치 사이의 인공치를 가지는 것이 아니라 유치악 후방으로 연장된 무치악 부위에 관련된 것이며, 의치상과 관련된다.

후방에 다른 지대치를 가지지 않는 조직지지 의치상의 경우를 예로 들어보자. 다른 하나의 예는 악궁의 만곡이 심한 전치부 결손의 의치로 양쪽 지대치에 의해 지지되는 경우이다.

Class Ⅲ 지렛대 시스템에 대해 고찰해 보는 것은 매우 유용하다. 이것은 효과적인 간접유지를 위해 필수적이다. 지렛대에 대한 이해를 돕기 위해 몇 가지 그림을 첨부하였다.

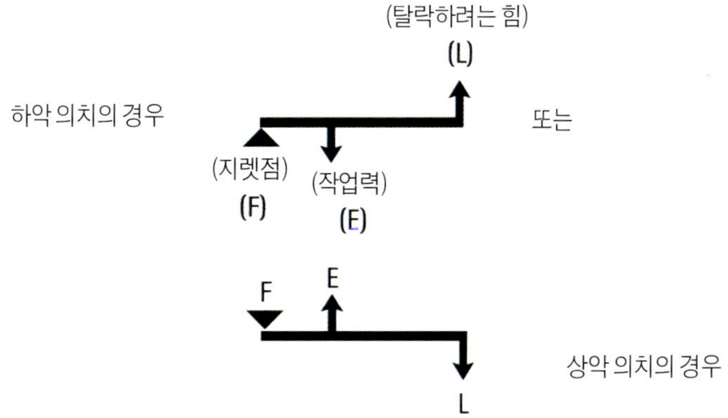

> 간접유지는 항상 Class Ⅲ 지렛대 시스템이다; 이것은 역학적인 장점을 가지지는 않는다.

책이나 쟁반이 책상의 한쪽 끝에 놓여있는 상황을 보자. 여기서는 나무판으로 가정해 보겠다.

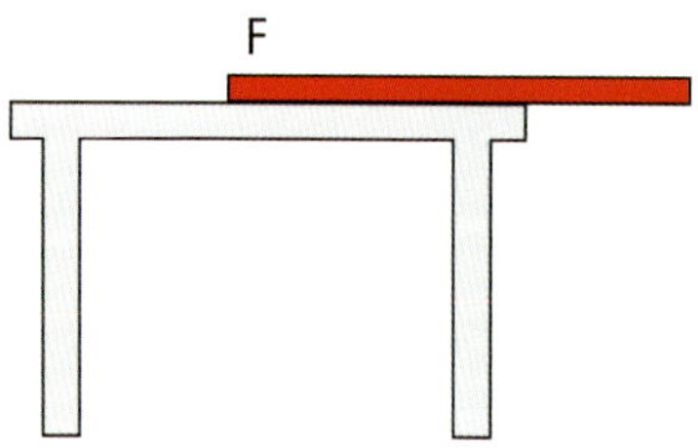

책상과 그 위의 나무판을 보라.

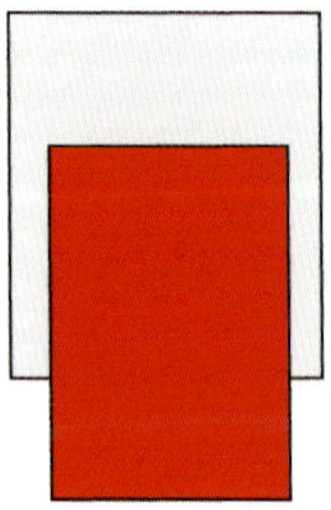

만약 당신이 나무판의 떠 있는 부분의 모서리를 들어 올리면 반대 부분은 테이블과 접촉을 유지하게 되고, 그로 인해 나무토막의 위쪽방향으로의 이동을 차단하게 된다. 그 모서리를 F로 표시하였다.

과연 나무판의 무게 외에 이 움직임을 방해하는 것이 없을까?

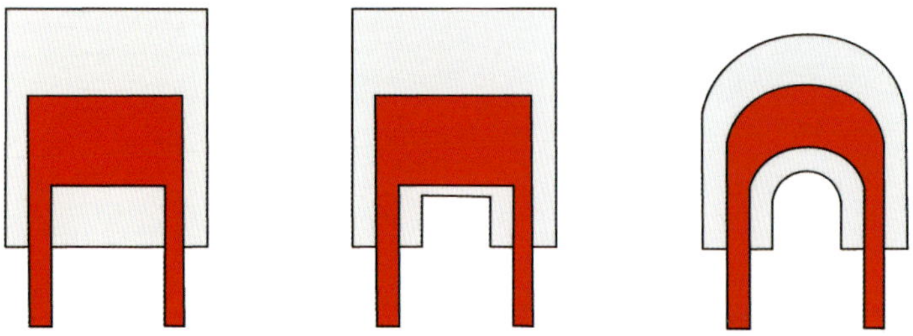

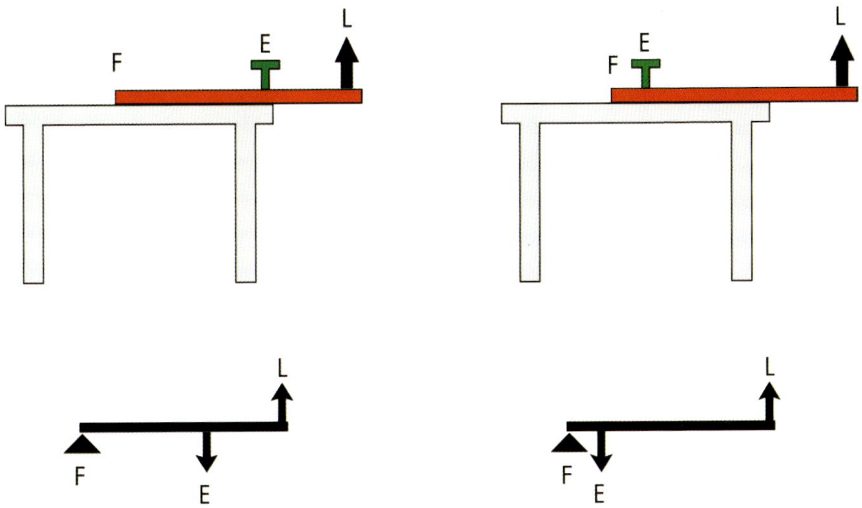

앞에 다양한 형태의 나무판과 테이블 그림이 있다. 그 형태가 어떻든 간에 받쳐져 있지 않은 부분이 들어 올려 졌을 때, 다른 쪽은 테이블 위에 놓여있어 움직임을 방해한다. 앞서 그림 중 세 번째 그림은 (후방유리의치상이 있는) 교합평면에 놓인 국소의치라고 생각할 수 있을 것이다.

가장자리에 못을 박음으로써 나무판이 들어 올려지는 것을 방지할 수 있다.

상식상 당신은 테이블 가장자리에 못을 가깝게 박을 것이며, 나무판의 왼쪽 모서리에 가깝게 박지는 않을 것이다. 그 이유는 무엇일까?

왜냐하면 나무판을 들어 올릴 때 지렛대 작용으로 못이 뽑힐 것을 예상할 수 있기 때문이다. 이 간단한 사실은 어떻게 간접유지장치를 잘 설정할지를 알려준다.

지레 그림을 참고하면 Class Ⅲ 시스템에서 E가 가까울수록 드는 힘인 L은 커지게 된다.

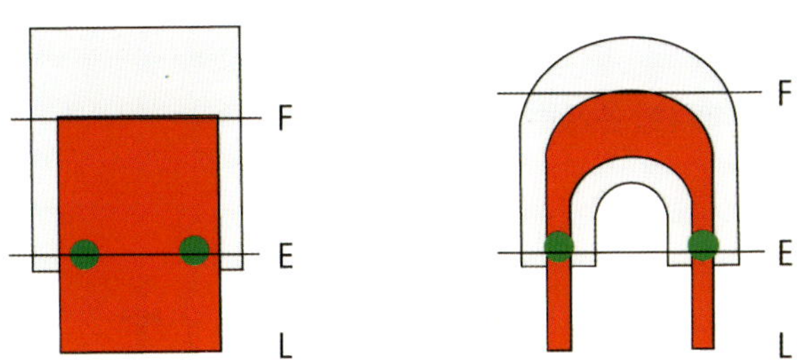

위 두 개의 그림을 보면 앞서 보았던 그림의 상황에서 못을 박은 것으로, 지레 작용은 없어지게 되고 나무판도 들어 올려지지 않게 된다. 그러므로 떠있는 부분이 직접적으로 고정되어 있지 않아도 테이블 상방이 회전축 역할을 해서 나무판이 들어 올려지는 것을 방지한다.

조금 더 상상해보면 아래 그림은 악궁에 놓인 국소의치의 아웃라인과 비슷한 모양이다. E위치에서 치아에 고정이 되면 후방유리 의치상은 들어 올려지지 않을 것이다(유지됨).

빨간색 부분을 국소의치(일부는 치아 위에 놓이고, 일부는 후방 무치악 부분 위에 놓이는)라고 생각했을 때 만약 후방부가 들어 올려지면 의치는 전치부에서 생성되는(아래 그림과 같이) F축을 중심으로 일차로 회전하게 되고, 그러고 나서 후방부가 더 들어 올려지게 되면 의치는 탈락하게 된다. 이러한 의치에서는 유지를 얻을 수 없다.

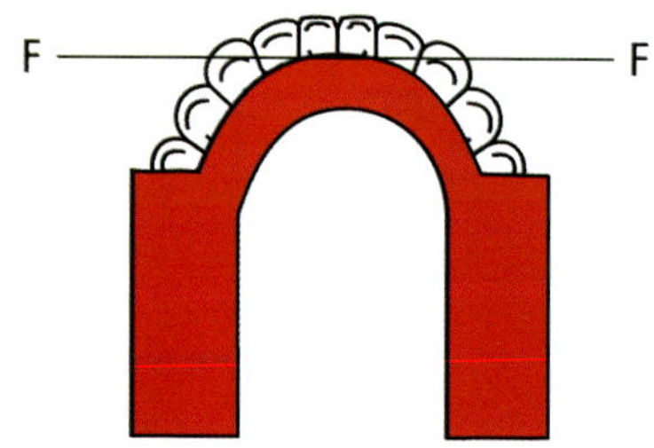

소구치부에 클래스프가 있는 경우를 생각해보자. 만약 의치 후방을 들어 올리게 되면, 클래스프가 치아를 잡고 있기 때문에 의치는 E축을 중심으로 회전하게 된다.

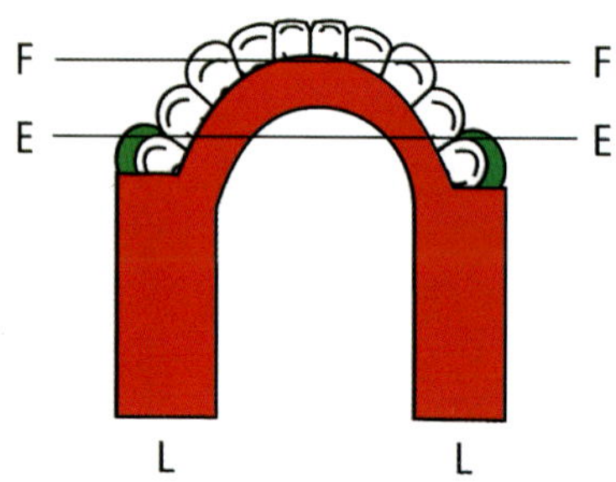

이러한 회전은 의치의 전방부가 치아(교합 평면) 위에 놓이면 (회전축[fulcrum]이 형성되면서) 탈락을 일으키지 않는다. 그래서 의치상이 제자리에 유지될 수 있다.

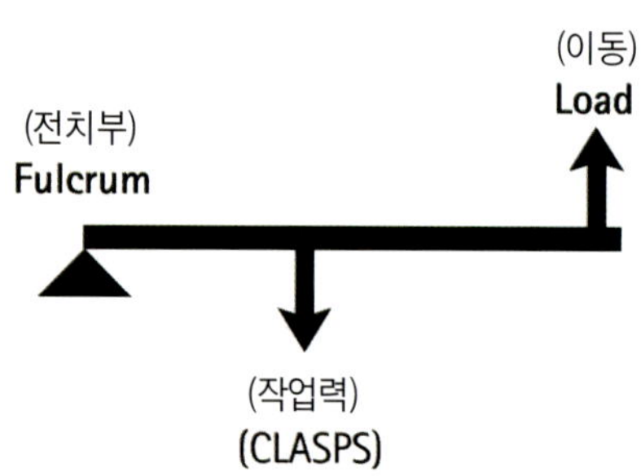

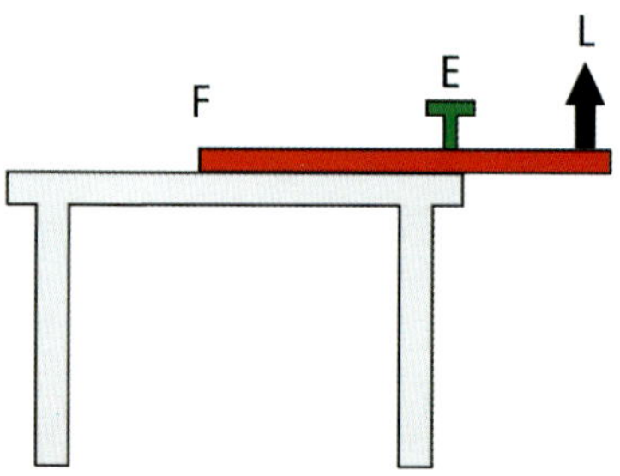

이것은 형성된 지렛대 시스템을 나타낸다. Class Ⅲ 시스템에 해당되는데, 움질일 수 없는 치아상 F-F에 회전축이 형성되기 때문이다. 유지하려는 **힘**은 E-E축에서 클래스프가 위로 올라가려는 힘에 저항하면서 형성된다.

이제 의치의 후방부는 유지되고, 의치의 후방부에 더 이상의 직접적인 고정은 없지만 지렛대 시스템에 의해 **간접적**으로 고정이 얻어진다.

이것을 테이블과 나무판 비유에 적용시켜 보고자 한다.

탈락하려는 힘인 L은 E에서 못에 의해 저항되고, F에서 회전축 작용에 의해 저항된다.

회전축이 왜 F에 있는지에 대해 명백히 해보자. 만약 탈락 힘이 충분히 크면 못은 뽑히게 될 것이다; 그러므로 못은 유지장치 역할을 하는 것이다. 맞닿아있는 테이블이 움직일 수는 없으므로 그 부분이 회전축이 되어야 한다.

의치상은 간접적으로 Class Ⅲ 지렛대 시스템을 통해 유지력을 얻는다.

중요: **턱의 운동과 관련된 Class Ⅲ 지레에 대해 이해했는가 – 힘은 전치부에 작용하고, 작용은 거상근에 회전축은 관절에 위치한다. 물론 구치부가 전치부에 비해 더 멀리 뒤에 있으므로 근육이 더 효과적으로 작용할 수 있다.**

이제 이론적인 설명은 끝났고, 국소의치의 디자인에 대해 더 자세히 살펴보자.

국소의치는 보통 치아 위에 놓이지 않는다; 치아지지는 의치상에서 비롯된 교합면 레스트를 통해서나 레스트 역할을 하는 의치상의 부분을 통해서 얻어진다. 그러므로 의치는 단지 그림에서 보이는 치아에 의해서 지지된다. 이 그림은 전혀 치아지지를 얻지 못하는 의치의 아웃라인을 나타내며 유지력도 없다.

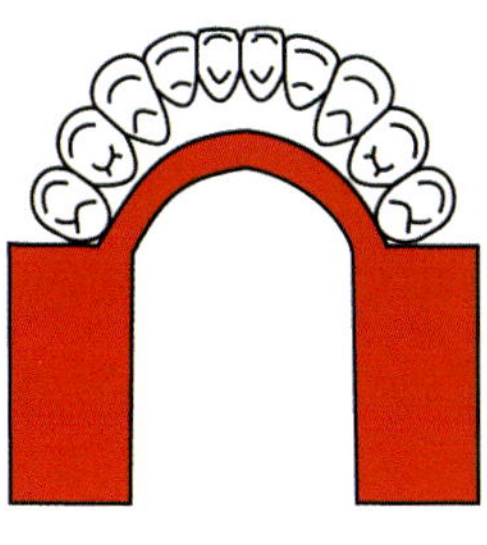

다음 그림의 **의치는 치아를 잡고 있는 클래스프의 종말 부위에서 회전이 허용될 것이다.**

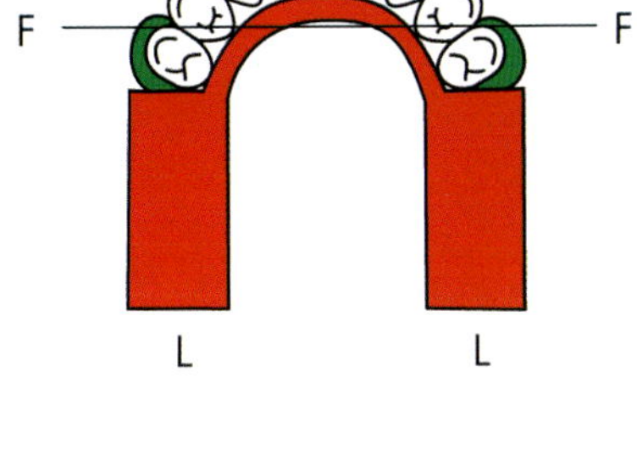

클래스프 전방 부위에서 치아 위에 놓여 있는 의치의 부분이 없기 때문에 의치의 전방부가 아래 방향으로 내려가는 것을 막을 부분이 없다. 적절한 지렛대 시스템이 없고 힘과 회전축이 있지만 작업점이 없어서 의치의 후방부가 들어 올려지는 것을 막을만한 것이 아무것도 없다.

이를 통해 우리는 **클래스프 자체만으로**는 의치를 정지 상태로 잡고 있는 것 밖에 할 수 없음을 알 수 있다.

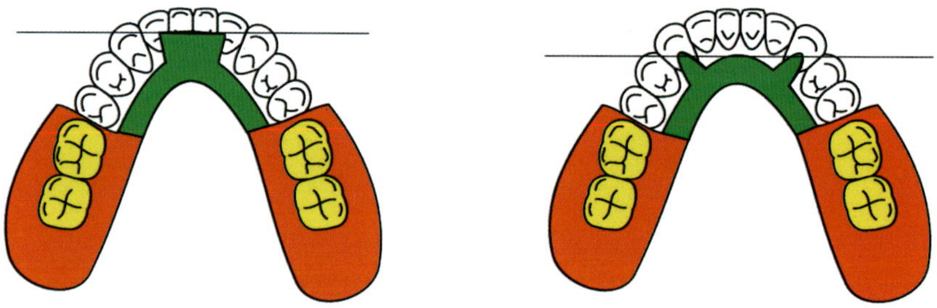

위의 두 그림을 보면 레스트 자체는 의치상을 유지하는 역할이 없음을 알 수 있고, 의치 전체는 들어 올려질 수 있다. 만약 후방부 끝만 들어 올려지면 치아에 수동적으로 놓여 있는 레스트 부위가 회전되어 올라갈 것이며, 그것을 잡아줄만한 것이나 의치를 제자리에 유지하기 위한 장치가 전혀 없다.

그래서 의치상의 간접유지는 클래스프나 레스트 그 자체의 역할로만은 이루어질 수 없다는 것을 알 수 있다.

후방연장 의치상의 간접유지는 클래스프와 레스트의 조합을 통하여 지렛대 시스템을 형성할 때에 얻어질 수 있다.

이제 클래스프와 레스트의 작용을 후방 유리 의치상을 유지하는 하나의 작업 단위로 보고 이에 대해 논의해보고자 한다.

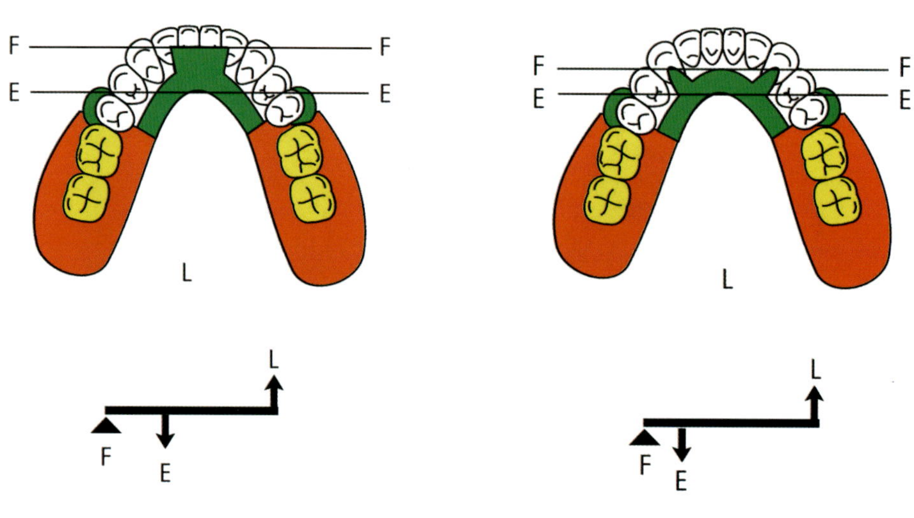

여기에 후방 유리 의치상이 유지되는 완전한 체계가 있다.

회전축과 클래스프의 관계를 관찰해 보자.

회전축으로부터의 길이의 변화가 시스템의 효율성을 결정함을 알 수 있다. 그리고 그 길이는 간접유지의 정도에도 영향을 미치게 된다.

F-F를 잇는 선이 회전축이 된다. 그러므로 FE가 유지 역할을 하는 지렛대의 길이가 길어져 FL에 대항하는 역할을 하게 되고, 움직임을 막아준다(유지작용). 레스트와 클래스프 말단과의 거리가 멀수록 유지역할을 하는 지렛대의 길이가 길어져 유리하게 된다.

이것은 F와 E 간의 거리가 더 멀게 설정되어 있는 위 그림의 경우가 유리하다는 의미이다.

클래스프에 의한 유지력은 치아의 발거에 필요한 힘에 의해 제한되기 때문에 위에 도해된 경우가 더 유리하다.

이 디자인은 어떨까?

지렛대의 길이를 보라.

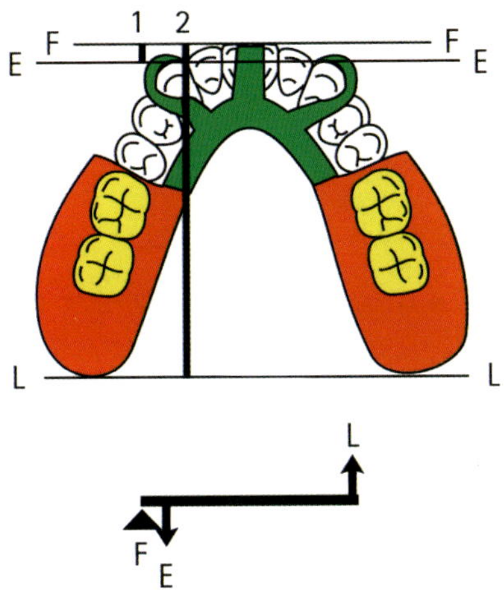

유지 지렛대가 1번인 경우, 길이가 너무 짧아 2번에 비해 탈락력에 잘 저항하지 못한다. 클래스프를 매우 강하게 만들 수 있다면 가능한 일이지만 의치상이 약간만 움직여도 치아에 매우 큰 탈락력을 줄 수 있어 한계가 있다.

유지 지렛대는 가능한 한 길어야 좋다.

다음 디자인을 보자.

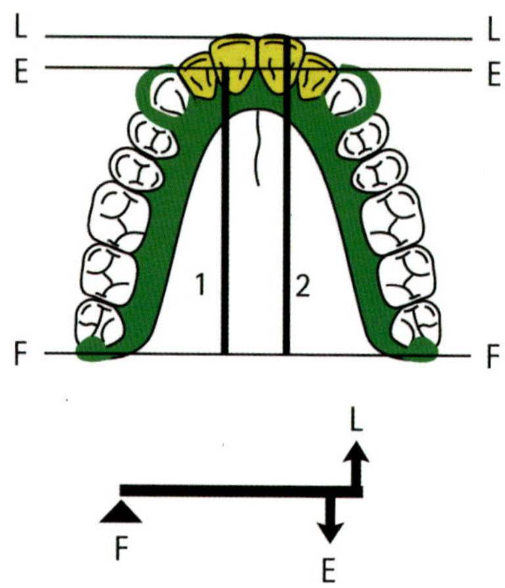

이 그림은 상악 전치부의 결손을 가진 경우다. 역학적으로는 매우 좋다고 할 수 있다. 회전축이 어디인지 살펴보자.

회전축은 후방 레스트를 연결한 F-F 선이다. 결손 전치부에 의치를 탈착 중에 움직임이 생길 때 L-F를 잇는 선에 의해 탈락력이 생기고 E-F선은 저항한다. 길이는 거의 비슷하다.

***중요:* 우리는 여기서 오직 이론적인 고찰만을 한다. 심미나 조직의 덮는 양 등의 고려는 제외되었다. 나중에 이 디자인을 변경해야 하는 여러 가지 요인에 대하여 또 살펴볼 것이다.**

지난 번 그림으로 다시 돌아가자. 예를 들어, 심미적인 이유로 클래스프의 말단이 더욱 후방으로 위치해 있을 수도 있다. 그러나 유지는 자연스럽게 떨어지게 된다.

지렛대 시스템을 안다면 간접유지는 매우 쉬운 것이다. 당신은 다른 디자인을 수월하게 생각해 낼 수 있어야 한다.

자, 이제 정의를 내려보자: **간접유지장치**는 **직접유지장치**의 말단을 연결한 선 맞은 편에 위치한 일종의 **지지** 성분이다.

이것만은 알아두자!

의치상의 간접유지장치는 직접유지장치의 말단을 연결한 선의 반대편에 위치하는 지지성분이다.

***중요:* 클래스프의 말단을 연결한 선을 회전축이라고 잘못 정의하는 경우가 많으니 조심하여야 한다. 이것은 옳지 않다. 클래스프는 제 위치에서 벗어나기도 한다. 유지의 효율성의 문제에 있어서 특히 이것은 틀린 것이다. 이런 가정은 Class I 지렛대 시스템에서 통용될 수 있다.**

의치의 디자인이 항상 대칭적인 것은 아니다. 아래의 디자인을 보자:

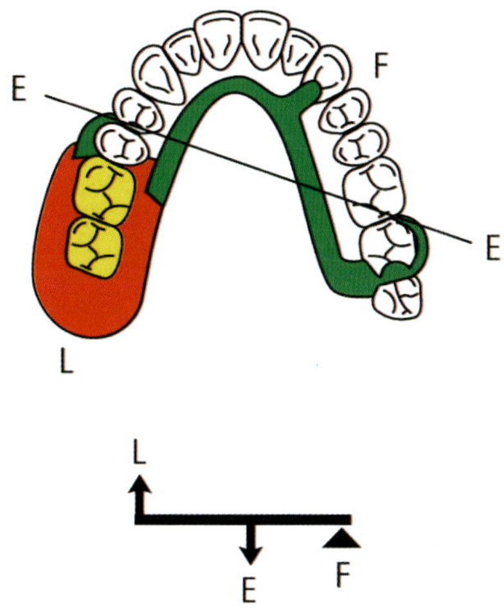

지렛대가 잘 잡아주고 있어 의치상 부위에 들릴 수가 없다. 그렇지 않은가?

아니다. 탈락력은 LF에 의해 작용되며, EF에 의해 저항을 받게 된다(E는 F와 물론 떨어져 있다는 가정하에서다).

조직지지 의치로 캔틸레버 힘을 받는 의치는 모든 구조물을 정확하게 디자인할 수 있어야 한다.

한 가지가 더 있다. 의치상은 그 자체가 간접유지 역할을 할 수 있다.

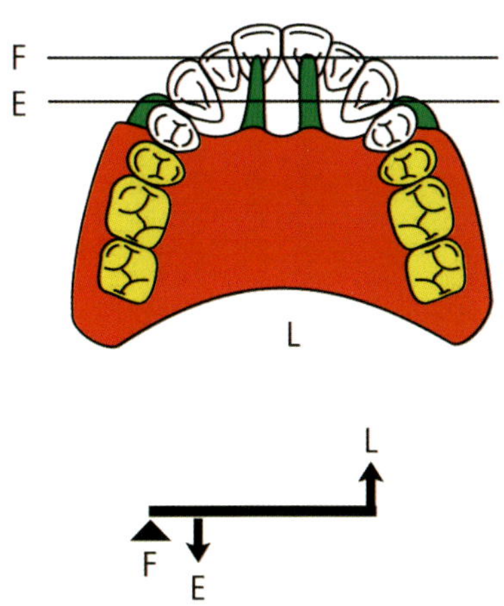

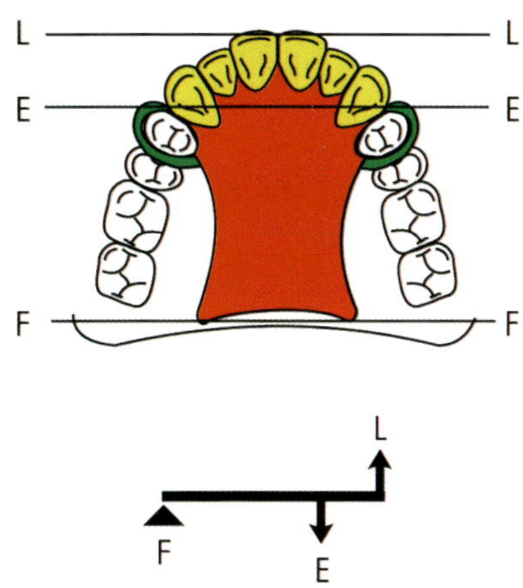

두 가지 증례 모두 의치상은 클래스프의 말단을 이은 선보다 후방으로 연장되어 있다. 위 그림에 나오는 'cummer arms' 은 상악 중절치의 싱글럼 부위에 레스트를 두는 것이다. 이것은 간접유지장치의 역할을 하여 의치가 탈락하는 것을 막아준다. 이 증례에서 매우 효율적이지는 않지만 유용하게 사용된다. 도해를 관찰해 보면 이 디자인은 cummer arms 주위로 음식물이 잘 낄 수 있는 구조로 만들어져 있다. 전치부위로 의치상을 연장하는 것도 간접유지의 역할을 할 수 있지만 또 다른 단점을 가지고 있다.

마지막 디자인은 클래스프를 연결한 선을 넘어서 연장된 의치상을 보여주며, 기능 시에 의치가 탈락하지 않도록 도와주는 역할을 한다.

고려할 문제가 더 있다.

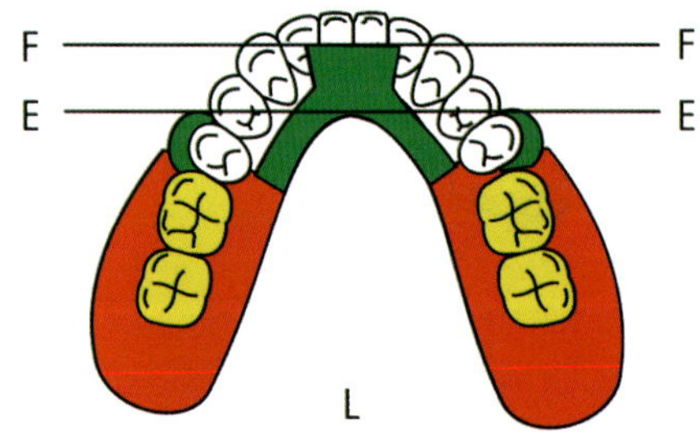

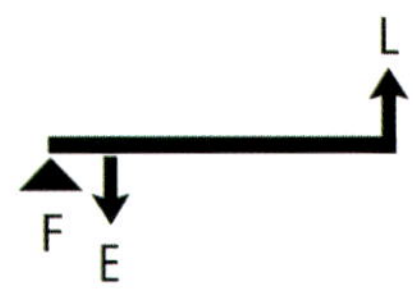

본 적이 있는 디자인일 것이다. 그러나 다시 보았을 때 어떻게 간접유지를 담당할 것인지를 알 수 있겠는가? 힘이 **어디**에 적용될지를 생각해 보자.

정답:

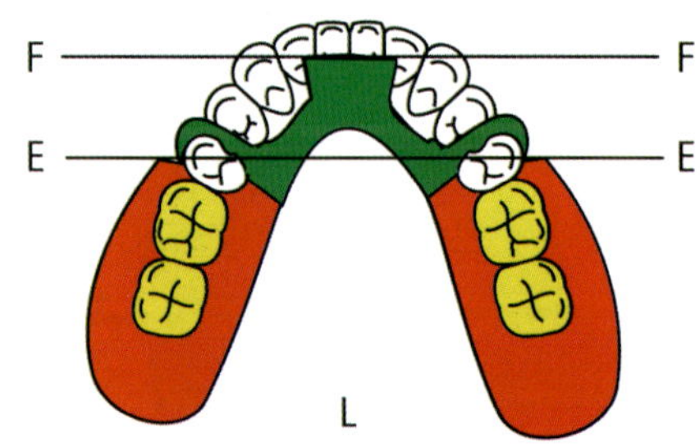

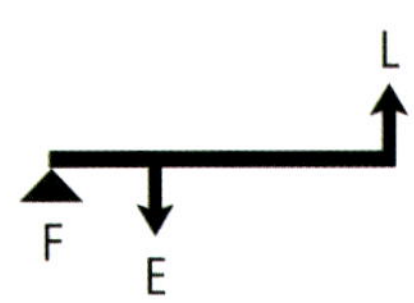

클래스프의 방향을 바꾸어주는 것에 의해서 레스트와 클래스프 지렛대의 거리는 길어지게 된다. 클래스프가 길어질 수록 회전축에서 멀어지는 양상이 된다.

여기에 조직지지 의치가 있다.

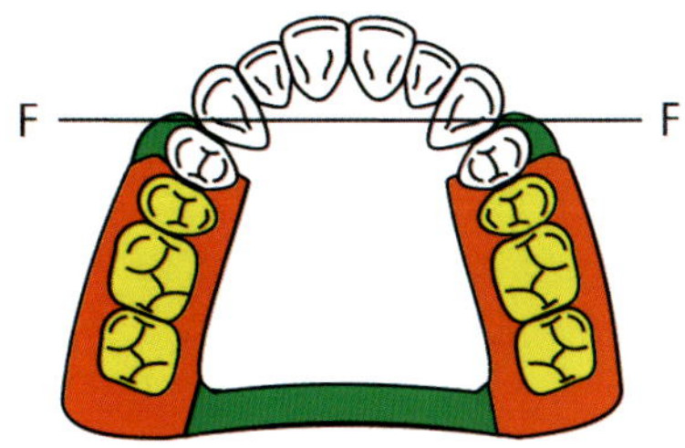

조직은 최소한으로 덮여있다. 그리고 치아가 있는 치은경계는 노출되어 있다. 후방구개 bar는 혀의 움직임을 막아주고 구개를 덮어준다. 그리고 의치상에 의해 보상작용이 일어나게 한다.

제대로 간접유지장치의 디자인이 되지 않을 경우 의치는 직접유지장치를 기준으로 회전하게 되고, 쓸모없는 의치가 될 수밖에 없다. **디자인을 잘 합시다!!**

> 간접유지장치가 Class Ⅱ 지렛대이거나 심지어 Class Ⅰ 지렛대라고 오해하지 말자. 클래스프가 회전축이라는 전제하에 가능한 일이다. 이것은 회전축이 움직이지 않는 치아에 있는 경우가 아니다. 작업력(effort)은 움직이는 클래스프의 말단에 위치한다.
> 원리와 적용은 이해하고 나면 간단한 것이다.

결론

간접유지는 종종 어려운 개념이라고 생각하게 된다. 이 단원에서 우리는 이것을 설명하려고 했다. 왜냐하면 이것은 많은 의치, 특히 class I, Ⅱ의 후방연장의치에서 필수적인 개념이기 때문이다.

> **기억해야 할 중요사항**
> 다음의 것들을 이해할 수 있다고 확신하자!!
> - 끈적한 음식 등에 의한 **탈락력**은 후방연장의치에서 입을 열 때 발생한다.
> - 경우에 따라서 보철물은 회전하면서 탈락하려는 힘을 받는데, 이것은 회전축을 기준으로 가장 멀리 떨어진 의치상의 지지구조에 의한 것이다. 아마도 의치상에서 가장 멀리 떨어진 싱글럼 레스트에 의한 것일 가능성이 많다.
> - **작업력**이 의치의 움직임에 대항하는 것은 클래스프를 회전축에서 멀리 위치시키는 것을 통하여 얻어진다.

1.9 간접 또는 캔틸레버 지지 (Indirect or cantilevered support)

간접지지는 지대치가 되는 치아의 후방에 위치한 무치악부에 놓이는 후방 유리 의치상에 대한 지지를 의미한다. Class Ⅰ 지렛대의 원리로서 매우 효과적일 수도 있고, 그렇지 않을 수도 있는데 이는 힘점, 작업점 및 회전축에 의해 결정되는 것이다.

이러한 용어들이 익숙하게 느껴지지 않을 수 있지만, 나열된 것들은 모두 국소의치의 설계에 매우 중요한 역할을 담당한다.

우리는 **간접지지**라는 용어를 단지 간접유지에 반대되는 말로 곧잘 사용하곤 한다. 전자의 경우 의치지지조직을 향한 후방 유리 의치상의 움직임에 대한 저항이고(지지를 부여), 후자는 조직으로부터 멀어지는 움직임에 대한 저항이다(유지를 부여).

이 단원을 시작하기 전에 지렛대 원리에 대하여 정확하게 이해하는 것이 학습에 도움이 될 것이다.

간접지지가 어떤 환자에서는 의치의 안정에 주요한 역할을 하는 반면, 치아에 치명적인 손상을 줄 수도 있기 때문에 이 시스템에 대하여 자세히 살펴볼 것이다. 간접유지에 비해 간접지지는 소홀히 생각되기 쉽지만 Class Ⅰ 지렛대 시스템에는 이 모든 것이 연관되어 있다.

Class Ⅰ 지렛대 시스템

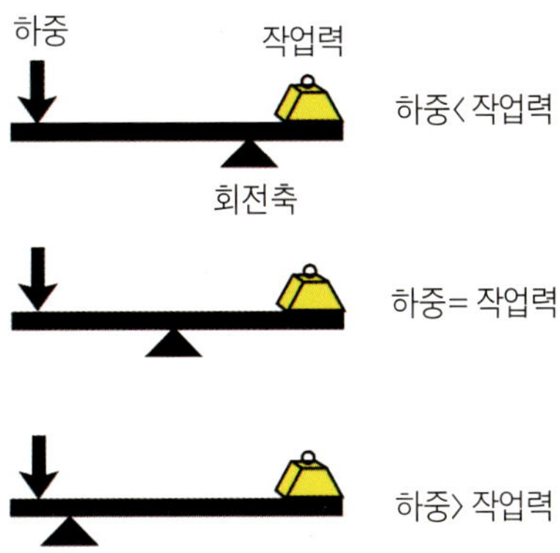

간접유지의 원리는 간단하다. 단순 지렛대 시스템으로서 치아가 서 있는 주위 조직을 통하여 지지를 얻는 것이다. 마치 수영장 벽에 붙어있는 점프를 하기 위한 도약판과 유사하다. 수영장의 측벽은 지지를 제공하는 단단하게 서있는 치아와도 같다. 그리고 수영장의 물은 치아주위의 연조직과 유사하다 할 수 있다.

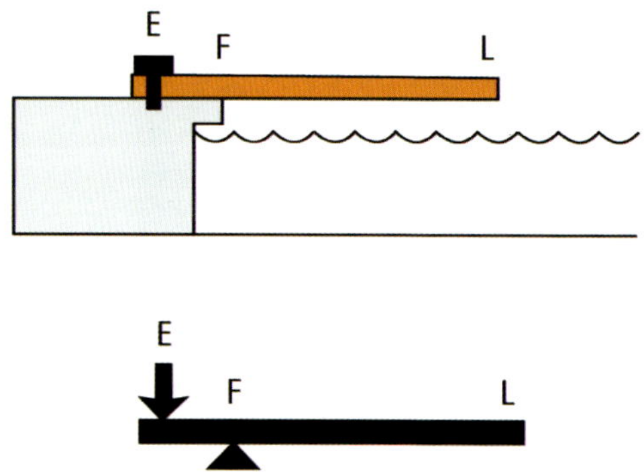

작업점(고정되어 있는 부위)은 반대쪽에서 점프하는 다이빙 선수의 무게를 잘 견뎌낼 수 있어야 한다. 그런 관점에서 보면 첫 번째 그림은 **역학적으로 매우 불리하다**고 할 수 있다.

후방 유리 의치상은 보통 조직 지지를 받는데, 전방에 위치한 레스트를 통해 일부 힘이 치아로 전달되기도 한다. 여러 가지 종류가 있는데 나중에 언급하도록 하고 처음에는 쉬운 증례부터 시작하도록 하겠다.

우선 안정이 중요시 되는 상악 4전치를 수복하는 증례를 보자. 만약 치아의 지지가 있다면 이 치조제는 매우 안정적일 것이다. 힘의 전달은 주로 견치가 담당하게 된다. 의치는 움직임 없이 매우 안정적일 것이다. 반면 조직으로만 지지되는 의치의 경우는 유동성 있는 조직위에 놓이게 되므로 움직임이 있게 된다. 환자에게도 불안정한 느낌을 갖게 할 것이다.

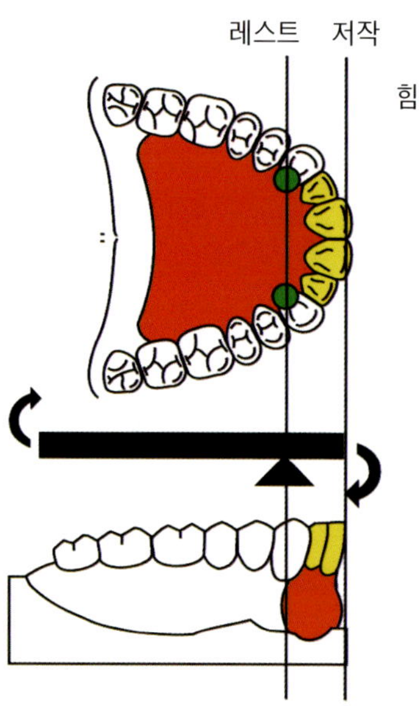

치아지지의 방식에 대한 큰 문제가 있는데 그것은 전치부 아치 형태에 관한 것이다. 전치 절단면은 견치의 설측 cingulum을 잇는 직선보다 보통 순측에 위치한다. 그리고 의치상은 연조직을 압축하며 놓이게 된다. 그래서 환자가 전치부로 저작을 하는 순간 전치부 의치상이 아크를 그리며 회전하게 되어 아래 연조직을 압박하게 된다. 이 의치는 매우 만족스럽지 못하며 디자인의 개선을 통해 이 문제를 해결해야 한다.

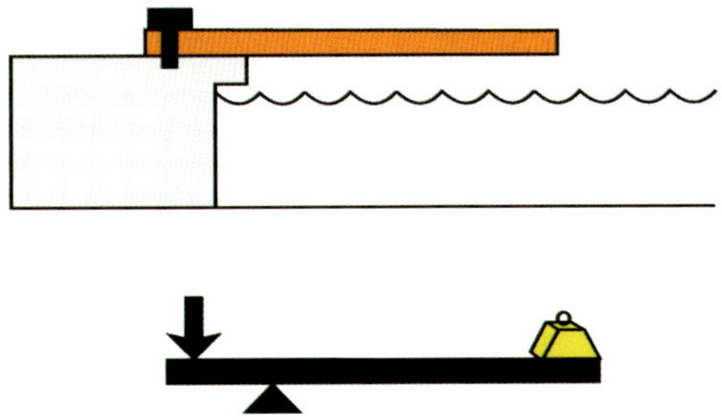

다시 수영장의 도약대로 돌아가 보자. 도약대의 맨 끝에 서있는 순간은 매우 행복할 것이다. 그러나 상상해 보자. 도약대 끝부분의 나사가 다이버의 무게를 견딜 만큼 튼튼하지 않다면 어떨까?

이 문제는 상악 전치부를 소실한 환자에서 치아지지의 의치와도 연관이 된다. 의치는 전치부 치아 끝을 누르지 않는 경우에만 안정되어 있다. 이때에 의치상은 음식물을 저작하는 등에 대하여 움직이지 않을 정도로 충분히 안정되어 있다. 곧, 의치(도약대)를 안정된 상태로 움직이지 않게 하는 방법은 레스트(수영장의 측벽) 부위에서의 회전을 확실하게 막는 것이다.

가장 무거운 사람이 도약대의 끝부위에서 위, 아래로 뛸 수 있을 만큼 충분히 단단한 나사가 필수적으로 요구된다.

의치의 경우에서도 의치상이 레스트 부위에서 회전되어서는 안 된다. 그래서 전치부의 의치상이 연조직을 향해서 가라앉는 것이 방지되어야 한다. 아래의 그림을 참고해 보자. 만약에 의치의 뒷부분이 클래스프에 의해서 단단하게 고정된다면 레스트 상에서는 회전이 일어날 수 없다. 도약대와 비교해 보았을 때 회전축 부위에서의 움직임은 훨씬 덜 할 것이다. 이러한 Class I 시스템은 **기계적인 이점**이 있을 것이다.

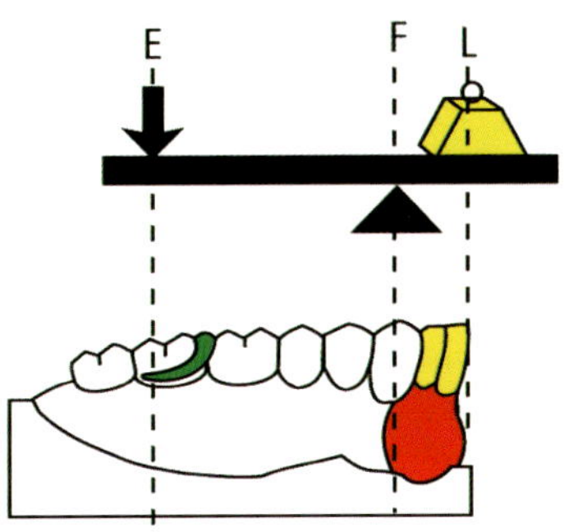

여기서 적용되는 Class I 지렛대 시스템의 개념은 전치부에 가해지는 교합력이 클래스프가 갖는 유지력과 균형을 이루는 것을 의미한다. 클래스프가 의치상이 조직을 향해 하부로 움직이는 것을 막아줌으로써 조직에 어떠한 힘도 가해지지 **않도록** 도와준다.

그러므로 의치의 전방부가 연조직을 향해서 쉽게 움직이지 못함에 따라(클래스프가 움직이지 않는 한) 기능 시에 의치의 안정성이 높아질 것이다.

Class I 지렛대 시스템에서 분명한 것은 회전축으로부터 작업점까지의 거리가 멀수록 더 효과적이라는 사실이다(긴 나사 드라이버를 사용하면 함석 뚜껑을 더 쉽게 들어 올릴 수 있는 것과 같은 이치이다). 그와 유사하게 힘과 회전축간의 거리가 가까울수록 움직이는 데 더욱 큰 힘이 필요할 것이다(앞의 비유와 같은 이유다).

이런 해석은 모든 경우에 적용시킬 수 있다. 다른 관점에서 국소의치를 적용시킨다면 클래스프(작업점)에서 레스트(회전축)까지의 거리가 클수록 ***교합력과 균형을 이루기 위해 요구되는 힘의 크기는 적어진다.***

마찬가지로 전치부(힘점)와 레스트(회전축) 간의 거리가 가까워지면 더 큰 힘에도 의치의 변위가 적어진다.

다시 말하지만 클래스프와 레스트의 거리는 멀수록 좋고(작업점과 회전축의 거리), 레스트와 전치부는 가까울수록 좋다는 이야기가 되는 것이다(힘점과 회전축간의 거리).

이것을 완전히 이해하는 것은 필수적이다.

또 한 가지 예를 들어보자. 같은 증례에 대한 세 가지 의치 디자인이 있다.

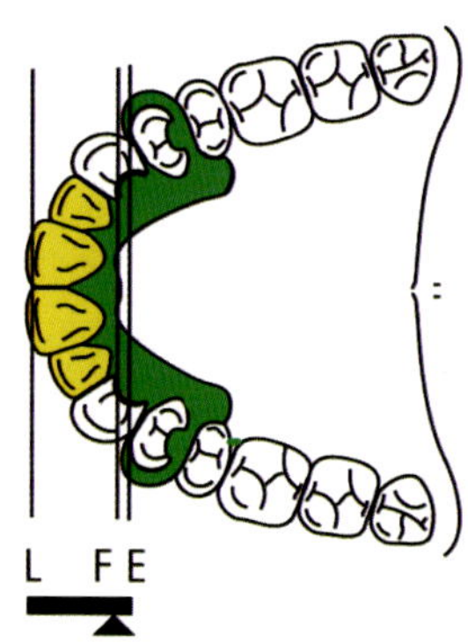

첫 번째 디자인은 굉장히 깔끔하다. 그러나 지렛대의 원리에 비추어볼 때 가벼운 힘에도 클래스프가 치아에서 쉽게 빠질 가능성이 높다. 결국 그렇게 좋은 디자인은 아닌 것이다.

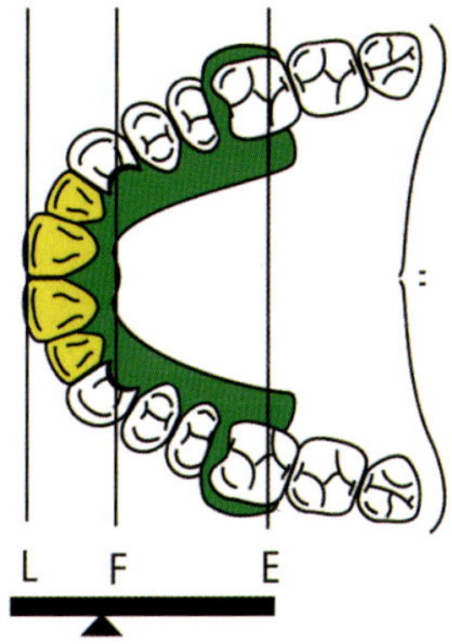

조금 다른 디자인이다. 힘이 가해질 때 클래스프의 유지력은 큰 이점을 가진다. 아주 안정적인 훌륭한 디자인이다.

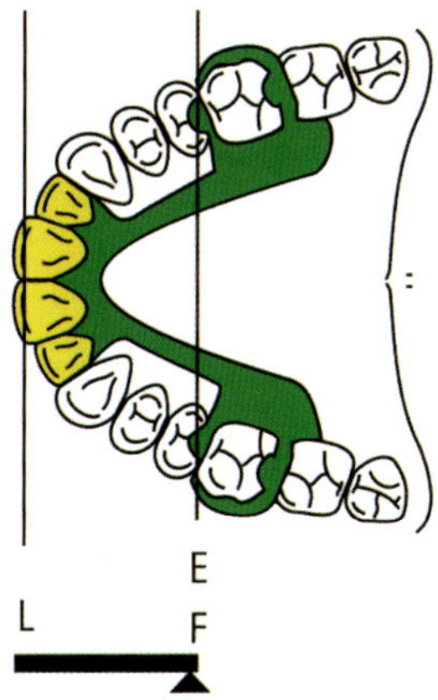

이 디자인에서 의치상은 우리가 선호하는 치아지지가 아닌, 사실상 조직지지를 받는다. 힘이 가해질 때 의치의 소구치 레스트 부위는 클래스프와 함께 회전하며 클래스프는 거의 기능을 못하게 된다. 캔틸레버 형태의 지지와 유지를 혼동하지 말자.

몇 가지 경우들

상악 전치부 의치상은 많은 고려할 점들이 있다. 기능중의 변위를 막아주지 못하면 잘못 디자인된 치아지지 의치는 조직에 많은 손상을 줄 수 있다. 게다가 의치에 움직임이 있으면 환자는 그것을 인지하게 된다. 당신이 원하는 것은 보철물이 환자에게 자기 자신의 일부인 것처럼 여겨지는 것이다. 의치에 움직임이 있으면 환자는 계속 신경을 쓰게 되고 타인도 의치를 착용하고 있음을 더 잘 알 수 있게 된다.

이미 강조했듯이 지지와 유지를 혼동해서는 안 된다. 기억해야 할 것은 디자인의 모든 단계가 서로 연관되어 있다는 것이고, 레스트와 클래스프를 형성하는 모든 단계에서 지렛대 시스템의 효과를 계속 인지하고 있어야 한다.

예를 들면, 전치부 무치악 증례에서 치아지지가 아닌 의치 디자인에 대해 다시 살펴보자.

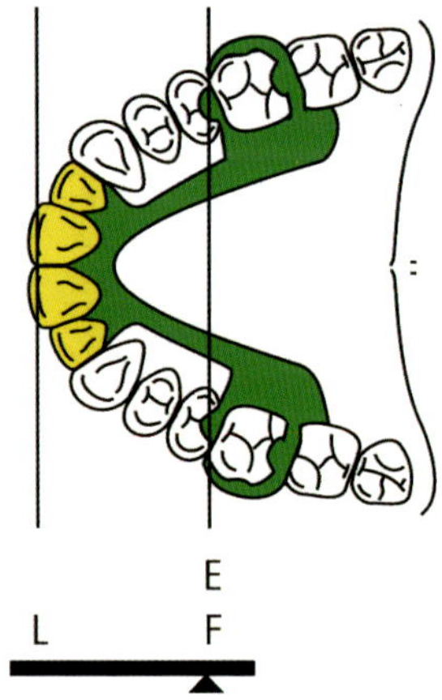

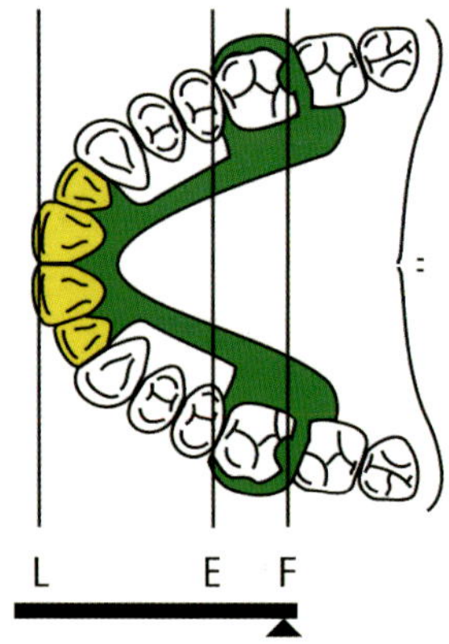

견치가 매우 나쁜 상태라고 가정한다면 우리는 조직지지 의치를 만들어야겠다는 결정을 하게 될 것이다. 소구치에 있는 레스트를 제거하는 것은 레스트 부위에서 움직임은 더 이상 없지만 교합면 치간공극을 지나는 클래스프에서 작은 동요가 생길 것임을 확신할 수 있다. 이것은 의치상으로부터 멀리 떨어져 일어나기 때문에 인지하기가 쉽지는 않다. 의치는 사실상 조직지지 형태가 되고, 조직지지 의치와 유사한 안정성을 가지게 된다.

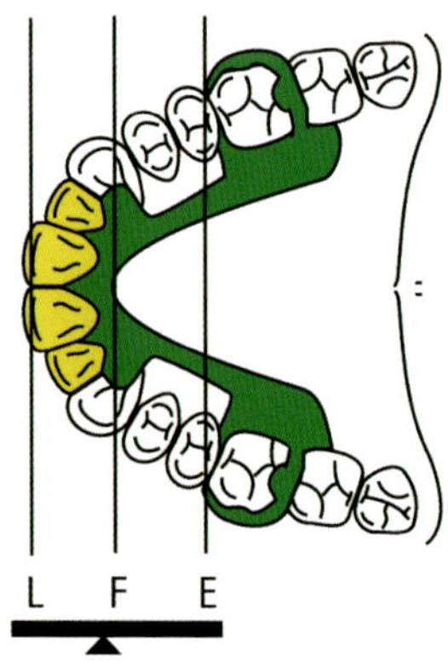

반면 건전한 견치가 있는 경우에는 레스트를 소구치 부위에서 견치 부위로 옮길 수 있고, 좋은 치아지지 형태의 디자인을 형성할 수 있다(우리가 이전에 고려했던 안정적인 디자인과 거의 유사한 것이다). 구치에 걸리는 클래스프의 말단이 더욱 더 원심에 위치할 때 이전 디자인에서처럼 지렛대 시스템은 더욱 더 향상 될 것이다.

분명한 것은 국소의치 디자인에서 간단한 지렛대 시스템의 적용은 필수적이라는 것이다.

이제 당신은 치아지지 형태의 전치부 무치악 국소의치에서 캔틸레버 지지가 얼마나 중요한지에 대해 알게 될 것이다.

바람직하지 않은 디자인에 대한 고찰

이제껏 논의했던 지렛대 시스템이 무분별하게 적용될 경우 심각한 위해를 초래할 수 있다.

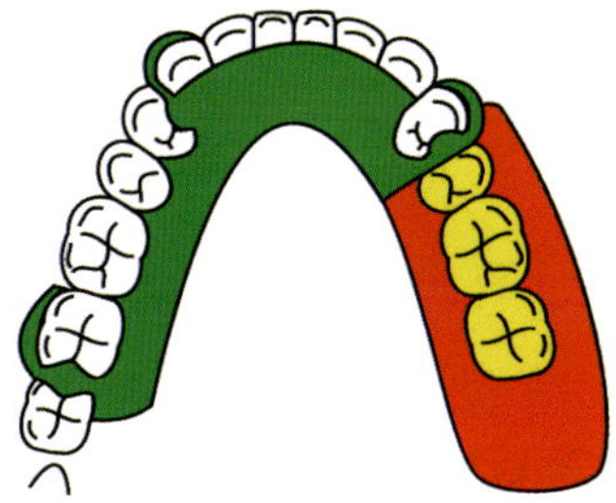

이 디자인을 보자. 합리적으로 보이는가? (무언가 오류를 발견할 수도 있고, 특별한 문제점을 지적하지 못할 수도 있다) 자세히 살펴보자. 무엇을 발견할 수 있는가?

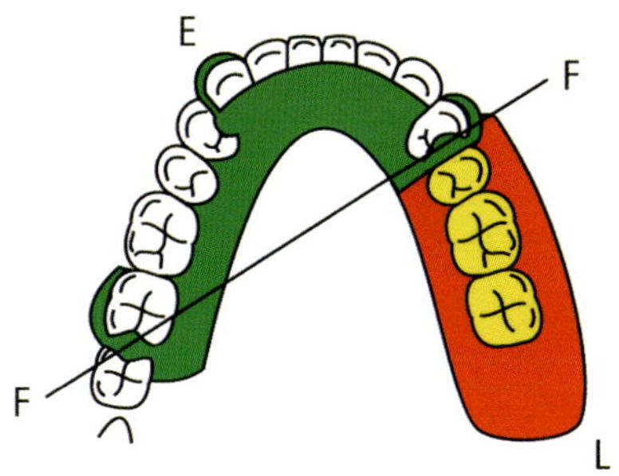

이것은 평범한 디자인이다. 회전축이 가장 원심 레스트에 있다는 것 뿐 아니라, 후방 유리 의치상 부위에 가해지는 저작력이 하부 조직에 압력을 준다는 것에 의심할 여지가 없다.

의치상이 가라앉을 때, 의치는 회전축을 중심으로 회전할 것이고, 전치부에 있는 클래스프는 상방으로 움직일 것이다. 이 의치는 흔들리게 될 것이다. 법랑질 부위에서 일어나는 클래스프의 계속적인 움직임에 의해 견치에 가해질 손상을 예상할 수 있다. 또한 클래스프를 최대한 강하게 만들어 **움직이지 않게** 시도할 것이고, 이것은 치아를 탈락시키는 힘으로 작용하여 치아가 흔들리게 되는 결과를 초래할 것이다.

어떻게 해야 할까? 약간의 수정된 형태를 생각해 보자.

이 디자인은 어떤가?

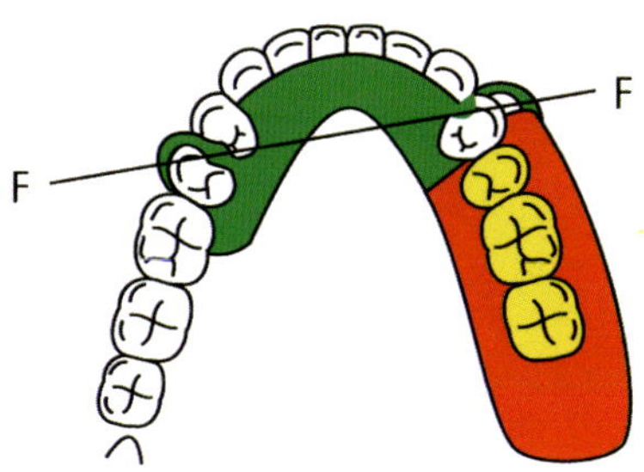

- 레스트를 전방으로 위치시킴으로써 의치의 흔들림이 크게 감소하게 된다.
- 전치부에 클래스프를 없앰으로써 그 부위 치아의 마모를 막게 된다. 그 클래스프의 장점은 도대체 무엇이었나? (의치는 그 자체로 간접적으로 유지된다)
- 우측 소구치의 클래스프가 닿지는 않지만 좌측 구치의 근심방향 클래스프가 좌측 소구치의 원심방향 클래스프로 대치되었기 때문에 **간접유지**는 감소되었다(그래서 작업점은 더 전방으로 이동하였다). 간접유지장치(설측판)는 영향을 받지 않는다.

결과적으로 치아 손상도 없을 뿐 아니라 유동도 거의 없는 더 안정적인 의치가 된다.

결국 국소의치를 디자인 할 때 만약 직접적으로 지지받거나 유지될 수 없는 의치상이 있으면 당신이 설정한 모든 레스트와 클래스프의 전체 의치에 대한 작용을 생각해 보아야 한다.

모든 경우에 있어서 정확하게 맞아 떨어지는 디자인의 정답이란 없다. 그러나 당신이 디자인의 기본역학에 대해서 이해하고 있다면 잘못된 디자인을 만들어내진 않을 것이다. 3명의 다른 치과의사가 같은 경우에서 3가지의 다른 디자인을 만들어 내는 것은 이상한 일이 아니다. 의치는 모든 경우에 만족스럽게 디자인 될 것이며, 각각이 모두 장단점을 가지게 될 것이다. 가령, 유지가 좀 부족하면 더 나은 심미적 결과가 있고, 치은연을 더 많이 덮는 디자인이라면 더 나은 간접유지나 지지를 얻게 될 것이다.

결론

간접지지의 문제를 이해하는 열쇠는 이 단원의 초반부에 언급되었던 도약판 비유이다. 도약판의 끝부위에 작용하는 **힘**은(후방유리 의치상이나 긴 전치부 무치악부) 하방의 조직에 의해서만 지지될 것이다. 회전축으로 작용하는 지대치의 레스트 부위에서 의치가 흔들릴 위험은 물론 가지고 있다. 이런 유동에 대한 저항은 가능한 한 회전축으로부터 멀리 떨어진 위치에 클래스프를 설정함으로써 얻을 수 있다. 그러나 지대치가 건강하고 크지 않다면 불리한 점을 가지게 된다. 게다가 의치의 움직임이 있다면 클래스프가 치아를 마모시킬 가능성을 항상 배제할 수는 없다.

기억해야 할 중요사항

지지에 있어서 단 하나의 정답이란 없으나 다음의 것들이 도움을 줄 수 있다.

- 의치상부의 디자인을 다음과 같이 하여 **힘**을 줄일 수 있다(교합면을 작게 만들고, 후방 의치상의 최후방 치아는 생략하고; 캔틸레버 효과를 줄이기 위해 전치부 치아배열 위치를 조정할 수 있다).
- 간접지지는 건전하고, 건강한 치아에 클래스프를 위치시키는 것을 통해 얻을 수 있다.

1.10 의치 디자인의 완성 (Refining the design)

의치 디자인이 완성되면 이전 단계를 재검토할 필요가 있다. 모든 단계를 가장 잘 마쳤겠지만, 최종 의치가 심미적으로 직접 유지와 간접 지지의 요소가 작용하는 데에, 그리고 혀와 다른 조직들이 방해 받지 않고 원활하게 기능하는 데에 있어서 정말로 만족스러운가? 완성된 디자인을 재검토 하고 필요한 조정을 시행해야 한다.

디자인 순서
대체할 치아
지지
연결부
유지
다듬기

일단 의치 디자인이 정해지면 단계적으로 되돌아보고 전반적인 부분을 살펴볼 필요가 있다.

디자인이 완성되기 전에 고려해야 할 몇 가지 사항이 있다. 그러한 사항들을 고려하다 보면 최종 디자인을 수정해야 할 경우도 있다.

치아 지지 보철물

- 필요한 모든 치아가 발치되었나?
- 의치에 가해지는 힘이 잔존치아에 고르게 분배될 것인가?
- 연결부가 방해 작용 없이 최소한의 넓이의 영역에 고정되어 있으며, 자정작용이 가능한 영역내에서 치은연을 가로지르고 있는가?
- 의치가 삼켜지지 않을 만큼 충분히 큰가?
- 유지가 충분하고 유지부가 잘 놓이는가?

기억해야 할 것:

- Palatal bar와 같은 얇고 넓은 연결부는 좁고 두꺼운 연결부에 비해 적합성이 좋다. 클래스프 암과 교합면 레스트도 마찬가지이다.

- 클래스프는 잘 보이는 곳에 위치할 경우 환자가 싫어할 수 있다. 특히 전치부 클래스프는 특히 눈에 잘 띈다.
- 순측 의치상연은 치간유두를 대체해야 하며, 인접 조직들과 조화를 이루기 위해 인접치의 반 이상까지 연장되어야 한다(삽입로와 잘 맞게 설정되어야 한다).
- 레스트나 클래스프 연결부로 인한 교합 방해가 없어야 한다.

조직 지지 장치

- 위의 사항들도 고려하되 가능한 한 가장 넓게 점막을 덮고, 교합면은 최소로 하여 조직에 무리한 힘이 가해지지 않도록 한다.
- 특히 의치상과 인접한 치아의 치은연 부위가 의치가 기능하면서 하방운동할 때 손상되지 않는가?
- 클래스프 부위가 치은연과 가깝지 않은지 확인한다. 가까우면 기능운동 시 의치에 의해 치은에 손상이 가해질 수 있다.
- 의치가 조직을 향해 가라앉는 것이 잔존치와 치은에 손상을 가하고, 골 재형성에 영향을 주지는 않을지 고려한다.

- 의치상의 일부분이 써베이 라인 상방에 놓여있으면 의치에 힘이 가해질 때 측방력이 치아에 가해지게 되므로 그렇지 않은지 확인한다.
- 간접유지를 제공하려는 대부분의 시도들은 의치를 치아 조직지지를 받을 수 있게 하지만, 간접유지장치가 후방 유리 의치상에서 멀수록 의치상에 힘이 가해질 때 치아지지를 더 효과적으로 받을 수 있음을 기억해야 한다.

치아 및 조직 지지 장치

앞선 내용에서 추가되는 사항들이다:

- 모든 레스트가 계획된 대로 **지지**역할을 잘 하고 있는지 확인한다. 다시 말해서 치아 조직지지 의치상에 가까이 있는 레스트가 회전축에서 들어 올려지는 쪽에 있지 않은지 확인한다. 이것은 간접유지를 위해 제공된 레스트를 포함하지는 않는다.
- 의치상 모든 부분이 의치상과 가장 가까운 지지 레스트 사이에 있는 써베이 라인 하방에 있도록 설계해서 의치상이 힘을 받을 때 측방력이 생기지 않도록 한다.
- **간접유지**를 제공하는 레스트(또는 써베이 라인 상방의 의치상 부분)가 가능한 한 의치상으로부터 떨어져 있는지 확인한다.
- 의치가 기능하면서 점점 조직방향으로 하강함에 따라 클래스프가 치아를 뽑는 힘이나 마모시

키는 힘을 가할 수 있는 위치에 놓여 있지 않도록 해야 한다.

- 의치상에 인접한 치은연이 가능한 한 손상 받지 않도록 해야 한다.

결론

Refining은 디자인을 설정하는 데 있어서 중요한 단계이다. 당신은 그동안 설정해온 것을 평가해 볼 필요가 있다; 환자에게 제일 적합하고 손상의 위험이 제일 작은 디자인인가?

기억해야 할 중요사항

아래 있는 모든 것을 검토할 것!

- 발치할 치아에 대한 처음의 결정이 옳았나?
- 지지부여가 충분한가(더 제공할 수 있는가)?
- 선택한 연결장치 종류가 적합한가?
- 충분한 클래스프가 있는가?
- 간접유지장치가 잘 작용할 것인가?
- 구강 위생이 향상될 수 있는가?
- 작업 인상을 채득하기 **전에** 수복, 치주치료 및 치아삭제 등이 더 필요한가?
- 후방 유리 의치상이 있을 경우, 유지를 목적으로 위치시키는 클래스프는 의도하지 않은 간접지지를 부담하지 않도록 주의한다. 만약 클래스프가 충분히 유지되지 못하면 의치가 힘에 의해 흔들릴 때 치아가 긁힐 수 있다.

Section 2

환자와 의치 (The patient and the denture)

이 장의 목적은 Section 1에서 찾아낸 기초적인 개념을 기반으로 하여 개개의 환자에 따른 국소의치 설계의 원리적용 과정에 관한 기초적인 개요를 제공하는 것이다.

짧은 각 장의 시리즈는 이전의 의치 사용 경험을 포함한 환자의 치과력이나 병력을 조사하는 것을 시작으로 과정을 진행시킬 것이다.
만약 국소의치나 의치가 장점이 있는 것으로 판단되면 실제적인 디자인으로 진행시키는 데 적합할 것이다. 구강을 교합기 상에 옮기고 써베이한 cast는 상 · 하악 치아의 관계에 대한 자세한 정보를 제공하는 데 필요하다. 이러한 기록을 도움으로 해서 안모를 개선시키고, 기능을 유지하기 위해 어떤 치아가 대체될 것인지에 관한 결정이 내려진다.

예비 설계 결정에 있어서, Kennedy 분류로 적용시키는 것은 편리하다. 왜냐하면 기초적인 문제가 분류 type에 따라 다양해질 수 있기 때문이다. 각각의 분류는 각 장에서 설명될 것이고, 가장 단순한 케네디 분류 3급을 시작으로 더 어려운 순서로 진행될 것이다.

2.1 환자 병력과 평가 (Patient histories and assessment)

가능한 한 환자에 관한 많은 것을 발견하기 위함이다.

병력

모든 병력이 기록되어야 한다.

치아 건강을 유지를 위해서, 특히 의치를 사용하기 위해 중요한 관련을 갖는 여러 요소가 있다.

구강 위생은 타액 기능, 적당한 자가 관리 및 전문적인 도움에 의존한다. 특히 고령의 환자에서 이러한 모든 것이 의심될 수 있다. 그러한 조건의 몇몇 예를 보면:

- 약물 관련 구강건조증(xerostomia)
- 손상된 손가락 기능
- 불확실한 자가 관리 동기
- 지속적인 관리를 제한하는 거동의 불편함

부가적으로 의치 사용을 어렵게 하거나 금기증인 몇몇 특정 의과적 질환이 있다.

- 간질(연하/흡입/파절)
- 쇼그렌증후군/방사선 치료
- 파킨슨병과 같은 신경계 상태

치과 병력

모든 치과 병력이 세밀히 기록되어야 한다.

잔존 치열의 상태는 과거 구강 관리 평가를 위한 좋은 지시로 사용될 수 있다. 많은 치아의 소실을 막기 위하여 자가 관리가 선행되어야 할 것이다. 잔존 치주 상태와 수복물 조건의 평가에 더해서, 과거 전문적 관리도 기록되어야 한다. 현재와 이전의 의치 경험 또한 중요하고 대체될 설계를 위한 유용한 자료를 제공할 것이다. 만약 성공적이라고 증명되면 설계는 반복될 것이다. 반대로 비성공적이거나 손상을 입힌 경우라면 설계는 재평가될 것이다.

현재 치과적 상태

치료의 다른 양상을 고려하지 않고 의치를 준비하는 것은 필요하지 않다. 종종 치료의 완성으로서 구강 위생, 치주 치료, 치아 수복 및 발치를 수반하는 것이 필요하다.

필수적인 방사선 검사를 포함하여 잔존치 뿐 아니라 구강 전체의 철저한 임상적 검사와 완전한 평가가 필수적이다.

대표적인 것과 별개로 포함되는 요소:

- TMJ 운동/기능
- 근육 기능
- 타액선 분비

의치 병력

의치력은 환자의 무관심하거나 예민한 의식 범위 내에서 치과력을 반영할 것이다.

네 가지 가능성이 제시된다:

- 성공적으로 사용되어 왔지만 현재 불만이 있는 의치의 존재(최근의 치열 변화에 의해)
- 이전의 비성공적인 의치
- 이전에 사용한 의치가 없고 최근에 치아가 상실되어 대체하길 원하는 경우
- 평가는 예비 의치에 의해 환자를 위한 이점을 확인한다. 환자는 고정성 장치를 더 선호할 것이다(bridge 또는 임플란트)

이전의 의치

이전에 사용하던 국소의치의 평가는 상당한 정보를 제공하기 때문에 매우 유용하다. 종종 그러한 의치는 환자의 관점에서는 성공적이었으나, 이것은 모든 것이 좋았다는 것을 필수적으로 의미하지 않는다(손상이 여전히 발생되고 있을 가능성이 있다).

환자의 관점에 상관없이 새로운 의치의 디자인으로서 동일 범주로 사용되기 때문에 이전의 의치는 반드시 평가되어야 한다:

- 적합한 치아대체인가
- 의치가 도움을 주는가, 해를 입히는가
- 적합한 지지
- 위생적이고 허용 가능한 연결부

- 효과적이고 잘 분산된 유지력
- 새로운 의치가 만들어지기 전 하부 점막의 상태를 개선하기 위해 조직지지 유상부에 tissue conditioner를 반드시 사용해야 하는가

비성공적인 의치는 구강 내외에서 항상 평가되어야 한다. 실패의 이유를 밝혀낼 수 있거나 실패를 극복하기 위한 대체 전략을 세울 수 있을 것인가(기능적 문제, 수용 가능한 외형, 유지력 또는 편안함의 결핍 중 어느 것인지)?

결론

가능한 한 환자에 관한 많은 정보를 수집해야 한다. 또한 주관적으로라도 환자 유형을 판단해야 한다(예를 들어 자가 관리에 대한 환자의 태도 등).

환자의 병력과 치과 배경에 관한 주의 깊은 조사에 의해 얻어지는 많은 관련성이 있다.

기억해야 할 중요사항

의학적 및 치과적 병력은 임시 국소의치를 포함하여 전반적인 치과 치료를 간주하는 결정에 중요한 영향을 미칠 것이다.

찾아야 할 사항:

- 의치 설계와 예후에 영향을 미치는 의학적 조건
- 자가 관리의 잠재적 어려움과 동기
- 치과 치료 병력과 임시 의치에 앞서 수복 작업의 가능한 필요성

2.2 교합 진단 모형 (Articulated study casts)

정확한 교합 진단 모형은 교합과 잔존 치열 형태의 세밀한 평가를 가능하게 한다.

의치 유형과 설계에 관한 정확한 결정을 위해 모든 구조(잔존치아, 협 · 설 · 순측 전정부)가 재현된 상 · 하악 진단 모형이 필요하다. 모형은 반드시 정확한 악관 관계를 기록하여 교합기상에 옮겨야 한다.

충분한 자연치아가 존재한다면 이 교합 과정은 단순해진다: 구강에 존재하는 교두간 관계가 모형상에서 치아 접촉을 통하여 재현될 수 있다.

만약 더 적은 치아가 남아있다면 구강에서 모형으로 잔존 교두간위(intercuspal position)를 옮기기 위해 기록제를 사용하는 것이 필요하다. 부가적으로 환자의 선택된 폐구위치가 교두간위로 적당한지 확인하는 것이 필요하다. 예를 들어 오직 전치부만 남은 환자는 습관적으로 하악을 전방위치시키는 경향이 있다. 이러한 가능성을 시험하는 가장 유용한 방법은 혀끝을 연구개에 위치시키고 폐구시킨 후 습관적 위치와 비교해 보는 것으로 하악의 최후방 위치를 찾을 수 있다. 수평적으로 1mm 이상의 차이는 하악 전방위 습관을 나타내며, 이러한 경우 후방 접촉 위(retruded contact position)가 정확한 생리학적 교합위를 회복하기 위해 기록되어야 한다.

용어에 대한 조언(terminology reminder)

Intercuspal position(ICP) = centric occlusion

Retruded contact position(RCP) = ligamentous position/centric relation

Postural position = rest position

Freeway space = interocclusal space

때에 따라서 거의 치아가 남아 있지 않은 경우 폐구(closure)는 치아가 대합 연조직에 닿을 때까지 하악의 상승량이 제한이 없기 때문에 너무 과하게 일어날 수 있다. 이러한 과폐구는 정상적으로 의치 설계에 동반되어선 안 된다. 대신 악관 관계 기록(jaw relation) 시 하악의 안정위(rest position)와 교두간위 사이 free-way space가 있어야 한다. 이것은 머리를 직립시킨 상태에서 측정한 결과 항상 2~4mm 정도이다.

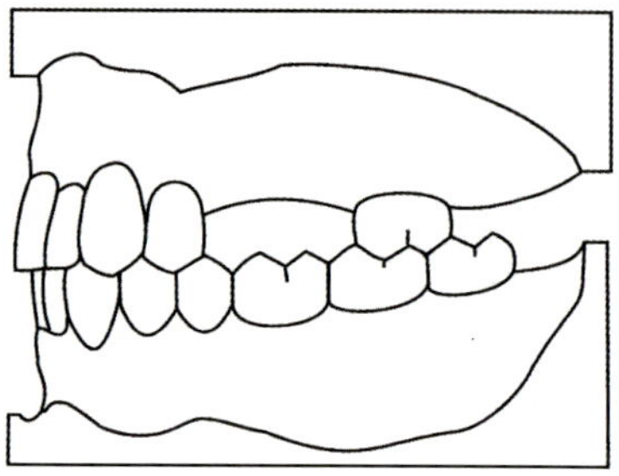

정상

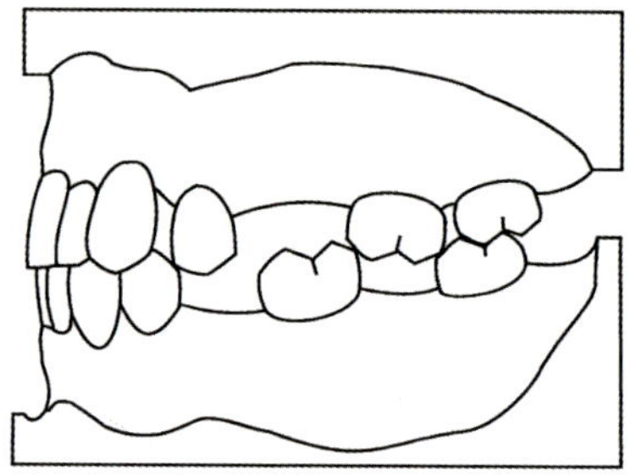

이동 / 과맴춤

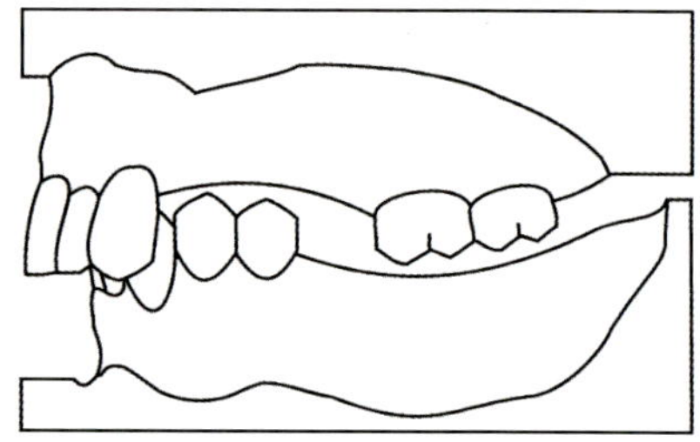

과폐쇄 / 과맴춤

모형 써베잉

모형은 반드시 써베이되어야 한다.

- 첫째, 교합 평면이 수평이 되었을 때 탈착로에서 놓인 연조직과 경조직의 모든 언더컷을 관찰한다. 모든 유지장치의 유효 부분은 의치가 기능하는 동안 자리가 유지되기 위해서 이러한 언더컷에 놓여야 한다.
- 둘째, 모형을 기울일 때 선택된 탈착로에서 언더컷을 관찰한다. 유지장치의 유효 부분은 이러한 탈착로에서 의치의 움직임을 방해하지 않도록 또한 이러한 언더컷 내에 놓여져야 한다.
- 두 번째 써베이는 항상 의치와 자연치아, 치은 사이의 눈에 거슬리는 공간을 피하는 것이 필요하다.
- 선택된 탈착로는 변위로(the path of displacement)와 일치해야 하고, 한 번의 써베이로 충분하다.

1.4를 참조하도록 한다.

이러한 선행과정이 완성된 후 개인적인 의치의 설계가 이뤄진다.

결론

써베이는 중요한 과정이다. 만약 불확실하다면 1.4를 다시 참조하라.

정확히 교합기에 위치된 진단 모형은 치료계획의 중요한 부분이다. 왜냐하면 교합에 방해되지 않도록 의치 구성부를 위치시키기 위한 충분한 공간을 결정하는 것이 중요하기 때문이다.

기억해야 할 중요사항

- 진단 모형은 완벽하고 정확해야만 하고, 모형의 손실부는 소용이 없다.
- 정확하게 교합기에 위치시키는 것은 교합 접촉을 재현하는 데 중요하다.
- 교합제는 자연치가 거의 남아 있지 않을 때 정확하게 교합기에 위치시키는 데 필요하다.

2.3 어떤 치아를 대체할 것인가? 설계 순서 (Which teeth to replace? Design sequence)

모든 상실된 치아를 대체하는 것은 항상 장점이 있는 것이 아니다. 상실치아를 대체해야 하는지에 대한 의문이 제기되어야 한다.

모든 상실치아를 대체하는 것은 항상 필요하지 않고 또한 적합하지 않다. 대체의 중요성은 후방부에서 감소된다고 말할 수 있다. 그리고 때에 따라 비록 임시 의치를 피하는 것이 더 좋다 하더라도 여기 몇 개의 guideline이 있다.

- 전치부 치아상실은 대체의 중요한 동기이다.
- 대합되지 않는 한 악궁의 자연치아, 특히 젊은 환자의 경우 점진적인 과맹출의 위험이 될 수 있다.
- 치아가 상실된 부위의 인접치는 이동하거나 기울어질 수 있다.
- 만약 대합 자연치가 과맹출되지 않는다면 유리단 국소의치의 원심부 구치는 항상 생략될 수 있다.

어느 치아를 국소의치에 포함시킬지는 국소의치의 기본적인 분류를 고려하여 결정된다:

아래에 본래의 Kennedy 분류의 순서로부터 계획된 출발이 목록화되어 있다. 다음 장에서 진행된 것은 이것의 수정된 순서이다.

Kennedy Ⅲ: 하나 또는 그 이상의 치아지지 결손부
Kennedy Ⅱ: 하나의 유리단 부위(free-end saddle)와 하나 또는 그 이상의 치아지지 결손부
Kennedy Ⅰ: 두 개의 유리단 부위, 부가적인 치아지지 결손부
Kennedy Ⅳ: 전치부 치아지지 결손부-기술적으로 중심선을 가로지른 경우로 정의됨

써베이와 교합 모형 평가

다음을 살펴본다:

- 의치의 적합한 삽입로를 지시하는 치아의 언더컷(1.4장)

- 클래스프 위치를 위해 사용되는 치아의 언더컷(1.7장)
- 의치의 착탈로를 방해하는 언더컷. 이것은 치아 또는 연조직에 위치한다(1.4장).

그러고 나서 설계를 진행시키는 것이 가능하다.

그려진 윤곽선은 중요한 도움이 된다(제안된 설계 견적을 위한 부록 1 참조). 항상 색연필로 색별 부호를 사용한다:

- 빨강–acrylic resin
- 녹색–주조 cobalt chromium
- 노랑–금(wrought wire clasps)
- 파랑–스테인레스(wrought wire clasps)

추천되는 설계 순서:

- Saddle 부위를 그림
- 지지부를 더함(rest)
- 연결장치를 선택(connector)
- 유지장치 부가(clasps)
- 간접유지장치가 필요한지 고려
- 간접지지의 옵션을 고려
- 대합치열에 예상되는 설계를 관련시킴(교합 간섭 없이 레스트와 클래스프가 위치될 공간)
- 신중히 구강 위생 적응증을 관찰(최소한의 치은 피개와 음식의 축적 방지)

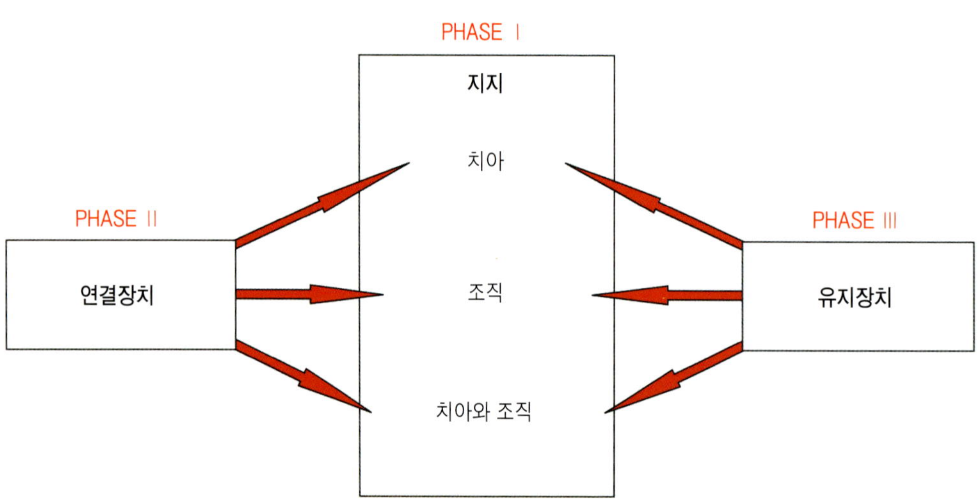

결론

병력과 교합기에 위치된 모형의 조합은 상실 치아가 어떤 의치에 의해 수복되어야 하는지 결정하게 해준다. 그러고 나서 Kennedy 분류를 확인하는 것이 가능하다(1.3장). 그 다음에 관련된 장(2.4장 Kennedy Ⅲ; 2.5장 Kennedy Ⅰ, Ⅱ; 2.6장 Kennedy Ⅳ급)에 이를 수 있을 것이다.

기억해야 할 중요사항

- 어느 치아를 대체할지 결정함에 있어서 구강 위생과 기능의 전반적인 유지를 위한 장점과 단점을 고찰한다.
- 치료의 전반적인 과정은 몇 개의 치아의 치료와 치주적인 건강을 위한 수복을 포함해야 한다. 예를 들어 교합면 레스트와 guide plane 등의 의치를 위한 몇 개의 치아를 미리 준비하는 것이 필요하다.

2.4 Kennedy class Ⅲ 의치를 위한 설계 (Designing for Kennedy class Ⅲ dentures)

Kennedy class Ⅲ는 치아 지지부만을 다룬다. 'Modification' 은 현재 존재하는 다른 치아 지지 안장 부위의 개수를 의미함을 **기억해라**(1.3장 참조).

안장 설계

비록 '안장(saddle)'이 짧고 지대치가 치주적으로 건강하다면 고정성 보철(bridge)을 고려할 만하다 할지라도 이것은 일반적으로 간단하다.

여기에 두 가지 예가 있다:

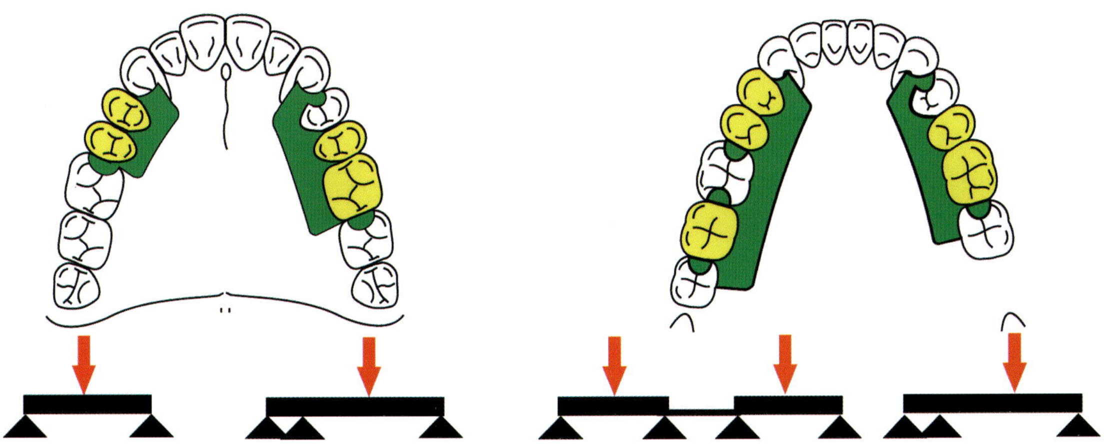

부과 분산에 문제가 없음

지지

목적은 전체적으로 교합면, cingulum, 가능한 절단부 레스트에 의한 치아지지에 의존된다.

제기된 문제점으로는:

- 교합 간섭 없이 레스트가 위치되도록 치아를 삭제하는 것이 필요하다.
- 치주적 지지가 상실된 지대치의 경우 대체적인 인접치를 사용하는 것이 필요하다.
- 지지하는 치아에 과부하가 되는 긴 안장은 교합면을 줄이는 것에 의해 부하를 줄이게 된다.

연결부 선택

만약 구강 위생과 치아 상태가 적당하다면 주조 금속 연결장치가 선호된다(높은 강도, 적은 부피 및 최소한의 조직 피개). 이러한 경우 선택은 다음 두 장에서 보이는 조건의 범주로부터 제작된다.

(A) 상악 의치

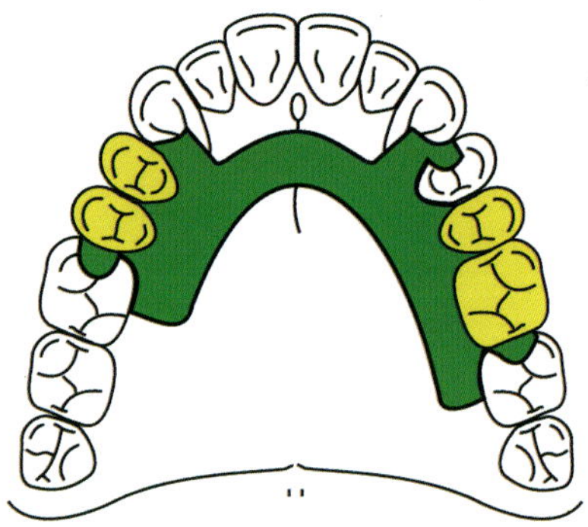

Anterior bar

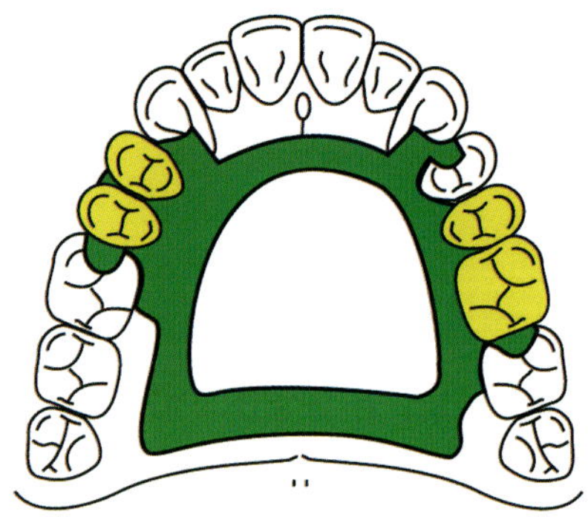

Ring

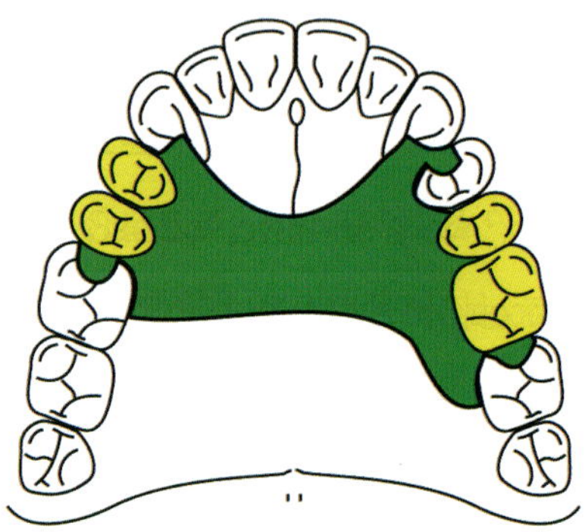

Middle bar

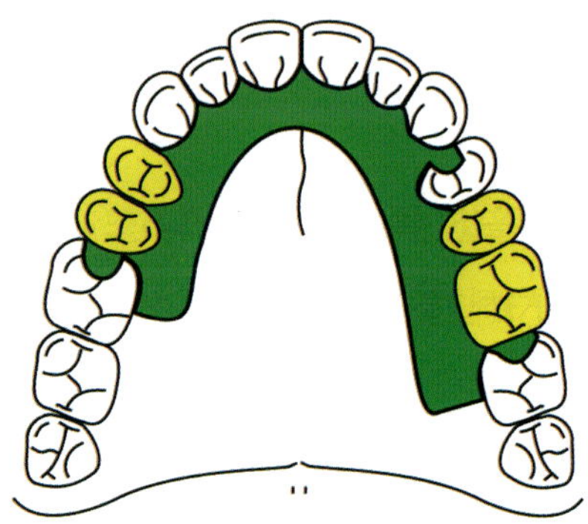

Anterior plate

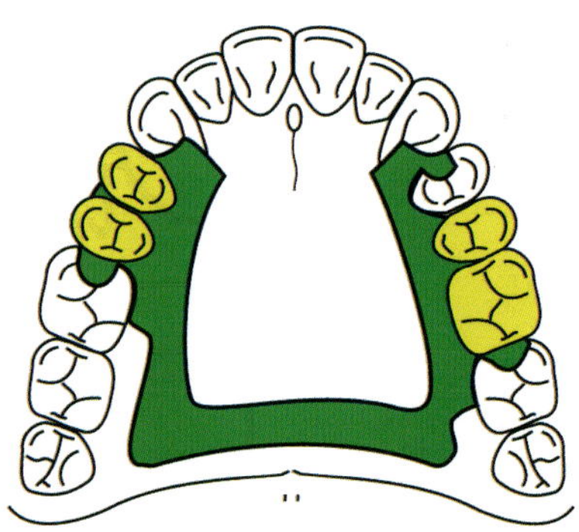

Posterior bar

(B) Lower denture

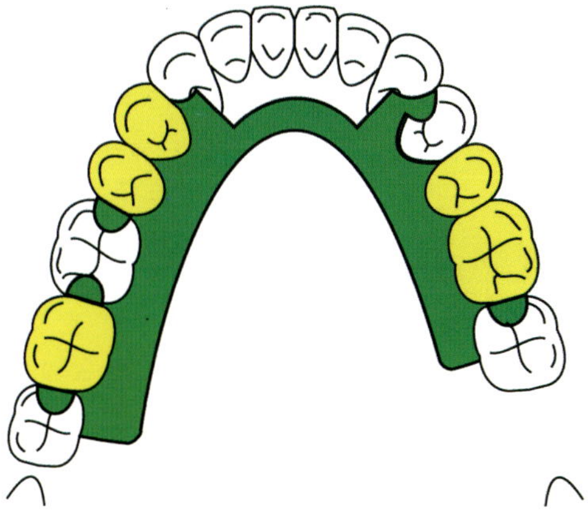

Lingual (or sublingual) bar

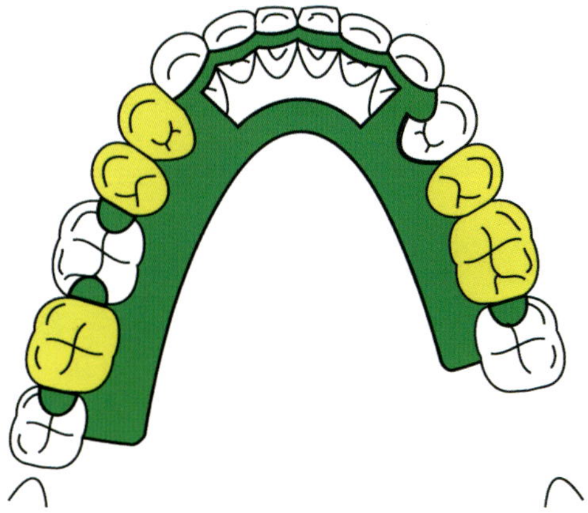

Lingual bar with accessory connector

(C) Dental bar and plate connectors

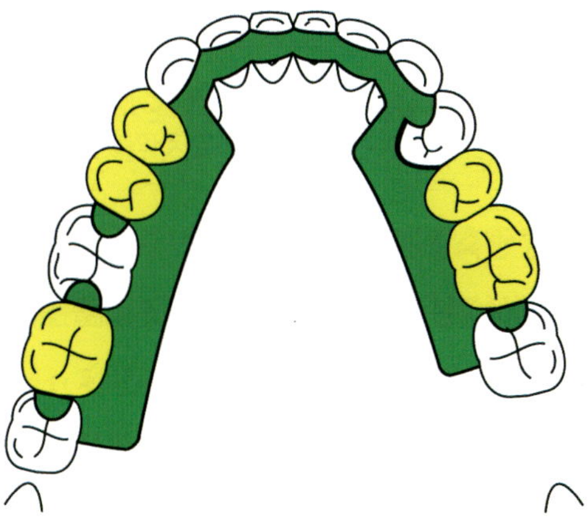

Dental bar

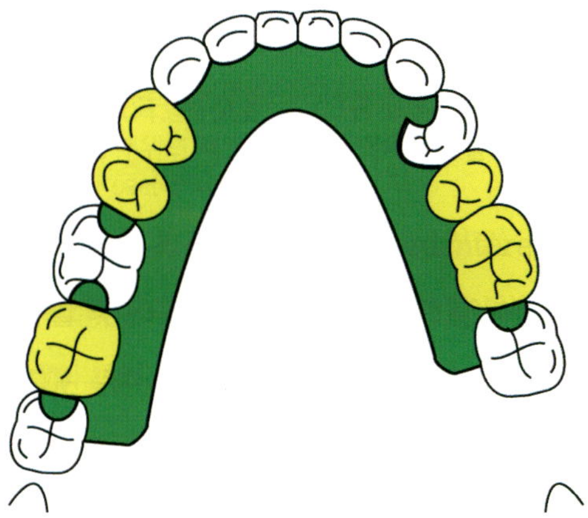

Lingual plate

오직 한 개의 안장이 필요하다면 연결장치는 유지를 얻기 위해 구강 내를 가로질러 형성된다는 것을 주의해야 한다. 편측 의치가 제위치에 고정되어 있지 않다면 일반적으로 삼키거나 흡입할 위험이 있기 때문이다.

만약 치아상실이 조기에 발생할 것으로 예상되며 구강 위생과 구강 상태가 매우 불량하다면 더 낮은 강도와 더 큰 부피와 조직 피개에도 불구하고 acrylic 연결장치가 선택될 수 있다(구개부 또는 설측). 이러한 가능성은 Section 3에서 논의될 것이다.

유지

일반적으로 치아 지지 설계를 위해서 유지(retention)는 주로 클래스프에 의존한다. 미리 써베이된 모형은 교합면 쪽으로 또는 치은쪽으로 클래스프를 위치시키기 위한 적합한 위치가 드러날 것이다. 클래스프 배열은 이미 앞장에서 다뤘다(1.7장, 1.8장 참조) 이러한 의치의 종류에서 충분하고 다음의 경우가 아닌 한 직접적인 유지력을 얻는 것이 항상 가능하다:

- 환자가 심미성에 이의를 제기한 경우
- 교합이 허락되지 않는 경우
- 이전에 금관이나 다른 수복물이 클래스프가 위치되는 부위에 있는 경우

여기에 직접적으로 유지력을 갖는 두 가지 의치가 있다. 두 가지 경우에서 모두 의치상이 이 공간내에 유지되면서 붉은 선이 클래스프의 끝을 지난다.

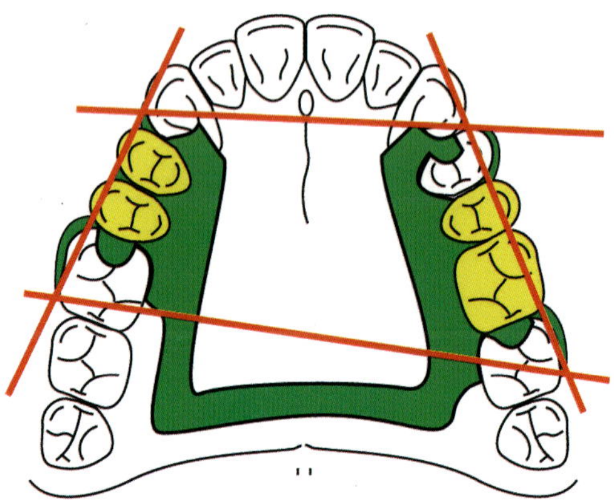

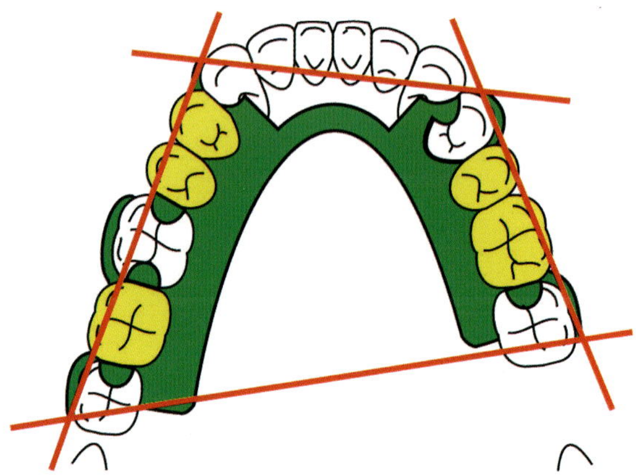

클라스프에 의해 유지되는 부분내에 의치상이 위치되기 때문에 적접 유지됨

만약 클래스프의 위치에 제약이 있다면 간접적인 유지력이 필요할 것이다. 왜냐하면 붉은 선에 의해 형성된 사각형 내에 모든 의치상을 포함하는 것이 불가능하기 때문이다.

예상 설계의 검토

중요한 점은:

- 설계가 교합 간섭을 형성을 피할 수 있는가? 만약 그렇지 않다면 치아를 삭제하거나 대안적인 구성요소를 위치시키는 것에 의해 문제를 해결할 수 있다.

- 과도하지 않게(예를 들어, 구강 위생 문제를 발생시킬 수 있는 필요한 것보다 더 많은 구성요소가 있는 경우와 같이) 지지와 유지가 적당해야 한다.
- 특히 치은연 피개와 침해(encroachment)를 고려하여 가능한 위생 관리가 쉽도록 설계되어야 한다.

모든 이러한 점이 충족된다면(환자와 논의가 끝난 후에) 정확한 설계가 종이와 진단 모형상에 그려진다. 특정한 트레이를 사용하여 최종 인상을 뜨기 전 완성을 위해 어떤 치아의 삭제가 필요한지 주의 깊게 확인해야 한다.

결론

이번 장을 통해 Kennedy Ⅲ을 설계하는 능력이 발전되었기를 바란다. (치아지지 구조) 지대치가 건강하다면 이것은 가장 만족적인 설계가 될 것이다. 왜냐하면 의치상이 항상 치아에 의해서만 지지되기 때문이다. 그래서 사용되는 의치 레스트는 거의 일정하다.

기억해야 할 중요사항

일단 설계를 잘 했다면 설계의 적응증을 검토하는 것이 중요하다. 이것은 1.10장에서 자세히 설명하였지만, 이 외에도 몇 가지 고려사항이 있다:

- 가능한 한 교합 간섭을 찾기 위해 교합기상의 진단 모형을 검토한다.
- 주의 깊게 구강 위생을 평가한다.
- 설계가 성공에 대한 전망을 방해하지 않게 단순화될 수 있는가?
- 당신의 설계가 환자의 과거 사용하던 국소의치와 비교하여 어떤가?

2.5 Kennedy class Ⅰ과 Ⅱ 의치를 위한 설계 (양측/편측 유리단) (Designing for Kennedy class Ⅰ and Ⅱ dentures [bi/unilateral free-end saddles])

Kennedy class I , II 설계 시 유리단 안장에 관한 문제를 고려해야 한다. 특정한 어려움은 다음과 같다:

- 안장(saddle)의 기능적 부하 동안 지지의 제공
- 적당한 유지력의 제공

이러한 두 가지 모두는 후방 지대치의 상실에 의한 직접적인 결과이다.

안장 설계

유리단 안장(saddle)에서 전방/후방지지의 불일치는 전치부 치아와 점막골막에 손상을 야기한다. 특히 만약 안장이 반대 악궁의 자연치와 교합된다면 기능적 부하를 최소화 하는 것이 중요하다.

가능한 방법은 다음과 같다:

- 좁은 교합면의 구치 사용
- 하나 또는 두 개의 구치(만약 대합치가 자연치가 아니라면)를 생략
- 때때로 saddle을 만들지 않는 것이 현명하거나 의치 제공 자체를 권하지 않음(Section 3 참조)
- 부하가 집중되는 것을 감소시키기 위해 넓게 연조직을 피개한다. 예를 들어 하악 의치의 buccal shelf와 같이 지지력을 가장 크게 하기 위해 의치상을 넓힌다.

지지

유리단 안장의 전방부 말단은 치아에 의해 지지되어야 한다. 다르게 말하면 기능적 부하 시 지대치에 인접한 안장 조직은 전위될 것이고(압축됨), 그 부위의 치은조직은 손상을 입을 것이다('gum stripping').

그래서 교합면 또는 설면 결절 레스트가 요구된다. 만약 일반적으로 지대치가 소구치거나 대구치라면 기울이지는 힘을 감소시키기 위해 이러한 레스트는 근심쪽으로 이동되어야 한다.

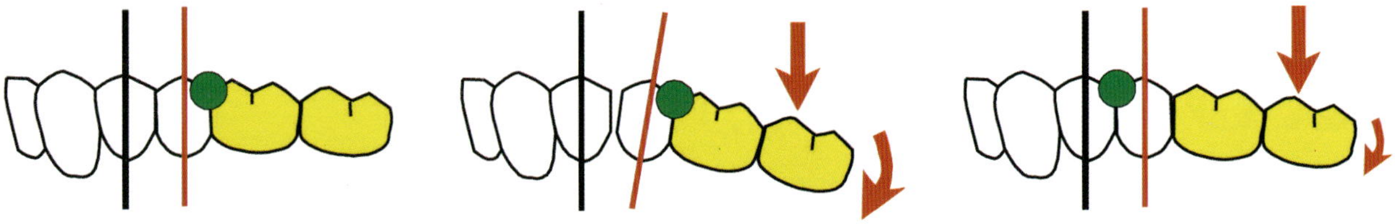

무부하상태 원심 레스트 근심 레스트

안장의 기능적 부하로부터 지대치에 가해지는 파괴적인 힘을 최소화하기 위해 레스트와 클래스프가 결합된 구조가 적용될 수 있다(RPI 시스템).

이것은 짧게 설명될 것이다. 또한 치아와 조직간의 차별되는 부하와 관련된 부가적인 기술을 위해서는 3.7장을 참조한다.

연결장치 선택

앞선 설명을 통해 지지는 항상 치아(전방부)와 조직(후방부)의 조합에 의해 이루어진다는 것을 알 수 있었다. 이것은 연결장치 선택에 영향을 줄 것이다.

상악 의치에서 적당한 조직지지는 구개 피개에 의해 제공될 것이고, 이것은 plate 연결장치의 사용을 위한 중요한 증례의 구성요소이다.

하악 의치에서 이러한 조건은 없으며 가장 좋은 지지를 위해 기능적인 sulcus 깊이(후방부)와 구후 삼각(retromolar pad) 및 협붕(buccal shelf)으로 완전한 확장이 필요하다.

상 · 하악 의치 시 유지가 고려될 때 연결장치의 고려도 필요할 것이다(클래스프가 어디에 위치될 것인지).

유지

유리단 안장의 지지에 관한 문제도 유지와 관련시킬 필요가 있다. 클래스프는 비록 지대치에 stress가 가해짐에도 불구하고 안장의 전방부에 포함된 지대치에 위치될 수 있다. 이러한 이유로 클래스프의 위치와 언더컷에 위치시키는 방법은 주의 깊게 고려되어야 한다(1.7장 참조). 그러나 이러한 주의는 후방부의 적당한 유지력을 형성시키기 위해 필요하다.

가능한 방법은 다음과 같다:

- 안장의 연마된 표면을 조심스럽게 형성하는 것에 의해 전위력을 최소화
- 가능한 가볍게 상악 의치 제작
- **간접유지장치를 사용**(1.8장 참조)한다. 이것은 세심한 고려가 요구된다.

간접유지: 상악 의치

지대치의 클래스프(Kennedy 분류 Ⅰ이나 Ⅱ)는 안장의 원심 말단의 하방 전위를 막지 못한다. 클래스프 축으로부터 가능한 전방부에 위치된 하나의 지렛대로 작용하는 구조를 가진 의치의 접촉은 클래스프가 후방부 유지력을 얻는 데 있어 효과적이도록 한다.

간접 유지를 제공하는 가능한 전방부 접촉:

- 이상적으로 중절치에 위치된 cingulum 레스트
- 반대쪽의 치아지지의 지대치에 위치한 전방부 레스트는 Kennedy 분류 Ⅱ에서 이러한 것을 제공한다.
- 모든 설면 결절을 피개하는(그러나 치주적으로 단점이 되는 치은연 또한 피개함) 말발굽 모양의 연결장치
- 전방부 구개 bar 연결장치(그러나 연조직상에 놓이는)는 치아 접촉보다 덜 효과적이다.
- 구개 피개의 사용, 일반적으로 acrylic resin plate는(치은 피개를 피할 수 있는) 더 넓은 면을 피개하기 때문에 효과적이고 부가적인 유지력을 얻을 수 있다. 단점으로는 부피가 크고 상대적으로 약하다(같은 양의 주조 금속이 더 무겁다).

다음 두 그림 사이의 유일한 차이는 설면 결절에 레스트 가 있는 것이다(다음 장). 이것은 지렛대를 제2소구치에서 전치부로 전방이동시키므로 간접적인 유지력을 개선시킬 수 있다(모형상의 L에서 F까지 푸른 선은 축이 아니고, 단순히 지레 장치의 선을 지시하는 윤곽선일 뿐이다).

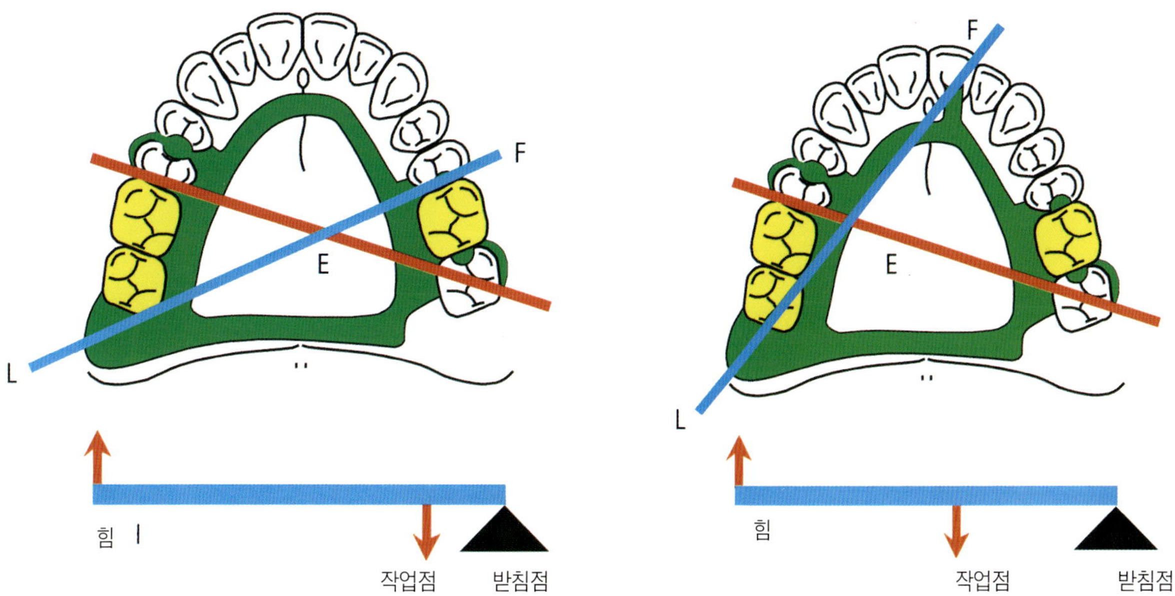

간접유지: 하악 의치

저작동안 부착력(끈끈한 음식으로부터)은 지대치에서 유리단을 회전시키는 경향이 있다. 상악 의치의 경우 전치부 접촉은 간접 유지력을 형성시키는 데 필요하다. 그러나 하악의 경우 오직 실제로 도움이 되는 조건은 치아 접촉이다. 이것은 연결 장치 선택에 강하게 영향을 준다. 오직 연조직상에 조여진 bar 연결 장치(lingual bar, sublingual bar)는 받아들이기 어렵다. 왜냐하면 유리단을 들어올려 고랑 내로 더 깊게 회전될 수 있기 때문이다.

가능한 조건은 다음과 같다:

- Lingual bar 또는 sublingual bar. 그러나 하나 또는 견치와 중절치 모두의 설면 결절에 finger rest('Cummer arm')가 추가된 형태
- Dental bar
- Lingual plate – 주조 금속이 acrylic resin보다 낫다. 그러나 더 넓은 치은 피개의 단점이 있다.
- 설면 결절에 이차적인 연결부가 더해진 lingual/sublingual bar(때때로 continuous clasp 라고 불림). 단점으로는 구강 위생 관리가 어렵고 혀에 방해가 되기 때문에 몇몇 환자에게 고통을 줄 지도 모른다.

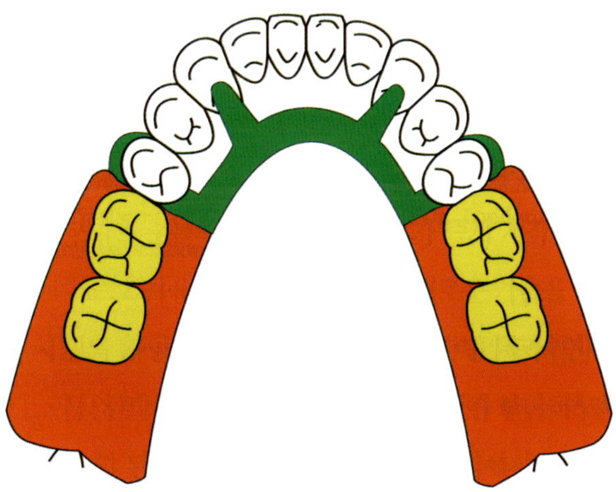

Cummer arms
(간접유지 장치)
또한 치아지지도 제공함

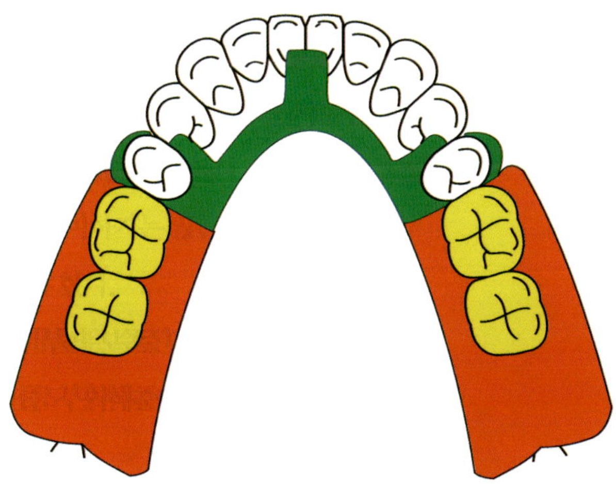

Cingulum rests
(간접유지 장치)
제1소구치로부터 치아지지제공

유리단 의치를 위한 지지와 유지의 결합 – RPI system (1.7장)

지대치와 손상 받기 쉬운 지지 구조물을 보호하기 위해 레스트와 클래스프의 system을 발전시켜왔다. 이것이 **Rest, Plate 및 'I' bar** 장치이다.

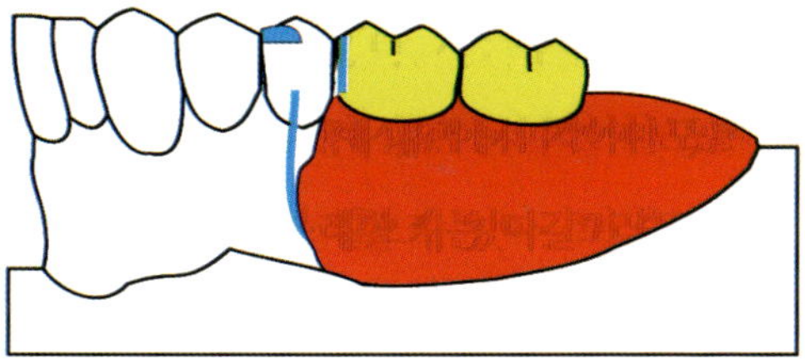

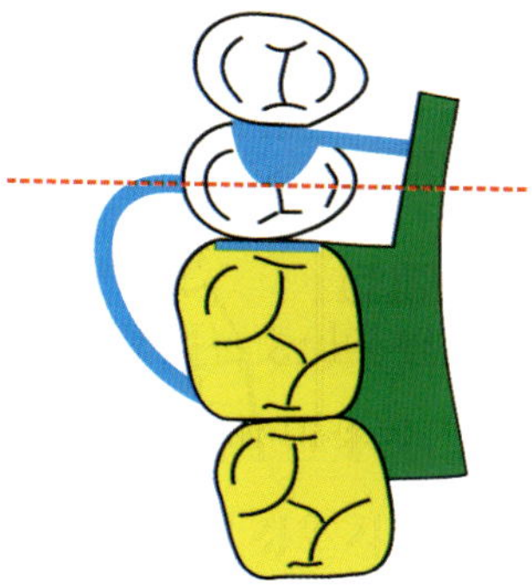

교합면 상

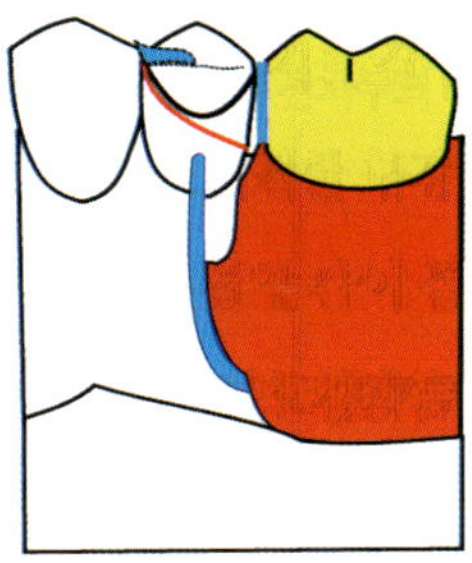

협면 상

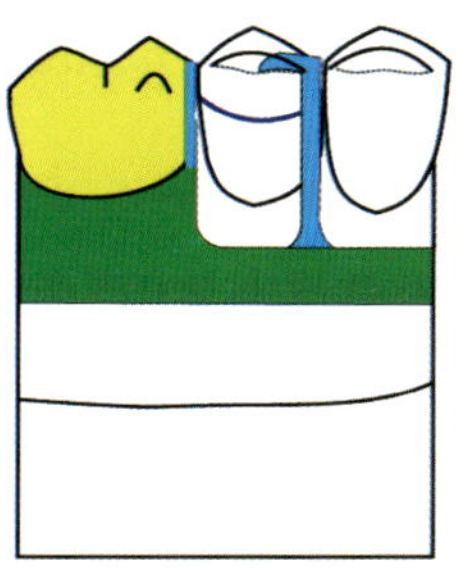

설면 상

주의: **코발트 크롬인 RPI 구조물이라도 의치상(녹색)의 레스트와 구별하기 위해 파랑으로 표시된다.**

그림에서 보면 유리단에 부하가 가해질 때 근심 교합면 레스트의 원심 끝이 의치가 회전하도록 허용하는 것을 볼 수 있다. 치은으로 접근된 'T' bar는 축에 위치되어 있고, 그래서 활동적인 tip은 최소한의 움직임을 허용할 것이다. 움직임은 대부분의 경우에 undercut 내로 더 위치될 것이다. 지대치의 원심면 plate는 오직 수직적인 써베이 선에 접촉되어야 하고 안장이 조직 방향으로 움직일 때 치아에 회전력을 적용시키지 않으면서 undercut 내로 움직임을 허용해야 한다.

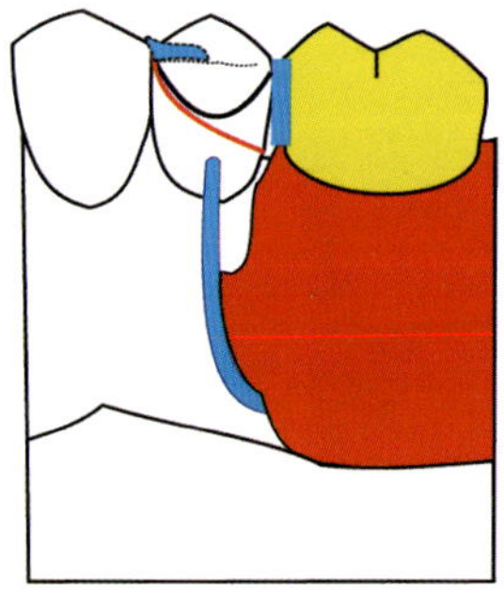

휴지시

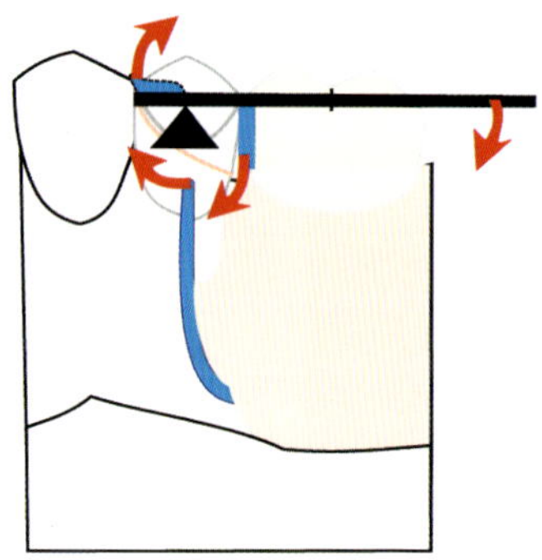

받침점에서 회전

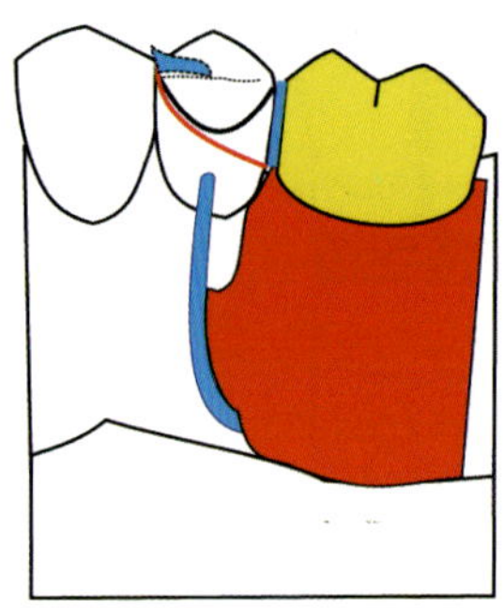

부하된 saddle(안장)

임시 설계의 평가

어려운 상황에서 허용 가능한 결과에 도달하기 위한 과정은 주의 깊은 설계를 필요로 한다. 최후의 설계는 허용 가능한 지지와 유지 형성을 위해 지대치의 충분한 부하를 요구하는 것과 타협을 포함한다.

그러나 지지와 유지의 설계에서 훌륭한 주의를 가지더라도 유리단 국소의치는 근본적 및 기계적으로 불안하다. 부하가 치아에 의해 지지되는 전방으로 적용되면 작은 양(0.1mm 정도)에 의해 치아가 눌릴 것이다. 반대로 부하가 조직에 의해 지지되는 후방부에 가해지면 훨씬 더 많이(1~2mm 정도) 하방 점막이 눌릴 것이다. 때때로 이러한 딜레마를 동반하여 사용된 기술은 Section 3에서 언급된다. 더 나아가 부하에 의해 가속화 된 치조골 흡수는 점진적으로 후방부 침하를 증가시키는 경향이 있다. 유리단 국소의치의 중요한 점은 사용하는 동안 치주적인 평가를 마련하는 것이다.

제시된 치아지지 안장부는 '변형' 할 수 있음을 **기억해라**(1.3장 참조).

결론

유리단 안장은 양측성(Kennedy class Ⅰ)이든, 편측성(Kennedy class Ⅱ)이든 유지와 안정에 문제를 일으킨다. 이러한 것은 적절한 안장 설계와 간접적인 유지와 안정을 위한 주의 깊게 위치된 구성 성분에 의해 최소화 될 수 있다.

기억해야 할 중요사항

유리단 안장에서는 항상:

- 연결부 선택에 제한이 있다(특히 하악 의치의 경우). 이상적인 것보다 더 넓은 치은 경계 피개가 필요할 수 있다.
- 지대치는 치은 손상이나 과부하에 의해 위협될 수 있다.
- 유리단 안장을 사용하는 환자는 규칙적인 검사를 행해야 한다.
- 유리단 안장 설계를 돕기 위해 고안된 발전된 해결방안을 위해 3.7장을 참고할 수 있다.
- 의치 설계를 위해 최선을 다해라.

2.6 Kennedy class Ⅳ를 위한 설계 (Designing for Kennedy class Ⅳ dentures)

전치의 상실은 환자가 대체물을 찾는 가장 큰 동기이다.

일반적인 정의로 이러한 치아상실의 분류는 기술적으로 정중선을 가로지르는 전치부 안장을 필요로 한다. 그러나 분류에는 가능성의 범위를 포함한다. 중절치가 손실되어 짧은 안장을 필요로 할 수 있는 반면 다른 경우는 오직 대구치(양측성으로)만 유지되어 긴 안장이 필요할 수도 있다. 환자의 심미성과 안정성에 대한 기대는 이러한 의치의 설계를 위한 중요한 요소이다.

어떤 다른 안장이라도 기본적인 분류를 Ⅰ, Ⅱ, Ⅲ 변경할 것을 **기억해야** 한다(1.3장 참조).

몇 개의 치아상실을 위한 안장 설계

전치의 위치는, 특히 상악에서 외형의 적절할 회복을 위해 치아를 위치시키는 것에 주의를 기울여야 한다.

부가적으로 형성된 수평피개나 수직피개는 외형과 기능을 위해 중요하다.

전치부 안장을 위한 순측 변연

이것은 안장 형태와 기능을 위해 중요한 공헌을 할 수 있다:

- 만약 거의 치조골 흡수가 없다면 만족스러운 외형은 순측 변연을 생략하는 것에 의해 얻어질 수 있다.
- 만약 흡수가 더 많다면 순측 변연 첨가가 입술 지지의 회복을 가능하게 할 수 있다.
- 만약 순측 변연이 전치부 연조직 언더컷에 위치한다면 유지력에 도움을 줄 것이다.

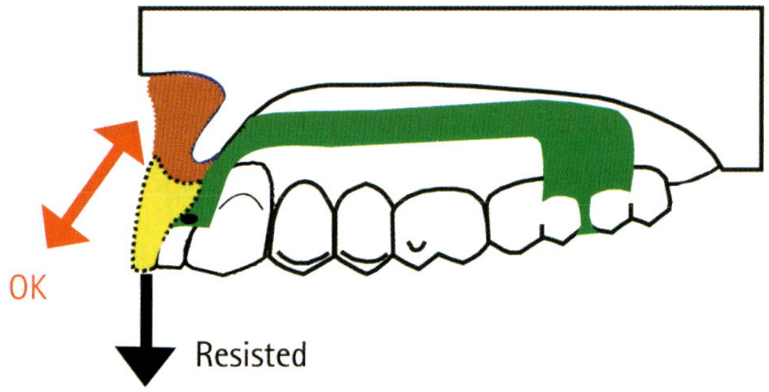

고정성 보철물

고정성 보철물 준비를 위해 고려할 사항은 다음과 같다:

- 접착성 가교 – 지대치의 손상 감소
- 지대치 삭제를 통한 전통적인 가교
- 임플란트 지지 치관 또는 가교

선택 방법은 다음과 같은 요소에 의해 좌우된다:

- 지대치의 상태와 치주 조건
- 접촉성 스포츠에 노출되는 것과 같은 외상에 대한 취약성
- 환자와 치과의사에 의한 유지를 위한 전망
- 임플란트가 고려할 시에 골질의 양과 부피
- 경제성

의치가 추천되는 경우, 때때로 고정성 보철물을 시작하기 전이나 치아의 수복이 완성되기 전 임시 의치로서 고려할 수 있다.

짧은 전치부 안장을 위한 지지

예를 들어 의치의 치아가 중절치인 경우 지대치 사이에 놓일 것이다. 그래서 교합이 허용되는 범위에서 지대치 상에 설측 결절 레스트는 적당한 지지를 제공할 것이다. 만약 대합치와의 공간이 불충분하다면, 이러한 어려움을 극복하기 위해 치아 삭제는 지지 조직에 안장이 놓이는 것을 허용하게 된다. 그래서 이러한 것은 치조골 흡수를 악화시키면서 지대치에 'gum stripping' 손상을 일으킨다. 다음 그림에서 명확히 구분하기 위해 지지 레스트는 검은 색으로 표시하였다.

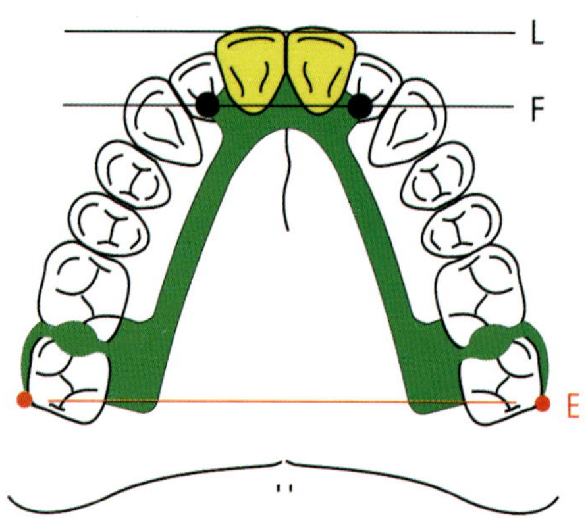

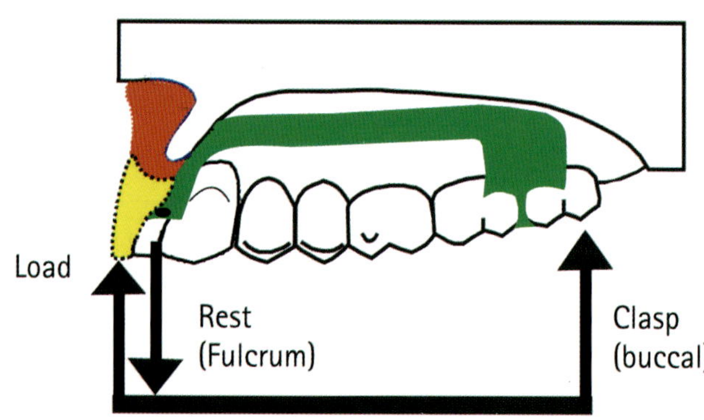

구치부 첨가는 안장을 안정화 시키고 전치를 위한 간접적인 지지를 제공하며, 건강에 위험이 되는 요소(흡입이나 연하)를 제거한다. 연결부에 관한 다음 문장을 주목해라.

짧은 안장을 위한 연결부

짧은 전치부 안장은 연하 가능성 혹은 보다 나쁜 흡입의 위험이 있다. 그래서 연결부는 항상 양측성으로 구치부까지 확장되어야 한다(또한 간접적인 지지와 유지를 제공하면서).

상악 의치 연결부

조건:

- 두 개의 주조 bar 연결(cobalt chromium은 강하고, 위생적이고, 최소한의 치은 피개를 제공)
- 말발굽 형태 연결 부(horseshoe)(금속이나 acrylic, 치은연 피개로 인해 덜 위생적이며, acrylic resin은 약함)
- 구개판(palatal plate)(금속이나 acrylic resin, 금속은 무거움)은 치은연 피개가 최소한이라면 위생적이지만, 전치부 연결부 설계로는 거의 쓸 수 없다.

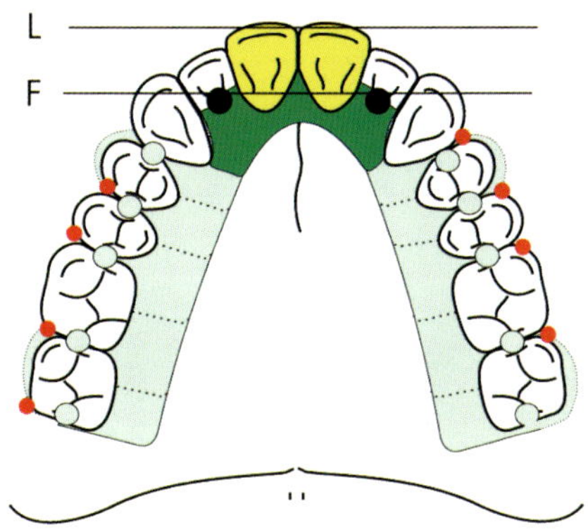

이 그림은 연결부 선택부터 rest/clasp 요소를 위한 5개의 가능성을 보여준다. 연결부가 구치부로 연장되면서 (의치상의 점진적인 증가는 점선에 의해 보임) 지렛대로부터 클래스프의 작업점이 멀어지기 때문에 간접적 지지가 증가하게 된다. 빨간 점은 클래스프의 작업점을 나타낸다(좌측 원심부, 우측 근심부).
안장을 지지하는 레스트(지레축)는 검은색으로 표시되었다.

하악 의치 연결부

의치의 더 후방 부위로 안장의 연결부를 연장위해 상악보다 더 적은 선택의 가능성이 존재한다:

- 의치를 위해 후방 연장을 제공하는 설측 바(lingual bar)나 설하측 바(sublingual bar) (주조금속, 강하고 위생적임)

- 설측 판(lingual plate)(금속 또는 acrylic resin, 덜 위생적이고 acrylic resin이라면 약함)

Kennedy class Ⅳ를 위한 짧은 안장의 유지

다른 분류를 위해 클래스프이나 지대치 주변을 고려해 볼 가능성이 있다. 이것은 더 짧은 전치부 안장을 위해 받아들여지기 쉽지 않다. 왜냐하면 상악 전치부에서 즉시적으로 보여지기 때문이다. 더 후방으로 위치된 클래스프는 가능한 소구치까지 덜 효과적이다. 그러나 만약 레스트 가 더 후방에 위치한다면 소구치 클래스프와 함께 간접적인 유지력을 제공할 것이다.

견치의 교합면 쪽에서 접근된 클래스프는 심미적으로 허용될 수 없으며, 반면 원심의 undercut에 위치한 치은쪽에서 접근된 클래스프는 훨씬 덜 보일 것이다(아래 그림 참조).

- 전치부 클래스프는 구치부 클래스프가 간접적인 지지를 제공하는 동안 안장을 위한 유지를 제공한다.
- 전치부 레스트는 구치부 레스트가 간접 유지력을 제공하는 동안 안장을 위한 지지를 제공한다.

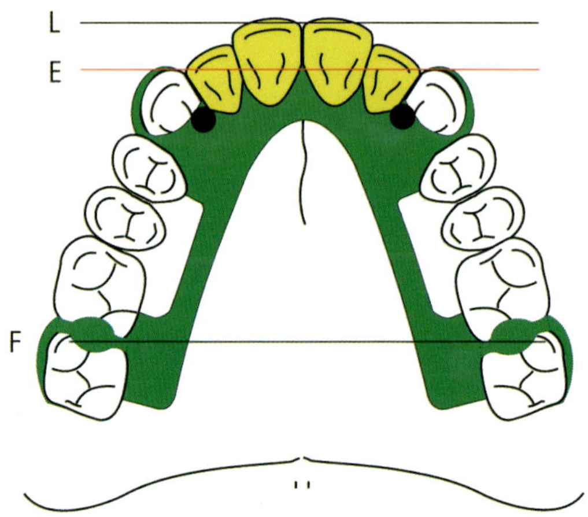

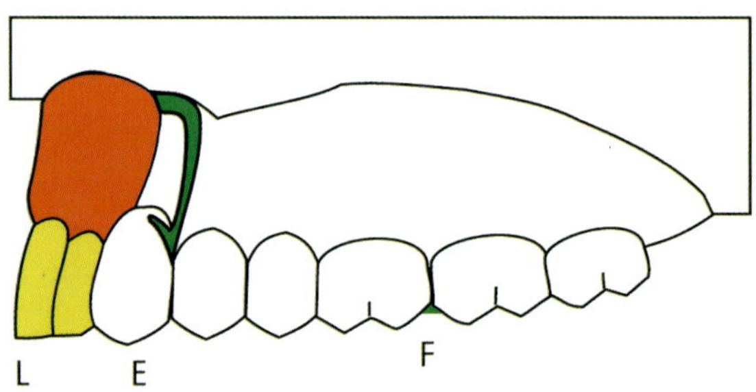

다음 두 그림은 두 개의 상악(좌 · 우)과 두 개의 하악(좌 · 우)의 4가지 설계를 고려해야 하며, 간접적 유지력을 제공하는 지렛대의 효과를 비교해야 한다.

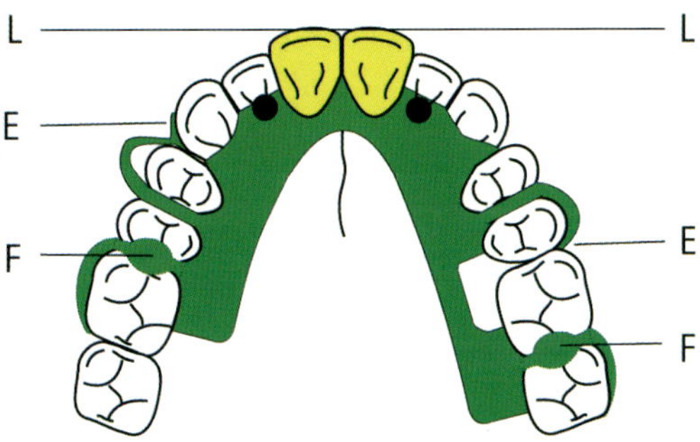

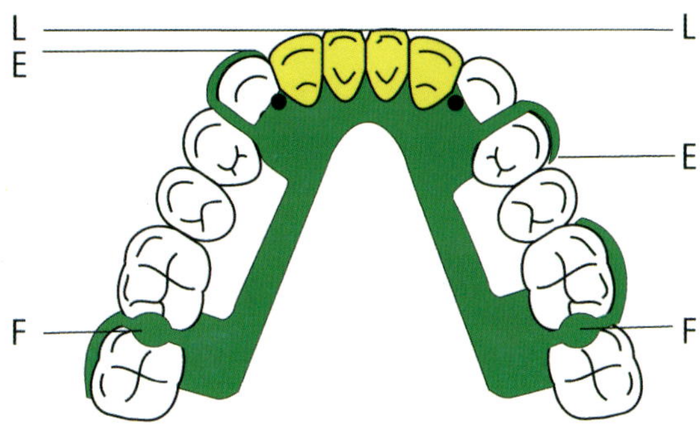

더 긴 전치부 안장

더 많은 치아가 상실 되었을 때 문제는 증가한다.

안장 설계

안장의 치아 위치는 외형을 위해 중요하다. 덧붙여 순측연은 상순을 지지한다. 절치 유두의 상대적으로 고정된 위치는 최초의 치아 위치를 평가하는 데 도움이 된다. 상악 중절치의 순면은 항상 절치 유두의 중심에서 10mm 정도 앞에 놓이게 된다.

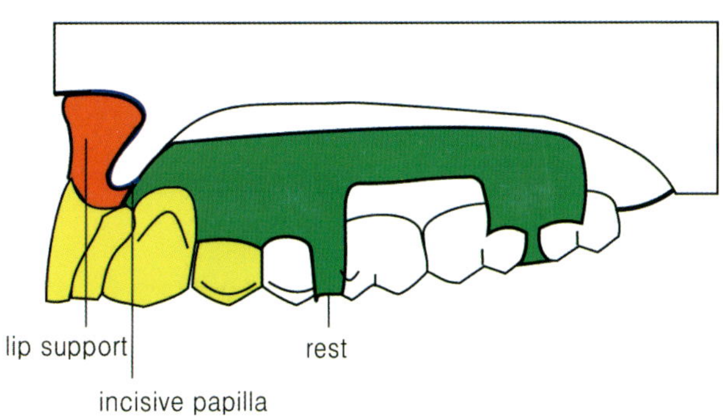

그렇게 디자인된 안장은 지대치와 교합면 레스트의 위치보다 전방에 놓이게 될 것이다.

더 긴 전치부 안장의 지지

레스트가 필요하다. 그러나 안장이 레스트 부위에서 전방으로 cantilever 되는 효과 때문에 기능적 부하가 조직 방향으로 움직이게 할 것이다. 간접적인 지지는 기능 중에 조직방향으로 안장의 회전을 방지하기 위해 제공되어야 한다.

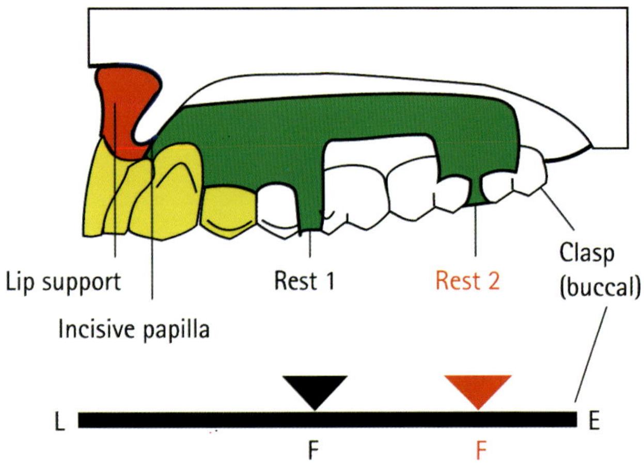

지렛대는 안장을 위한 완전한 간접 지지를 제공하는 데 불충분하며, 그래서 의치는 안장의 가장 인접한 레스트에서 흔들릴 것이다. 만약 레스트 1이 존재한다면 제2소구치의 치은을 보호하게 된다. 그러나 만약 의치가 기능 중에 움직인다면 상당한 동요가 존재할 것이다(만약 레스트 2만 있다면 제2소구치의 치은이 덜 보호되지만 기능 중 의치가 움직인다면 덜 동요될 것이다).

긴 안장을 위한 연결부

더 긴 안장과 더 짧은 연장부, 더 적은 조직 피개가 필요하다. 그래서 상악에서는 말발굽 모양 연결부(금속에서 더 선호)나 구개 피개(acrylic resin), 하악에서는 설측 판 사용의 필요성이 커진다.

긴 안장을 위한 유지

전치부 클래스프는 문제를 남기지만 주요한 목적은 레스트가 연결된 연결부가 동시에 후방으로 연장되면서 외형의 어색함이 허용되는 한 전방부로 유지부를 위치시키는 것이다(또는 적어도 구치부가 서베이 선상에 접촉되면서).

두 가지 예:

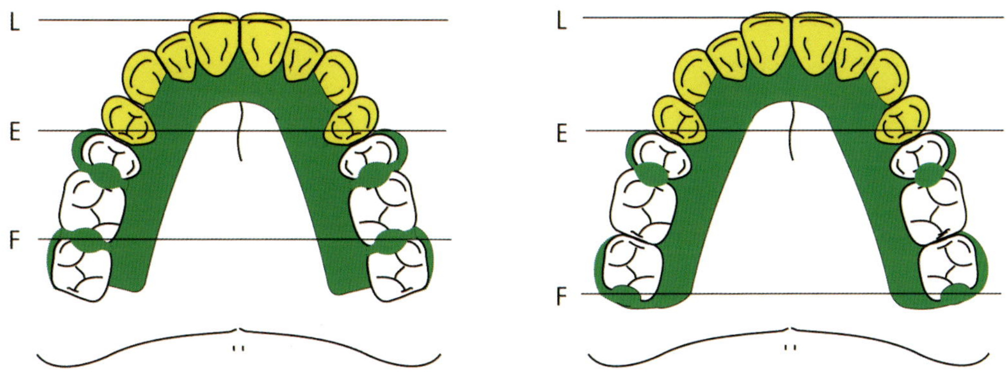

우측 그림은 받침점/힘점과 받침점/전위력 의 비율이 개선되었기 때문에 더 효과적이다. 더 나아가 전방을 향한 구치부 클래스프로부터 거의 부가적인 목적은 없다.

전치부 클래스프 위치는 하악에서는 심미적인 문제는 거의 없지만 상악에서는 원심의 undercut에 클래스프를 위치시키는 것에 의해 종종 치은쪽으로 접근한 클래스프를 '숨기는' 것이 가능하다.

잠정적인 설계의 고찰

이러한 상황에서 국소의치는 문제를 제공한다. 그러나 전치가 항상 더 잘 유지되기 때문에 종종 구치보다 더 길게 남아 있다.

대부분의 경우에서 간접지지와 유지를 사용하는 것이 필요하다. 이러한 것은 다음 그림에 요약되어 있다.

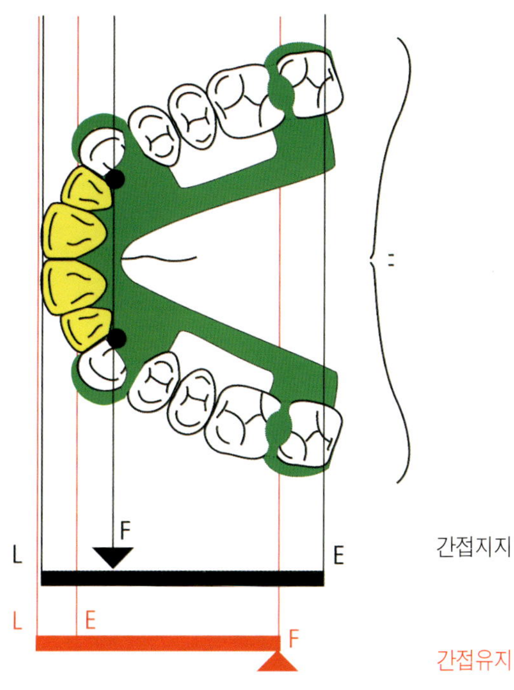

이러한 설계는 간접지지와 유지 모두를 보여준다.
각각을 위한 지렛대 원리는 받침점과 힘점이 작용하는 다른 부위가 대비될 수 있도록 보인다.

특히, 치은쪽에서 접근된 클래스프는 일반적으로 견치와 같은 치아의 원심 undercut에 위치되는 것에 의해 덜 파괴적으로 설계될 수 있다.

앞서 말한 대로 순측연은 수복 형태와 유지력 부가의 두 가지 목적에서 사용할 수 있다.

구개가 덮이는 상악 의치나 하악의 설측 판과 같이 acrylic plate 의치가 사용되는 다른 상황이 있다. 이것은 어떠한 환경(Section 3 참조), 특히 악화된 치열에서 설계의 선택이 될 것이다.

- 임시 의치 – 다른 치료가 진행되는 동안(예를 들어 고정성 보철/치주치료)
- 조직을 지지하고 피개하기 위해 안장을 충분히 넓히는 것이 중요하다.

몇 개의 치아를 위한 임시 대체

Acrylic resin 의치는 빠르고 경제적으로 만들어질 수 있지만 여전히 신중해야 할 설계이다. 가장 단순한(그리고 가장 덜 기능적인) 것은 'spoon' 의치이다.

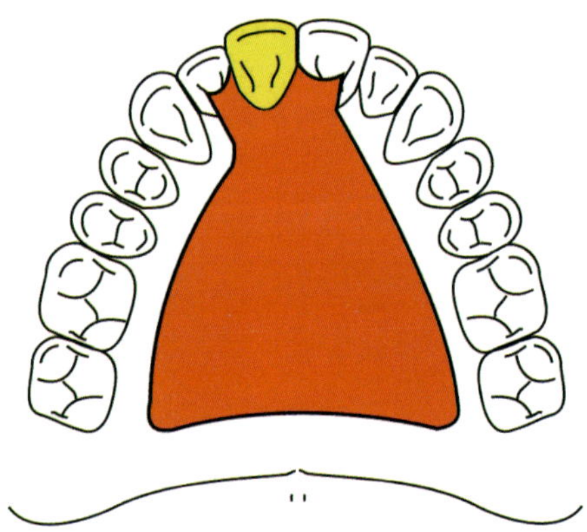
필수적인 레스트

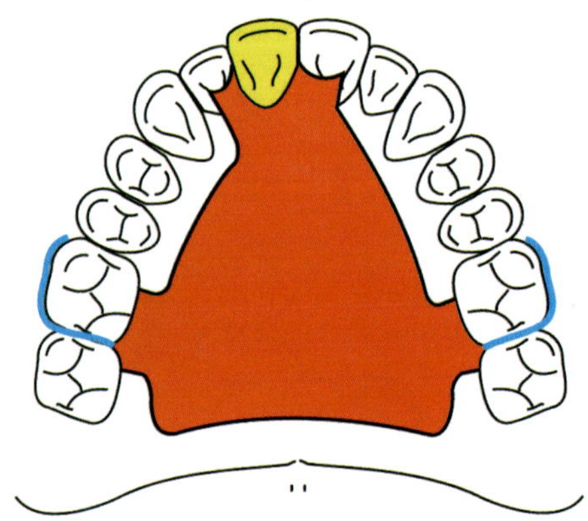
개선된 유지와 안정성

상악의 작은 안장은 치아 지지이다('치은박리장치(gum stripper)'를 만드는 결절 레스트 없이). 비록 순측연이 몇몇 기계적 유지를 제공한다 할지라도 조직 피개에 의해 유지된다.

하악의 경우, 구치에 접촉시킴으로써 위치를 개선시키고, 구치가 의치상의 직접적인 유지를 허용하고, 클래스프가 이를 제공하도록 한다. 의치상의 후방 연장은 클래스프가 작용하도록 하면서 받침점을 형성하고 안장을 위한 간접적인 유지를 제공한다. 연장된 구개 피개에도 불구하고 치은연 피개가 금속 설계에서 보다 더 커지지 않았으며, 다음 그림의 두 경우보다 더 낫다는 것에 주의해라.

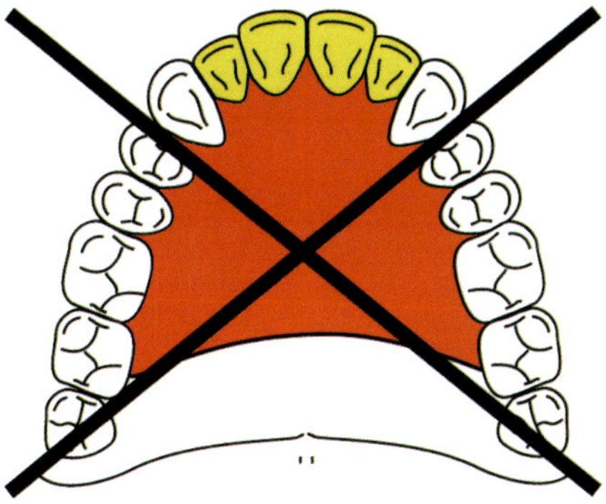
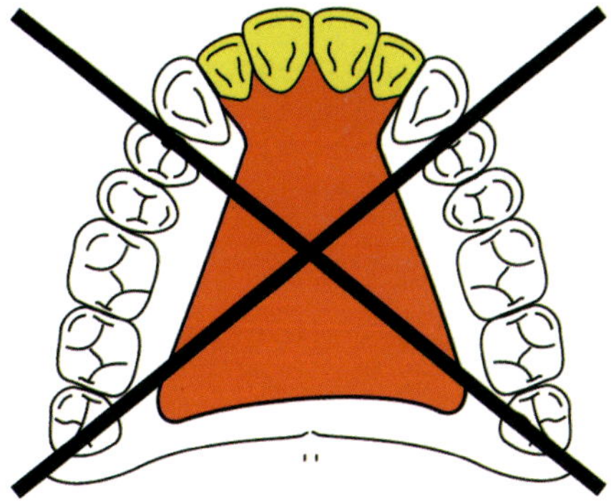

긴 전치부 안장의 임시 대체

긴 안장이 필요할 때 acrylic plate 연결부의 사용에 대해 대안은 거의 없다. 이것은 확실히 지지와 유지를 제공하기 위한 잠정 조치로 선택되어야 할 것이다.

'임시적인' 자연물이 덮여질 것이다:

- 잔존치의 수복
- 긴 안장을 지지하고 유지하기 위해 임플란트 위치 고려
- 잔존치의 치관 내에 연결 장치(attachment) 사용
- 총의치 과정 전에 훈련 기간

이러한 가능성은 Section 3에서 논의될 것이다. 몇 개의 치아가 잔존된 경우 acrylic 의치는 치료의 선택이 될 것이다. 잔존치와 연조직의 손상을 가하는 설계를 피하기 위해 주의가 요한다.

결론

비록 전치부 대체를 위하여 고정성 보철을 포함한 몇 개의 조건이 있다 하더라도 전치부 안장 의치는 외형을 위해 중요하다. 그러나 만약 안장이 확장된다면(2개 또는 3개의 치아 이상) 이러한 것이 유지와 지지의 문제를 야기할 것이다.

기억해야 할 중요사항

- 발음과 저작 중 의치의 동요는 확실하고 괴롭힘을 줄 수 있다.
- 간접적인 유지(1.8장 참조)는 항상 중요하고 받침점을 형성한 최대의 후방 연장에 의해 최대로 얻을 수 있다.
- 간접적인 지지는 최대의 후방 연장에 의해(클래스프가 제공되는 때에) 또한 유용해질 것이다(1.9장 참조).
- 지대치에 위치한 간접 유지를 위해 이상적인 전치부 클래스프는 심미적으로 허용할 수 없으나, 치은쪽에서 접근된 방식은 덜 보일 수 있다(만약 안장이 지대치의 clasp과 레스트 사이에 직선상에 있다면 오직 직접 유지만 작용할 수 있다).
- 당신의 설계를 확인하라(1.10장 참조).

Section 3

여러 문제점과 해결책 (Some problems and solutions)

Section 2에서는 Section 1에 서술되었던 국소의치의 기본적인 원칙에 맞는 디자인 전략과 순서를 제시하였다.

Section 3에서는 잔존 치열의 상태에서 어려움이 있는 여러 가지 상황을 해결하기 위한 시도를 할 것이다.

유리단 의치상의 지지와 유지에 대한 문제에 관한 어떤 어려움은 이미 인식되었다. 그러므로 우리는 적어도 이에 대한 더 복잡한(그리고 어떤 경우에는 더 발전된) 해결책과 다른 디자인 문제를 소개할 것이다.

비록 이것이 의치 디자인이 발전하면서 완전히 사라질 수 있지만, 술자는 기계적인 장치물을 인체에 결합시키는 일을 하고 있다는 사실에 대한 인식을 잊어서는 안 된다. 항상 고려되어야 할 위험 요소가 존재하므로 이 책의 이 마지막 Section을 시작하기 전에 우리는 아래 사항에 대한 당신의 관심을 끌 것이다.

국소의치 장착에 관련된 가능한 위험 요소들

우식증에 대한 감수성

- 새로운 병소
- 존재하는 수복물 주위 병소
- 치근면 우식증
- 의치상 주위 지대치에 대한 위험
- 어떤 질병 상태 혹은 투약에 관련된 적은 타액량과 관련되어 증가되는 위험

치은염과 치주질환에 대한 감수성

- 치은 조직의 염증
- 부착 상실 – 치주낭 생성, 치은퇴축
- 치아 동요도 증가
- 특히 의치상 인접 지대치의 위험
- 흡연자에서 증가되는 것으로 보이는 위험
- 지지 치주 부착의 과부하에 따른 기계적인 손상

연조직 손상에 대한 감수성

- 의치 유도 구내염 – 의치 장착 습관, 구강과 의치 위생, 보철물의 적합성, 캔디다균의 역할, 전신 건강, 의치 재료에 대한 알레르기 반응
- 과증식 병소 – 잘 맞지 않는 의치를 오랫동안 장착하여 발생
- 지지 점막골막 조직의 과부하
- 자연치에 대합하는 긴 점막 지지 의치상의 치조골이 섬유성 대치반응이 일어날 위험

저작계에 대한 감수성

- 턱관절 이상기능

국소의치가 치태 축적에 미치는 영향

- 치열과 보철물의 저류지역
- 의치가 장착되는 동일한 악궁 주위 치아의 증가된 치태축적 감수성
- 의치가 장착되지 않는 대합 악궁 주위 치아의 증가된 치태축적 감수성
- 특히 의치상 인접 지대치의 감수성
- 보철물의 야간장착으로 인한 증가된 치태축적

국소의치를 장착할 때 질병 전파의 방지

- 구강 위생
- 의치 위생
- 식이 조언
- 불소 치약/ 구강세정
- 위생 치료와 유지
- 흡연 중단 조언
- 일상적인 재내원

3.1 노인들을 위한 국소의치 디자인 (Designing partial dentures for the ageing dentition)

나이 든 사람을 위한 국소의치를 디자인 시에는 특별한 고려가 필요하다.

나이 든 사람이 지닌 치열의 여러 가지 특성들이 국소의치를 디자인하는 데 영향을 끼친다. 특히 우리는 반드시 전신건강, 동요도 및 자기관리를 고려해야 한다. 경제적인 요소 또한 은퇴시기에 있는 사람들에게는 중요한 문제이다.

우리는 자연치열이 많이 손상된 환자로부터 제기되는 문제들에 대해 고려할 것이다. 그러나 잘 유지되고 건강한 노인 치열의 의치 디자인도 시간을 들여 고려할 가치가 있다.

다음과 같은 특징들이 발견된다:

- 치아마모
- 치은퇴축, 그로 인한 상아질 및 백악질 노출, 언더컷 부위가 증가된다.
- 때때로 치아가 상실되고 수복되지 않으면 더 빠른 치아 이동(drift)과 정출이 보인다. 우리는 이에 대하여 3.5장에서 더 자세히 살펴볼 것이다.

마모(Abrasion): 치질이나 수복물의 마모(치아의 접촉에 의한 것을 제외)
부식(Erosion): 화학적인 원인에 의한 치질의 손상(bacteria의 작용에 의한 것이 아님)
교모(Attrition): 치질이나 수복물의 마모(저작이나 치아간의 접촉에 의함-교합면, 인접면)

치아마모

당신은 아마 마모, 부식, 교모의 증거를 발견할 것이다. 마모와 부식은 아마 의치나 또는 의치의 연결부로 접촉하거나 덮음으로써 치면(tooth surface)을 변화시켜 왔을 것이다. 교모는 전형적으로 칫솔질을 통해 주로 치은퇴축으로 인해 노출된 치근면에 발생한다. 이것에 대해 우리는 앞으로 간단하게 이야기할 것이다.

부식은 극단적인 경우지만 역시 상아질의 노출을 야기한다. 마모와 부식은 치태침착이 증가한다면 모두 잠재적인 우식위험부가 된다(국소의치와 관련하여).

교모도 또한 주의 깊은 평가가 필요하다. 약간의 마모는 정상적인 소견이다(70세 노인은 절치를

60년 넘게 사용했으므로). 치아의 조기상실은 교합되는 치아 수의 감소를 야기하며, 이로 인해 남은 치아의 마모 가능성이 더 높아진다. 게다가 이갈이와 같은 악습관은 치아마모를 야기하는 중요한 위험요소이다.

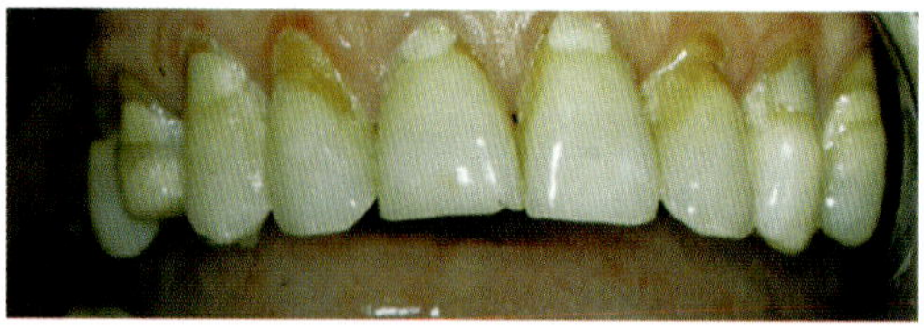

마모. 치경부 조직 손실을 주목하라

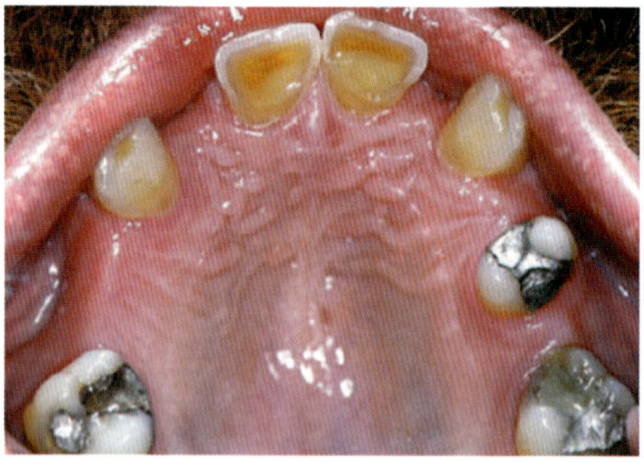

부식. 구개측 상아질이 노출되었다.

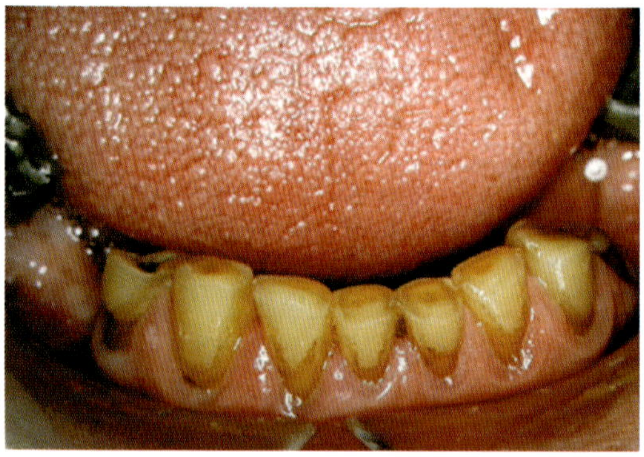

교모. 절단면이 상아질까지 닳아 없어졌다.

때때로 술자는 전치부에서 상아질이 노출된 상당히 진행된 치관구조 상실의 상황을 접하게 될 것이다(물론 이 부위에서 명백하게 많이 일어나지만 이 부위가 유일한 곳은 아니다). 이러한 환자들은 분명히 과개교합이라고 결론내리기 쉽지만 이는 고지식하고 현명하지 못하다. 대신에 과맹출에 대한 보상으로도 이러한 현상이 일어날 수 있다(특히 교모속도가 상대적으로 느린 경우에 보면).

임상적인 평가

- 기능적인 힘을 분산시켜주는 국소의치의 좋은 증례가 있을 것이다(그리고 아마 마모가 더 되는 것을 막을 것이다).
- 교합고경에 대한 마모의 영향은 freeway space의 측정으로 가장 잘 표현될 수 있다(정상치 2~4mm).
- 가능한 범위 이상으로 교합고경을 증가시키는 것은 현명하지 못하다. 그리고 확실히 **국소의치만으로 교합고경을 올리는 것을 기대하는 것은 현명하지 못하다.** 왜냐하면 이는 지대치와 지지조직의 기능력을 매우 증가시킬 것이기 때문이다. 이것은 심하지 않으면 불편감만 주고, 최악의 경우에는 근육이나 악관절의 기능에 바람직하지 않은 영향이나 손상을 줄 수 있다. 크

라운 같은 고정성 보철물로 수직고경을 높이는 것이 국소의치만을 이용하여 수직고경을 높이는 것보다 더 나은 것으로 보인다. 국소의치에 비하여 저작기계가 더 쉽게 이러한 변화에 적응을 하는 모습을 보인다.

- 비록 약간의 overclosure가 관찰되더라도 환자가 이미 거기에 완전히 적응해 있을 수 있다는 것을 항상 기억하라. '늙은 개에게 새로운 기술을 가르칠 수 없다.' 라는 속담처럼.
- 많이 닳은 치아의 표면을 overdenture로 덮는 것은 유효하다(3.6장 참조).
- 또한 고정성으로 접근하는 것이 가장 적절한 치료인지를 반드시 고려하여야 한다. 예를 들어 접착 수복물(직접/간접 컴포짓트 등)

치은퇴축

자연적인 노화의 과정인지 아니면, 치은/치주 염증반응이 반복되면서 축적된 효과인지 치은퇴축은 국소의치 디자인을 하는 상황을 변화시킨다:

- 치관노출이 늘어나면 의치 지지를 위한 치근의 길이가 짧아지게 된다(3.6장 'Crown-root ratio의 개선' 참조).
- 열구 깊이가 감소되면 종종 lingual bar와 같은 연결장치의 충분한 공간이 부족해진다(그러면 dental bar가 아마 더 적합할 것이다).
- 써베이 시 치아의 언더컷이 더 깊어지게 된다.
- 각각의 안장 끝에 대합되는 언더컷이 깊어지게 된다(3.5장 '경사진 치아').

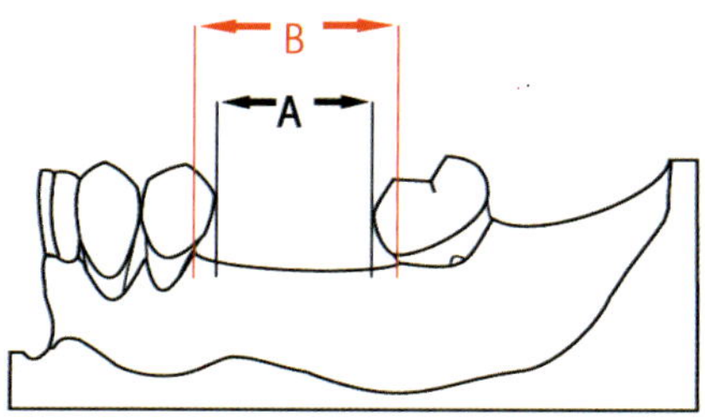

A, 치아 사이의 거리
B, 수평 언더컷

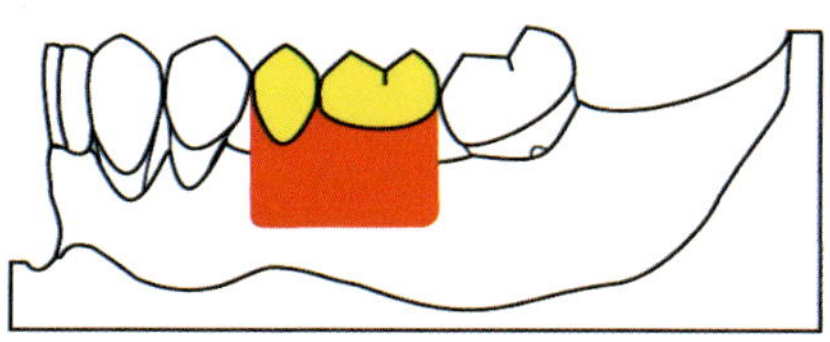

커다란 음식물이 끼는 부위

치은퇴축은 인접 언더컷의 양을 증가시킨다.

- 치은퇴축으로 백악질/상아질이 노출되면 치근우식의 위험성이 커진다(저류공간의 증가).

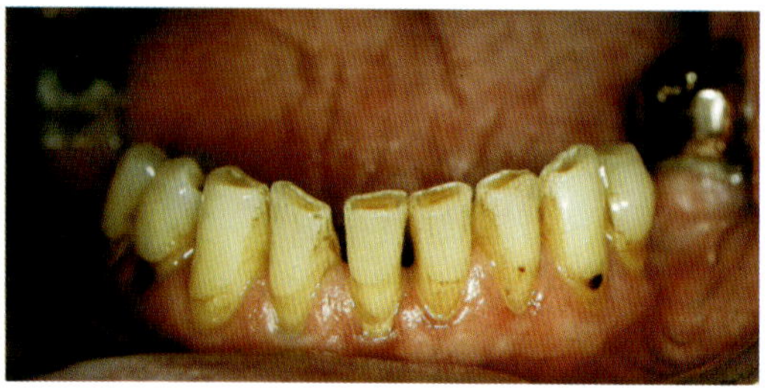

치은퇴축으로 인해 치근면이 노출되었다.

• 치근우식에 위험이 높아진다는 것은 매우 중요한 문제이다. 그러나 특별히 타액량이 감소한다면 일반적으로 복용중인 약과 연관이 되어있다.

건강한 노인 치열에 적용되는 디자인 순서

2.3장에 나오는 일련의 과정을 따라 설계할 때 노인들에게서는 다음과 같은 특별한 고려가 더욱 필요하다.

안장의 위치와 디자인

• 기존의 의치의 성공 또는 실패에 주목하여 기능을 강화하기 위하여 치아를 회복해줄 부위를 결정한다.
• 교합면 및 설면 결절 레스트가 교합에 방해가 되지 않도록 주의하면서(치아의 삭제가 필요한가?) 보통의 방법대로 지지를 부여하면 된다. 골 지지가 감소되었다는 것을 명심하라.
• 언더컷이 깊은 경우 가능한 위생 관리가 잘 되도록 위생 공간을 만들어준다.

써베이시 더 명확하게 cast를 경사시키면 삽입로에 도움이 된다(1.4장 참조).

Posterior bounded saddle에서는 self-cleansing pontic이 가능한 옵션이다. 특히 하악에서는 잘 보이지 않으므로 더욱 그러하다.

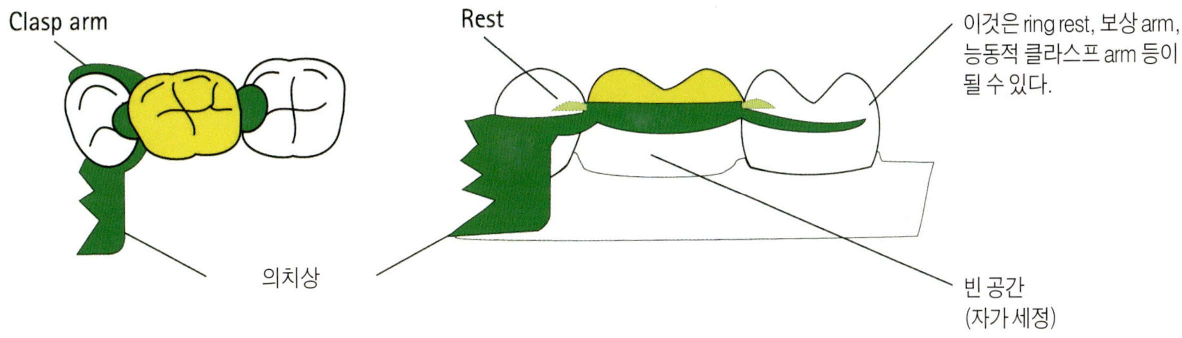

Self-cleansing pontic은 조직으로부터 떨어져 있어서 저류를 피하고 치은연을 덮지 않는다.

연결자 선택

일반적인 선택과정이지만:

- 과거의 경험을 평가하고 기존의 의치가 손상을 주지 않고 잘 적응해서 사용하였다면 이전 의치를 다시 따른다.
- 가능하면 위험부위에서 떨어지도록 한다(예를 들어 lingual bar는 치은퇴축으로 sulcus depth가 한정된 경우).
- 상실치가 많은 경우 및 긴 후방연장이 필요한 경우에는 아마도 plate design이 가장 최고의 옵션이 될 것이다(palatal, lingual).

유지

언더컷의 변화와 치근조직의 노출과 관련하여 다음과 같은 고려가 필요하다:

- 만약 깊은 언더컷을 사용한다면 클래스프에 더 탄성 재료를 사용하여야 한다(stainless steel 같은).
- 치태침착을 야기하는 위험부위 인접부위에는 클래스프를 두지 않는다(gingivally-approaching clasps과 RPI system 모두 청소하기 어려운 부위가 생겨서 금기증이 될 수 있다).
- 간접 유지도 가치가 크다(1.8장 참조).

결론

나이 든 사람들을 위해 국소의치 디자인을 할 때에는 나이 든 사람들에게 나타나는 특별한 특징들을 고려해야 한다. 치은퇴축이나 치아마모와 같은 이러한 특성들은 component의 타입 등에 영향을 미친다. 게다가 나이 든 사람들은 구강 위생관리에 좀 더 힘이 드므로 국소의치를 디자인할 때 이러한 점을 잘 고려해야 한다.

기억해야 할 중요사항

마모된 치아, 상아질이나 백악질이 노출된 치아, self care가 어려운 환자및 새 의치에 대한 적응력이 떨어지는 환자들에 있어서는 특별한 주의가 필요하다:

- 교합 수직 고경을 무계획적으로 높이지 말 것
- 부분 의치 제작시 추가적인 침체부위를 만들지 말 것
- 만일 기존 의치가 성공적으로 마모되고 구강 조직에 위해를 가하지 않았다면, 비슷한 처방을 다시 내리는 것을 고려하라.

3.2 잔존치열의 조건이 불량한 경우를 위한 새로운 국소의치 (New partial dentures for residual dentition in poor condition)

치열을 돌보지 않은 환자를 위한 치료전략

시간이 지남에 따라 종종 자기관리와 전문가의 도움을 받는 데 소홀한 결과로 잔존치열의 상태가 좋지 않은 환자를 만날 수 있을 것이다. 국소의치가 잔존치열의 상태 악화에 원인이 되었을 것이다.

첫 번째 단계는 환자가 다시 치료를 받도록 권유해야 한다. 종종 당신은 환자의 반응에 놀랄 것이다. 예를 들어 무치악이 될 수 있다는 말을 함으로써 치과진료에 대한 환자의 현저한 태도 변화를 이끌 수 있다. 구강 위생 교육, 치주치료 및 치아수복은 상황을 개선시킬 것이다. 그리고 당신은 아마 Section 2에서 설명한 전체적인 원칙을 따를 수 있을 것이다.

더 많은 치아상실이 기대되는 다른 환자들에게 있어서는 그에 맞추어 계획을 세우는 것이 필요하다. 환경이 바뀌면 그에 맞추어 의치를 변화시킬 수 있도록 설계한다.

이런 상황에서 의치 디자인은 적절하여야 한다.

- 상대적으로 간단한 디자인을 선택한다. 치아의 발치가 필요한곳에는 인공치의 추가가 가능하도록 아크릴릭 레진 연결장치를 이용하여 만든다.
- 가능한 한 연조직도 포함한 최대한 여러 곳에서 유지와 지지를 얻도록 한다.
- 확실히 특정 치아에 강하게 의존하여 레스트나 클래스프에서 지지와 유지를 얻는 것은 피한다. 이 경우 예후가 의문스러운 치아는 금방 상실되게 된다. 이렇게 구조물이 상실되게 되면 의치가 적절한 기능을 수행하는 것을 손상시킬 것이다. 어떤 경우에서도 가장 건전한 치아에 유지와 지지를 준다.
- 정밀한 교두 간 관계를 제공하는 충분히 자연치 상하악 접촉을 유지되도록 한다.

결론

환자에게 당신이 일어나길 기대하는 것들을 강조하는 것은 반드시 필요하다. 잔존치열이나 새로운 의치의 수명에 환상이 없도록 해주는 것이 중요하다. 이는 환자가 나중에 추가적인 치아상실을 대비할 수 있고 필요한 경우 새롭게 추가할 수 있다(3.3장 참조). 또한 이러한 상황에서는 정기적인 점검의 중요성을 강조하여야 한다.

기억해야 할 중요사항

잔존치열의 유지가 종종은 불가능하다. 국소의치(단순한 디자인을 사용하여)는 (아마 유용한 연습 **경험**을 제공할 것이다) 부분 무치악에서 무치악으로 **이행**하는 데 도움을 준다. 특별히 중요한 포인트는 다음과 같다:

- 의치 디자인은 가능하면 단순하게 한다.
- 추가적인 치료 가능성에 대해 환자에게 명백하게 알려야 한다.

3.3 기존 의치에의 첨가 (Additions to existing partial dentures)

국소의치를 착용하는 환자들은 종종 치아를 더 상실하기도 한다. 이러한 경우 어떻게 해야 하는가?

만약 하나나 그 이상의 자연치아가 망가진 경우에는 발치가 필요하다. 임시방편이든 무엇이든 종종 기존 의치가 다시(replacement) 사용가능하기도 하다. 특히 최근까지 상태가 양호하고 부가적인 첨가가 가능한 의치 디자인이라면 그러하다.

여기 잠재적인 세 가지 문제점들이 있다:

- 대다수의 경우 기공실에서 새 치아를 붙이는 동안 의치는 빼주어야 한다.
- 발치를 요하는 치아가 의치의 기능 수행에 아주 중요한 치아일 수 있다(예를 들어 occlusal rest, clasp 또는 indirect retainer가 걸리는 치아).
- 몇몇 의치 디자인은 기계적으로 추가로 치아를 붙이기가 어려울 수 있다.

발치하는 시기와 치아를 붙이는 시기

수행될 수 있는 두 가지 방법이 있다.

- 발치 후 치유를 기다리고(일반적으로 약 3개월), 그 후 임상과정과 기공과정을 거쳐서 치아를 덧붙인다. 이는 대개 심미와 관계없는 경우에 선호된다.
- 발치 전에 의치에 치아를 붙인다. 이런 경우 immediate 또는 immediate replacement addition이라고 명명한다.

위 방법 모두 반드시 환자의 인상을 채득해야 하고 occlusal recording을 해야 한다. 그리고 의치를 기공실에 보내야 한다. 이는 아마도 환자들에게 받아들여지지 않을 것이다. 특히 만약 의치가 전치부 치아를 회복시키는 경우에 받아들여지지 않을 것이다. 이런 경우 약간의 변형된 방법이 있다(3.4장 참조).

어떤 경우라도 발치 후 얼마 지나지 않아 치아를 덧붙이는 것은 임시적이기 쉽다. 왜냐하면 발치 후 치유와 치조골의 리모델링이 필수적으로 일어나기 때문이다.

새로 디자인된 의치가 아마 적절한 지지, 유지 및 구강 위생을 위하여 필요할 것이다.

치아 발치에 따르는 필수적인 구조의 상실

지지와 유지를 유지하기 위하여 조정하는 것이 필수적이다. 특히 레스트나 클래스프가 걸리는 지대치가 상실된 경우에는 더욱 그러하다. 그중 유지가 의치를 사용하느냐 못하느냐에 관련하여 가장 중요하다. 간단한 해결방법으로는 stainless steel clasp를 새로 지대치가 될 부분에 거는 것이다. 이러한 새 클래스프는 쉽게 새 아클릭 의치상이나 후방연장에 포함시킬 수 있다.

원심쪽 지대치가 상실되어 치아지지 국소의치(Kennedy Ⅲ)가 Kennedy Ⅱ 타입으로 바뀌는 경우 특히 어려움이 더 발생한다. 치아를 덧붙일 때 동시에 후방연장은 free-end saddle guidelines에 따라 수정되어야 한다(2.5장 참조).

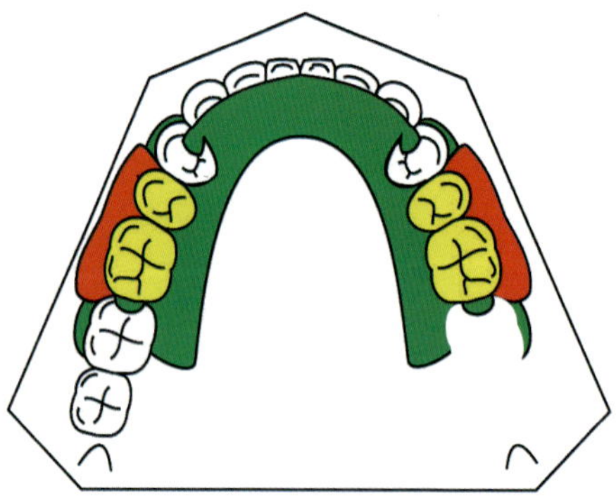

우측 대구치 치아상실.

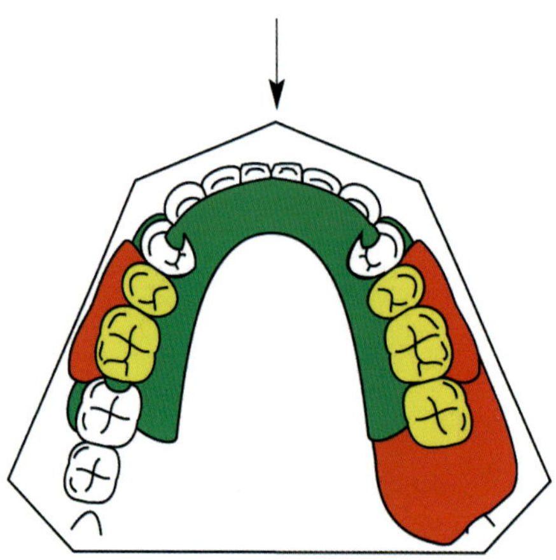

Free-end saddle을 추가로 만듦.

의치에 치아 부착

전부는 아니지만 종종 국소의치에 치아를 추가하는 데 있어 기계적인 어려움이 있을 수 있다.

- 지대치가 상실된 경우 새로운 인공치를 인접한 원래의 saddle에 단순하게 부착할 수 있다.
- 기존의 saddle에 인접하지 않은 치아가 상실된 경우에는 기계적으로 그리고 디자인상 문제가 될 수 있다. 만약 가장 인접한 연결장치가 금속이라면(코발트 크롬) 새 치아 부착을 위하여 아마 아크릴릭 레진이 필요할 것이다. 하지만 이는 부피가 커서 거북할 수 있고, 위생상 불리하고, 더 약할 수 있다.

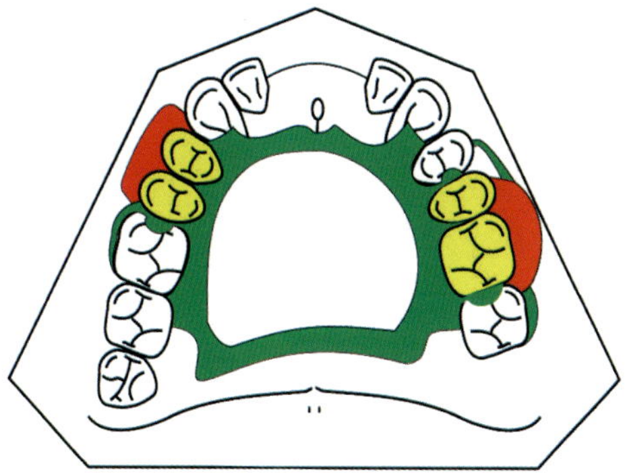

전치부의 상실

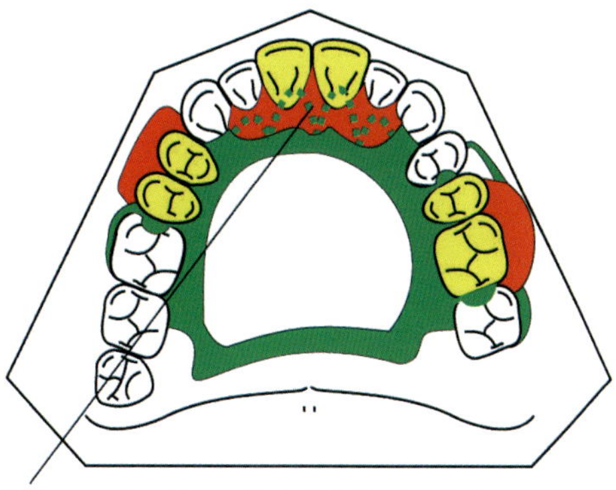

의치 base에 코발트크롬와이어 루프를 추가

납착된 와이어로부터 유지력에 도움을 받음

> **조언**
> - 치아를 부착하면 만족스러울 수 있는지 결정한다.
> - 바로 붙일지 아니면 나중에 추가할지를 토론한다.
> - 가능하면 유지와 지지가 좋도록 조정한다.

Overdenture

이미 몇 개의 치아를 상실한 환자가 치아를 더 상실하게 되면 이를 가볍게 여기지 말아야 한다. 이에 대한 대안, 그리고 임시의 overdenture(피개의치)(잔존치근에서 지지를 얻고 가능하다면 유지를 얻는)에 대해 앞으로 설명할 것이고, 또한 그에 관한 내용이 3.6장에 간략히 서술되어있다. 이 술식은 치근이 건전하지만 crown 수복은 하지 못하는 경우에 가장 적절하다.

결론

어떤 종류의 국소의치는 자연치의 발치가 필요한 경우에 이에 맞도록 쉽게 수정할 수 있다. 가장 간단한 것은 인공치나 flange를 인접 아크릴릭 레진에 붙이는 것이다. 하지만 인접 안장이 없는 기존의 코발트크롬 베이스 의치에 인공치를 붙이는 것은 기계적인 도전이 될 수 있다. 이러한 경우에는 기존 보철에 수정을 가하는 것보다 아마 새로운 의치를 제작하는 것이 적절할 것이다.

기억해야 할 중요사항

기존 의치에 새로운 인공치를 추가하는 것은 장점이 있다. 특히 그 의치가 상태가 좋고 환자가 잘 적응하는 경우에 더욱 그러하다. 잠재적인 주요 문제점들은 인공치를 부착하는 데 있어서 기계적인 부착의 어려움, 발치된 치아에 클래스프 등이 걸려있을 때가 문제이다. 특별한 포인트는 다음과 같다:

- 인공치의 추가는 자연치가 발치된 경우나 치아를 overdenture의 지대치로 수정한 경우이다.
- 발치가 필요하여서 의치를 변경한 부분에서는 추후 치조골의 리모델링으로 인하여 변경이 필요하다.

3.4 예후가 좋지 않은 잔존치열을 가지고 있는 경우 (Residual dentition with poor prognosis)

종종 치아를 발거하는 것 이외에 치료방법이 없는 치아가 있다.

잔존치나 또는 그 주위 지지조직의 상태가 다시 돌이킬 수 없이 매우 좋지 않아 치료의 방법이라고는 발치밖에 없는 경우가 있다.

이런 경우는 다음과 같은 원인에 의해서 발생한다:

- 무관심
- 치료의 실패
- 식습관의 변화
- 당뇨와 같은 전신적인 불균형에 의해서

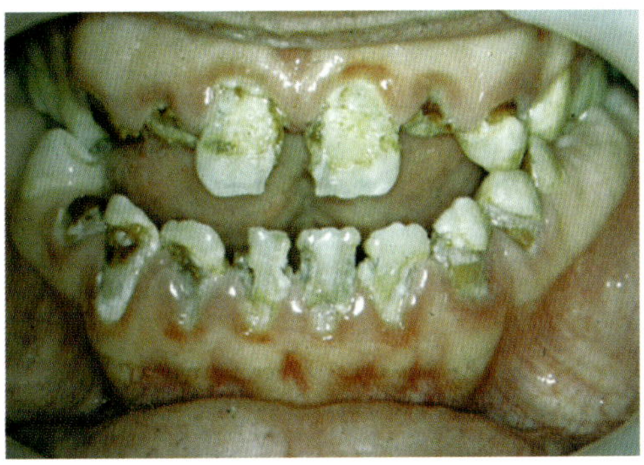

심한 치아우식

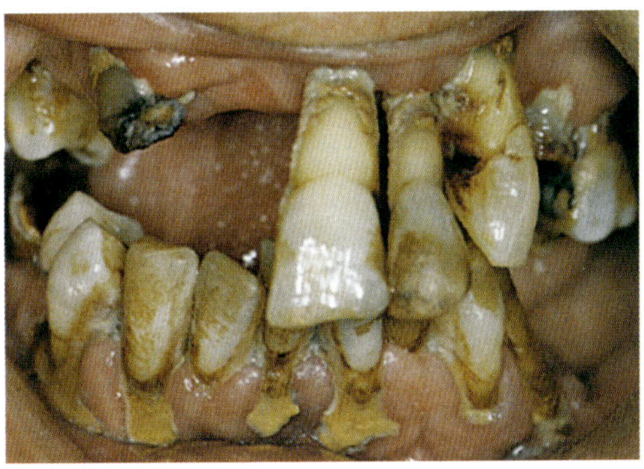

심한 치주질환

이러한 경우 잔존치를 발거하는 것은 치과의사나 환자가 결정을 할 것이다.

환자는 아마 치아의 발거를 원하거나 아니면 갑자기 치아의 중요성을 깨닫고 치아를 유지하기를 원할 것이다.

그러면 술자는 임상적인 판단을 거쳐서 환자의 상태를 고려하여 환자에게 치열의 상태에 대해 알려주어야 할 것이다.

환자는 이미 국소의치가 있을 수도 있지 않을 수도 있다.

어떤 경과이던 간에 치료계획은 환자의 무치악에 총의치를 제공하는 것이다.

잔존치아의 수 및 위치에 따라 다음과 같은 방법으로 달성할 수 있다:

- 후에 총의치로 바뀔 국소의치를 제작하다.

- 가장 나쁜 치아를 제거하고 후에 총의치로 바뀔 국소의치를 제작한다.
- 구치를 제거하고 국소의치를 총의치로 바꾼다.
- 모든 잔존치에 대하여 즉시 총의치를 제공한다.

많은 부분이 환자의 환경과 연관될 것이다. 예를 들어 oil rig(유정 굴착장치)에서 일하는 사람들은 장기간 사회에서 떨어져 있으므로 무치악 상태로 총의치 장착 전에 치유를 기다리며 3개월쯤 있어도 괜찮을 것이다. 한편 성직자는 자신감 있게 설교를 해야 하기 때문에 총의치로 교체하기 전에 조절중인 국소의치가 필요하다.

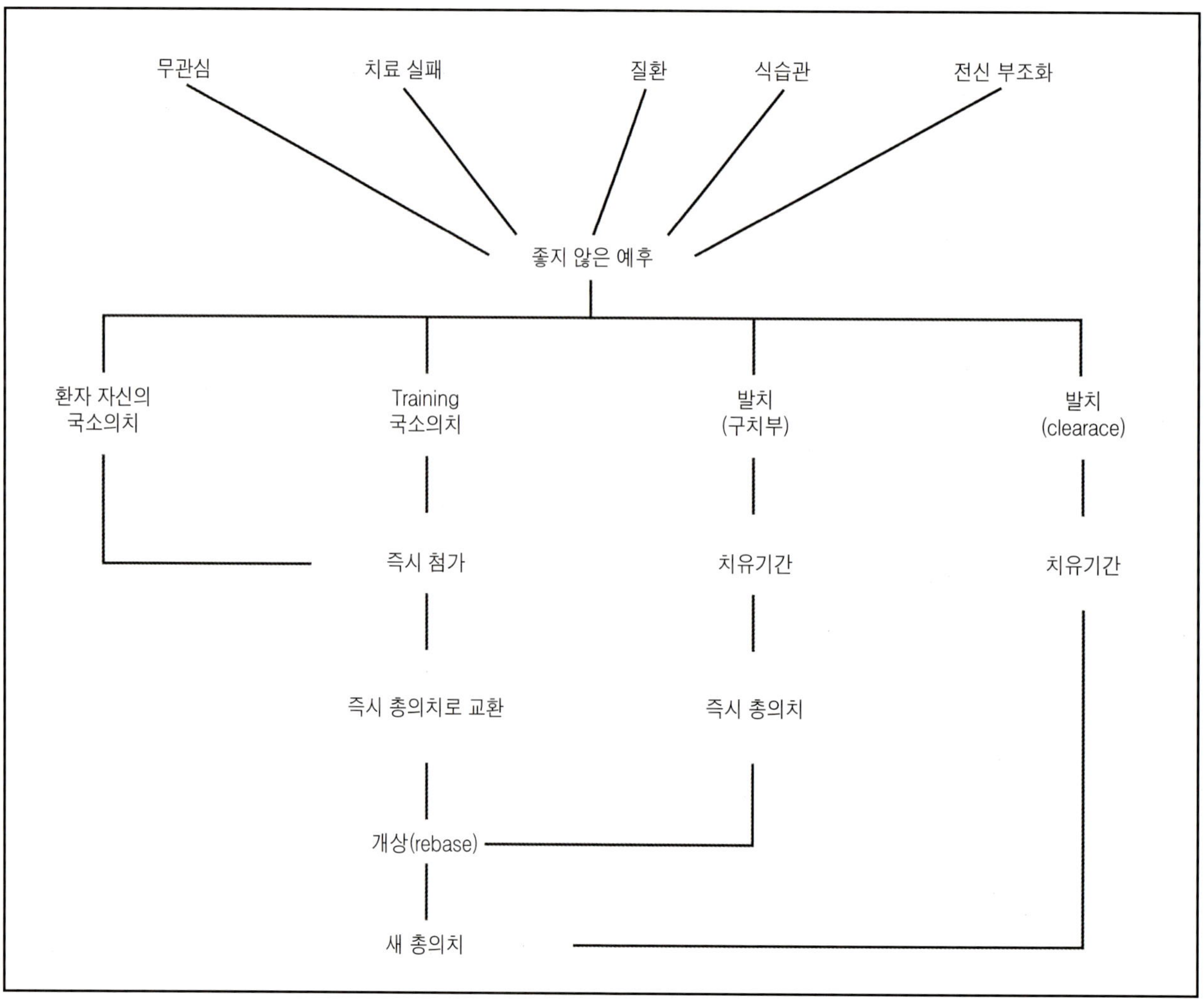

총의치의 계획의 과정

이를 그림으로 표현하면 위와 같다.

이런 모든 국소의치의 증례에서 가장 간단하게 디자인하여야 한다. 임시로 사용하는 이러한 의치에 인해서 잇몸 손상이 걱정되지 않아야 한다. 그리고 모든 가능성 즉, 치아상실로 인해 인공치의 추가 가능성을 고려해야 한다.

이런 종류의 증례에서 우리는 총의치로 이행해가는 과정 중에 국소의치를 연습을 위한 장치로 사용하는 것을 추구하며 추천한다.

어떤 잔존치가 발치될 예정인지를 결정해 왔고, 환자가 총의치를 제공받을 것인지에 대해 결정되어 왔다. 이러는 동안 국소의치는 적합이 될 것이다. 그래서 환자가 의치를 끼고 조작하는 데 적응을 하게 된다. 이러한 의치는 아크릴릭으로 제조된다. 그래서 만약 치아가 더 상실되고 나면 쉽게 치아를 덧붙일 수 있다.

단순한 아크릴릭 국소의치를 최대한 설 · 협 · 순측으로 flange를 연장하여(필요하면 몇 개의 '치은에 맞춘' (개방된) 전방부 안장*을 쓰기보다는 치아를 즉시 덧붙이기 위하여) 만든다. 클래스프나 rest가 필요 없고 하악 의치에서는 lingual plate 연결장치가 (만약 있다면)† 하악 전치부 설측을 대부분 덮는다. 그러나 환자가 국소의치를 처음 경험해 본다면 단순한 스테인레스 스틸 클래스프를 유지력을 높이기 위해 일시적으로 사용하면 도움이 되기도 한다.

한번 환자가 의치를 사용하고 조작하는데 편해지면 총의치로 전환시킬 수 있게 된다.

물론 training denture를 쓰다가 나중에 새로 complete immediate insertion denture를 만들어 줄 수 있기는 하지만 training denture를 변형시키는 것이 환자도 이미 그 의치의 모양과 변연에 이미 적응해 있기 때문에 더 좋은 선택이 될 수 있다. 새의치는 neuromusculature가 관계되는 한 똑같지 않은 것이다.

결론

부분 무치악 상태에서 무치악 상태로의 변화는 많은 환자에게 있어서 중요한 변화이다. 잔존치의 상태와 불편감을 야기하고 있는지 없는지에 대처하는 방법이 달려있다. 비록 몇 가지 종류의 transitional denture가 치료목적으로 선호되지만, 이것이 항상 가능한 것은 아니다. 종종 잔존치를 가능하면 빨리 발치하고 충분한 치유기간을 기다린 후 총의치를 제작해야 하는 때가 있다. 환자들이 분명 어느 기간 동안 자연치아가 없거나 의치 없이 지내야 한다면 환자들에게 왜 이런 과정이 필요한지를 명확하게 설명하여야 한다.

*총의치로 전환 시 치은에 맞춰진 장치는 변연폐쇄가 불완전하기 때문에 잘 유지되지 않는다. 게다가, 치조골 흡수가 진행되면서 치은에 맞춘 전방 치아와 치조제 간 접촉이 사라질 수 있다.

†하악 전치부 치아의 설측을 거의 다 덮는 것은 위치를 강화시키고 동시에 하악 치아가 발치되고, 인공치로 대치되어도 혀와 관련된 변화가 없게 한다.

기억해야 할 중요사항

잔존치열을 발치하는 것 이외에 치료방법이 없을 때 총의치로 진행되는 과정에 대해 반드시 계획을 세워야 한다. 발치는 전치부 심미를 보존하기 위해 그리고 구치부 치조제가 힘을 받을 수 있도록 치유기간(보통 3개월)을 위해 대부분 두 단계로 나누어서 행한다.

몇 가지 포인트는 다음과 같다:

- 이러한 의치는 보통 아크릴릭 레진으로 만들어서 수정이 쉽도록 한다.
- 일련의 발치과정 중에 의치를 어떤 식으로 수정할 것인지에 대한 주의 깊은 생각이 필요하다.
- 환자가 이러한 일련의 치료를 이해하기 위해서는 환자와의 좋은 관계가 필요하다.

3.5 구강구조 및 치열이 복잡한 환자의 국소의치 (Partial dentures around difficult dentitions and oral structures)

어떤 상황에서는 국소의치를 제작하는 데 있어 구강 내 어떤 부분이 몇 가지 문제를 일으키기도 한다. 이러한 것들은 치아의 위치나 다른 해부학적 구조와 연관 되어 있을 것이다. 몇 가지 문제와 해결책을 이 다음에 제시되어 있다:

- 과맹출된 치아
- 경사진 치아
- 이동된 치아
- 전치부 수직 및 수평피개
- 상 · 하악 골융기
- 연조직 병소

어떤 상황에서는 잔존치열에서의 치아 위치가 국소의치를 디자인하는 데 도전이 될 수 있다. 이러한 현상은 치아가 이동하여서 보철물이 들어가야 할 공간이 좁아진다거나 상 · 하악과 관련한 특정한 문제 때문에 발생할 수 있다. 이번 장에서는 이러한 몇 가지 주제에 대하여 알아보고, 이러한 경우 국소의치를 디자인 할 때 어떻게 해결해야 하는지에 대하여 알아보겠다.

과맹출된 치아

치아가 대합되지 않은 환경에서 맹출의 생리적인 기전이 다시 작용함에 의해서 치아의 과맹출이 발생될 수 있다. 우리는 앞 장에서 이미 치아마모와 관련하여 이에 대해 언급하였다. 의치를 디자인하는 데 있어 치아의 과맹출은 중대한 문제를 야기할 수 있다. 국소의치를 장착하는 많은 환자에게 있어서 대합되지 않은 치아는 과맹출될 것이라는 증거는 별로 없다. 그외에 다른 사람들에게 있어서 대합되지 않은 치아는 움직여져 왔다는 것은 명확하다. 아직도 어떤 치아가 더 많은 맹출을 할 것인지 그 잠재력을 예측하는 명확한 방법은 없다. 하지만 우리가 매우 조금 알고 있지만(잘 알지는 못하지만) 그것에 영향을 미치는 생물학적 인자가 분명히 있다.

과맹출된 치아에 의해서 발생하는 문제점들

- 교합평면이 붕괴된다. 교합평면이 높이에서 불규칙하게 될 것이고, 의치와 과맹출된 자연치아 사이에서 계단식으로 배열되게 된다. 이러한 상태가 심한 경우에는 아마 저작효율을 떨어뜨릴

것이다.

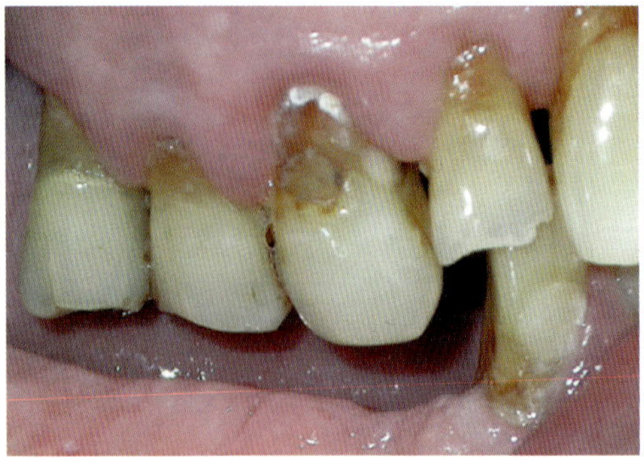

과맹출된 치아는 교합평면의 붕괴를 야기한다

• 치아가 과맹출 되어서 saddle area에 의치상 재료를 위한 충분한 공간이 없다면 의치가 쉽게 깨질 수 있다.

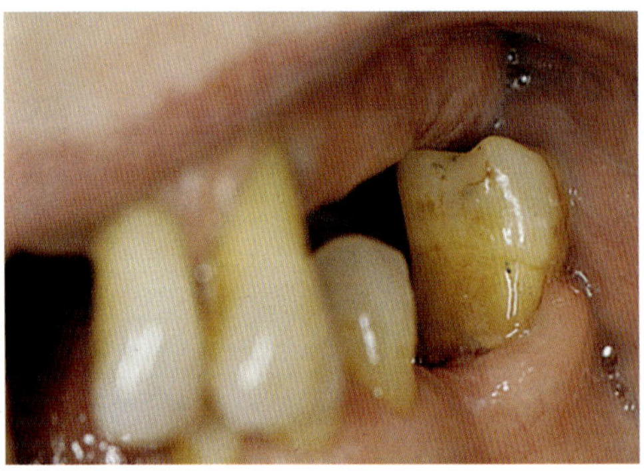

상악 의치를 위한 공간이 부족

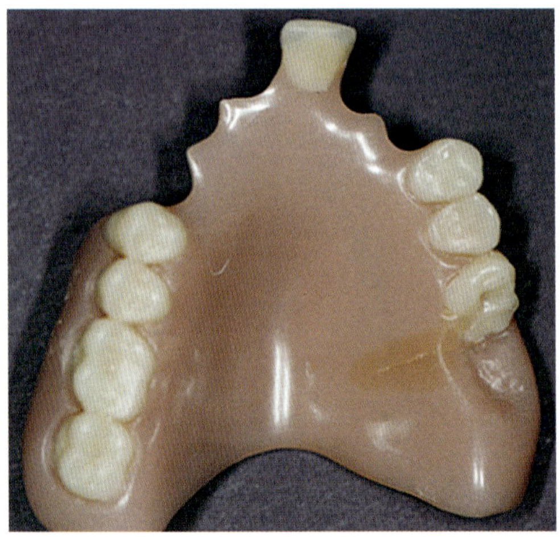

구치부 부분에서의 아크릴릭의 모습

• 어떤 상황에서 치아는 반대편 치조제에 바로 접촉해서 보철물을 위한 공간이 아예 없는 경우도 있다. 이러한 상황에서 만약 교합고경을 높여서 보철물을 제작한다면 이는 종종 기능 시 과다한 힘을 가하게 되어 지지조직에 상당한 외상을 가할 수 있다. Freeway space를 침범하거나 이를 넘어서게 되면 재앙을 불러올 수 있음을 꼭 알아야 한다.
• 대합치열에 교합간섭을 야기할 수 있다. 아마 환자의 씹는 패턴이 변화할 것이고 이는 악궁 다른 부분에 문제를 초래할 수 있다. 예를 들어 전치부의 마모가 더 심해진다거나 턱관절 장애 등이 발생할 수 있다.

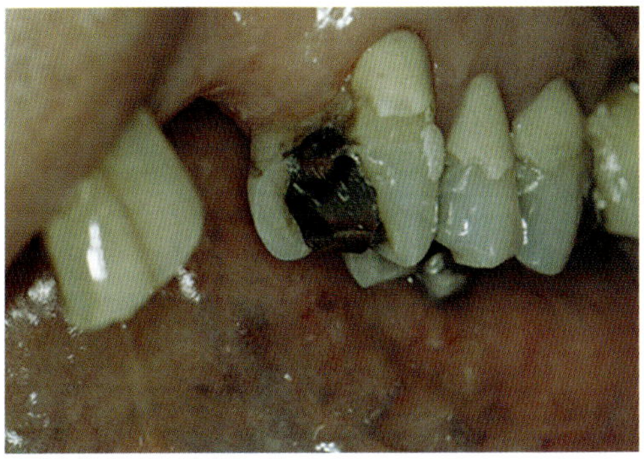

소구치의 wear facet(마모흔적)

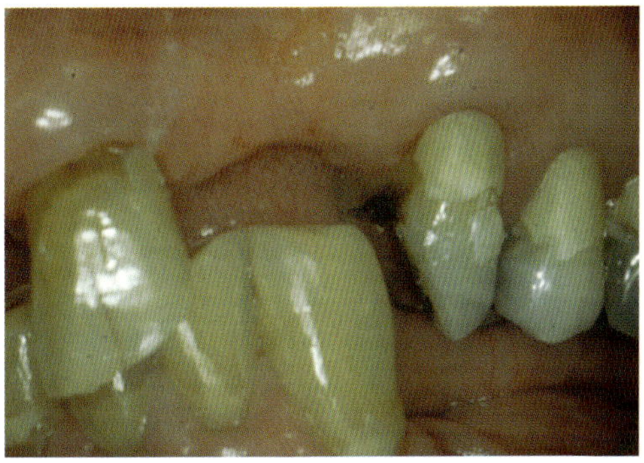

대합되는 치아로 인한 교합 간섭

과맹출된 치아를 위한 디자인

어떤 때에는 과맹출된 치아를 어렵게 극복하여 평행하지 않은 교합평면을 극복할 수 있다. 치열이 고르지 않지만 기능적으로 사용하는 환자들이 있다. 그러나 어떻게 기능적인 활동이 타협되는지는 알려지지 않았다. 교합평면의 붕괴가 심하지 않다면 받아들여질 만한 해결책이 완전하게 있을 수 있다. 다른 상황에서는 특별한 의치 디자인을 하거나 치아의 조절이 필요할 수 있다.

- Striking plate: 대합치의 정출로 인해 보철물을 위한 공간이 매우 제약이 될 때 이것은 국소의치 디자인의 변형이 될 수 있다. 코발트 크롬 베이스를 가진 의치에서 사용될 수 있는 것으로 해당부위에 인공치를 배열하지 않는다. 대신에 레진 베이스로 된 의치의 경우 작은 코발트 크롬 조각이나 스테인레스 스틸 캡을 해당부위에 끼워 넣을 수 있다. 두 상황 모두 아주 작은 두께의 금속으로도 충분한 강도를 제공해 줄 수 있다.

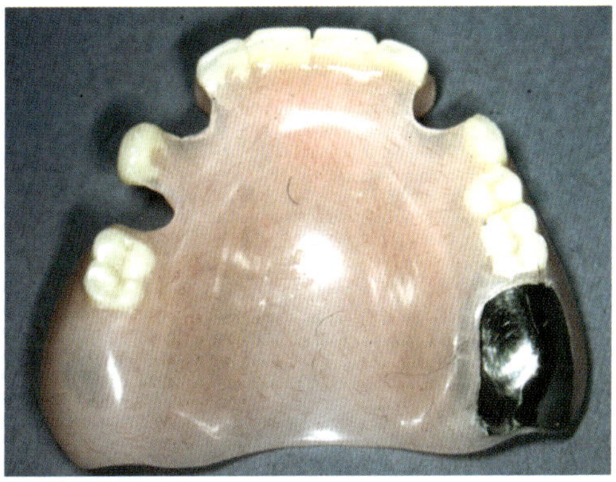

강도를 증가시켜주는 striking plate

- 과맹출된 치아의 삭제: 전에 크라운을 하지 않았던 치아에서 대개는 조심스럽게 삭제가 가능하다(크라운이 있는 경우에는 매우 빠른 이차 우식이나 포세린의 파절을 야기하는 천공이 일어날 수 있다). 가장 간단한 수정방법은 풍융한 교두를 삭제해 주는 것이다. 이러한 삭제는 보

철물을 위한 공간을 부여해 줄 것이다. 그러나 치아가 상당히 많이 정출되어 있는 경우에는 간단히 법랑질을 삭제해주는 것만으로는 충분한 공간을 만들어내지 못한다. 한 가지 가능한 해결책은 법랑질과 상아질을 충분히 삭제하여 더 낮은 레벨에서 크라운이 되게 하는 것이다. 그러나 이는 치아를 올바른 레벨까지 위치시키고 크라운을 위한 충분한 공간을 만들다보면 아마도 상당한 양의 법랑질과 상아질을 제거해야 할 것이다. 치수건강에 영향을 미칠 것인지를 잘 고려하여 삭제량을 늘려야 한다.

- 정출된 치아를 overdenture의 지대치로 사용하기 위하여 삭제한다: 이는 확실히 보철물을 위한 공간을 만들어주는 유용한 수정방법이다. 치수에 영향을 미치므로 근관치료를 하여야 할 것이다. 게다가 이는 임상 치관 길이가 줄어든다는 의미가 있음을 고려해야 한다. 예를 들어 많이 정출된 하악 소구치를 삭제하면 비심미적인 외모를 초래할 수 있다. 그러나 만약 환자가 벌써 의치를 필요로 하고 있으면 이것은 큰 문제가 되지 않는다. Overdenture 지대치의 삭제는 다음 장에서 더 고려해보자.

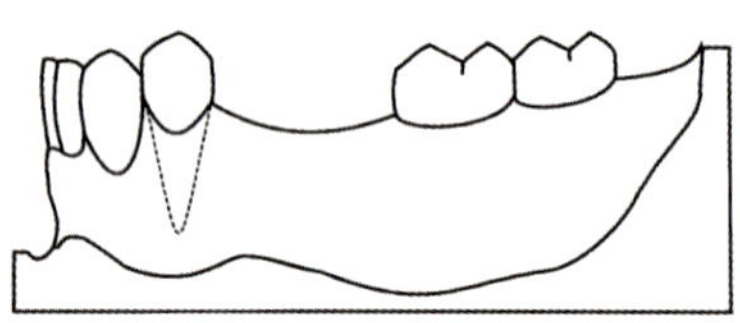

과맹출된 소구치

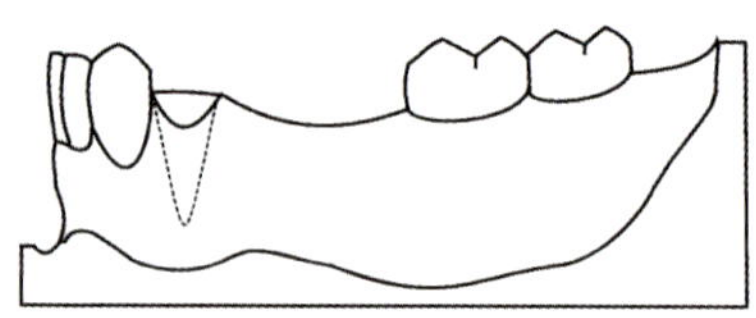

Overdenture를 위한 삭제

- 교정을 이용한 함입(orthodontic intrusion): 어떤 때에는 공간을 만들기 위하여 치아를 함입시키는 것이 가능하다. 이는 특별하게 고안된 장치나 bite plane을 사용하여 달성한다. 그러나 이런 치아이동이 가능한 상황은 그렇게 많지는 않다. 특히 환자가 다른 치아도 많이 상실한 경우에 그러하다. 그러므로 많은 환자들에게 있어서 실제적인 치료 옵션이 되지 못한다.
- 발치(extraction of tooth): 정출이 너무 심한 경우에 발치만이 유일한 해결책일 수 있다. Overdenture 지대치에서 고려하는 것과 마찬가지로 발치가 반대 악궁에 미치는 영향을 반드시 고려하여야 한다.

경사진 치아

무치악부위 주변에 있는 치아는 어떠한 경우에 전방으로 기운다(비록 몇몇 하악 소구치는 뒤로 기울지만). 이는 국소의치를 디자인하는 데 있어 어려움을 초래한다. 몇몇의 문제들은 과맹출된 치아가 있는 경우에 국소의치를 디자인하는 것과 비슷하다. 예를 들어 불규칙한 교합평면 등의 문제가 있다. 그러나 몇 가지 추가적인 특별한 문제에 대해 고려되어야 한다.

- Saddle 주위로 큰 언더컷이 만들어진다: 이는 bounded-saddle(치아 지지 국소의치)인 경우에 커다란 문제가 발생할 수 있다. 이는 치아구조나 치주조직의 보존이 매우 중요한 지대치 주위에 매우 커다란 stagnation area(음식물 저류공간)을 야기할 수 있다(3.1장 참조).

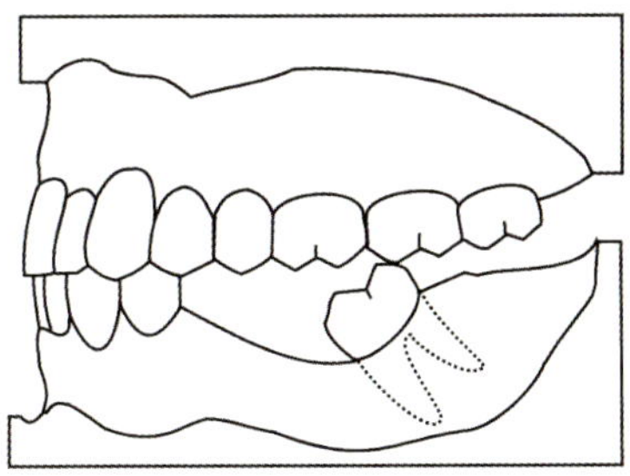
경사된 구치

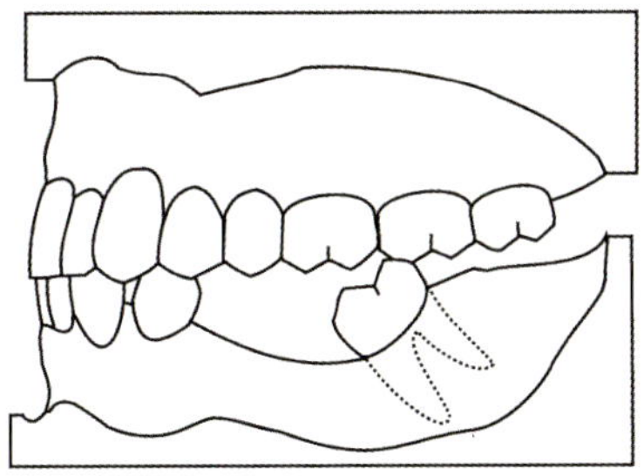
경사된 소구치와 구치

- 치아 장축방향으로 보철물의 지지를 제공하는 데 어려움이 발생한다: Saddle에서 가장 가까운 치아의 교합면에 교합면 레스트가 놓이게 되면 이는 치아에 좋지 않은 힘이 가해진다는 것을 의미한다. 특히 이는 이미 치주조직의 상실이 있던 경우에는 훨씬 악화된다.

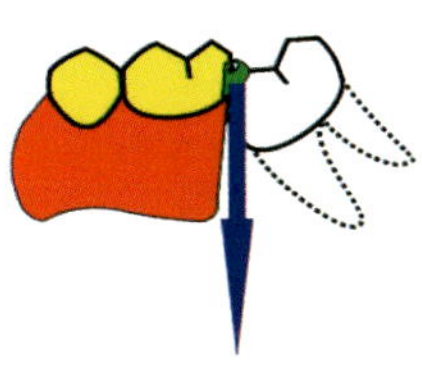
짧은 rest

- 경사된 치아가 있는 경우 몇 가지 해결책은 다음과 같다: 만약 치아의 위치가 받아들여 질만 하다면 환자에게 지대치와 보철물 사이의 stagnation area에서 매우 많은 치태침착이 야기되므로 구강 위생 관리가 매우 중요하다는 것을 충고해야 한다. 치아가 경사진 많은 경우에서 대합치와 접촉되는 부분이 없는 경우가 있다. 이러한 경우에 넓은 교합면 레스트를 디자인 할 수 있다. 이는 치주인대에 좀 더 바람직한 하중을 가할 수 있도록 도와준다.

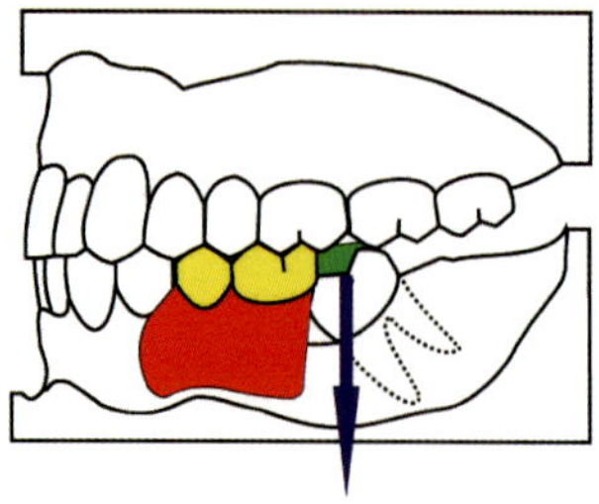

교합피개

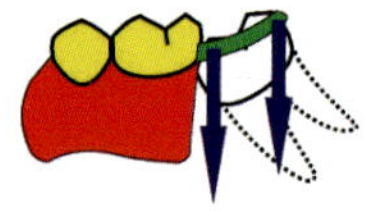

링 rest

- 보철물의 삽입로에 신경을 써서 stagnation area를 줄여주는 것이 가능하다. 이런 경우에 이에 도움을 주기 위해 치아를 약간 수정하는 것이 가능하다. 그러나 심하게 경사된 치아에서는 이것은 큰 효과를 발휘하지 못하다.
- 가능한 경우 치아를 교정적으로 재배열한다. 그러나 국소의치 환자에게 있어서 가능한 경우는 많지 않다.
- 발치도 고려될 수 있다. 그러나 발치로 인해 전체 악궁에 미치는 영향은 꼭 고려되어야 한다. 만약 경사된 치아를 발치하는 경우에 bounded saddle이 free end saddle로 바뀐다면 이는 바람직하지 않다. 그러나 후방에 아직 지대치가 있다면 발치의 영향이 그렇게 크지는 않을 것이다.

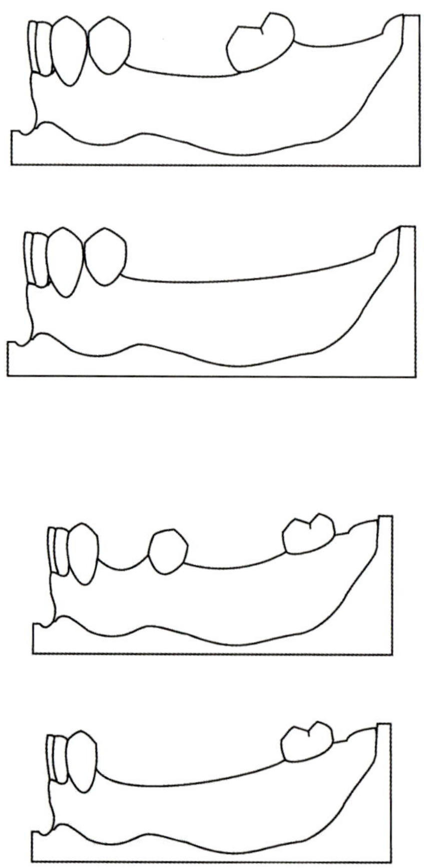

원심 지대치의 상실(위그림)은 중간에 있는 지대치를 상실(아래그림)한 경우보다 더 많은 문제를 야기한다.

이동된 치아

무치악부 주위에 있는 치아에 있어서 어떤 때에는 치아가 전체적으로 전방이나 후방으로 이동한다. 이런 현상이 발생하는 원인은 아직 명확하지 않다. 치아의 이러한 이동이 모든 국소의치 환자에게 있어서 반드시 문제를 야기하는 것은 아니다.

그러나 치아가 좋지 않은 방향으로 움직인 경우 몇 가지 문제가 발생할 수 있다. 치아의 이동으로 인하여 인공치가 배열될 공간이 불충분해질 수 있다. 이런 경우 몇 가지 가능한 방법이 있다.

- 의치를 이동된 치아 주위로 연장하지 않고 단순하게 디자인 한다. 환자는 아마 자연치 사이의 약간의 공간을 감수할 것이다.
- 만약 인공치를 배열한 공간이 충분하지 않은 경우 그곳으로 의치상을 연장하는 것도 가능할 것이다. 이는 유용할 것이다. 예를 들어 인접치에 적절한 클래스프를 위치시킬 수 있다. 이런 국소의치에서는 음식물 저류공간을 최소로 하는 것이 중요하다.

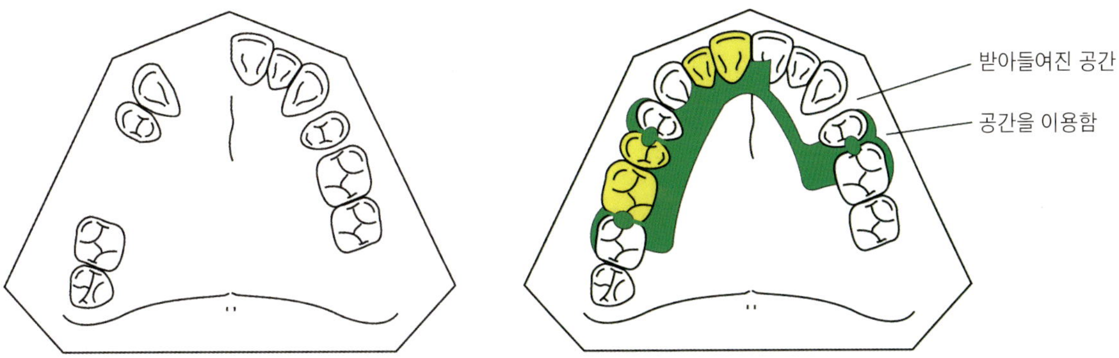

코발트 크롬 연결부를 사용하여 인접치아 사이의 작은 공간을 채웠다.

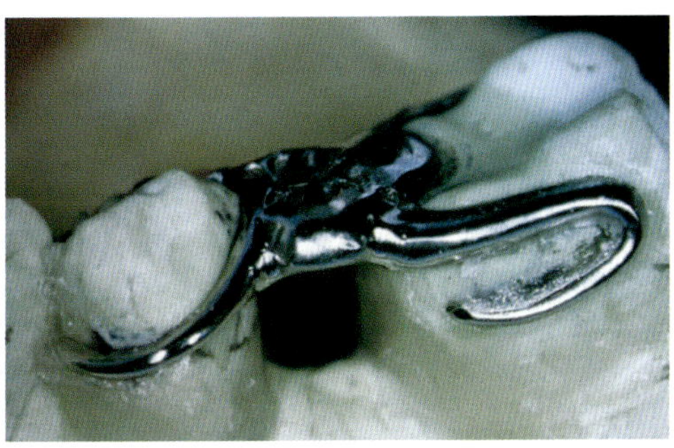

지대치 사이의 공간에 제약이 있는 부위에 교합 평면을 회복하기 위하여 주조체를 사용하였다.

- 교정적 이동이나 발치: 여전히 교정적인 이동은 일반적으로 사용될 수 있는 치료가 아니다.

전치부 수직 수평피개

상악과 하악간의 골격적인 관계가 전치부 수직. 수평피개에 많은 영향을 미칠 것이다. Overbite는 상악과 하악 치아간의 수직적인 피개를 의미하고 overjet은 수평적인 관계를 의미한다.

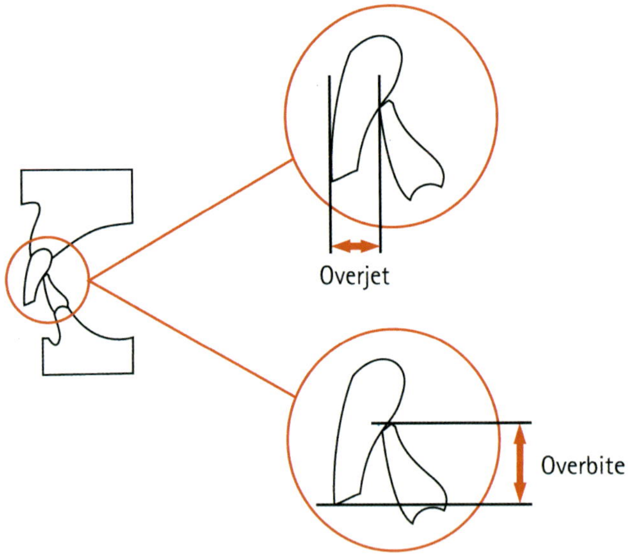

치아간의 전치부 overbite와 overjet을 보여준다.

일반적으로 overbite와 overjet은 보철물이 괜찮은 외모와 교합의 조화가 되도록 만드는 데 있어서 방해하지 않고 만들어지는 것을 허락한다. 그러나 불일치가 있는 경우에서는 문제가 발생할 수 있다

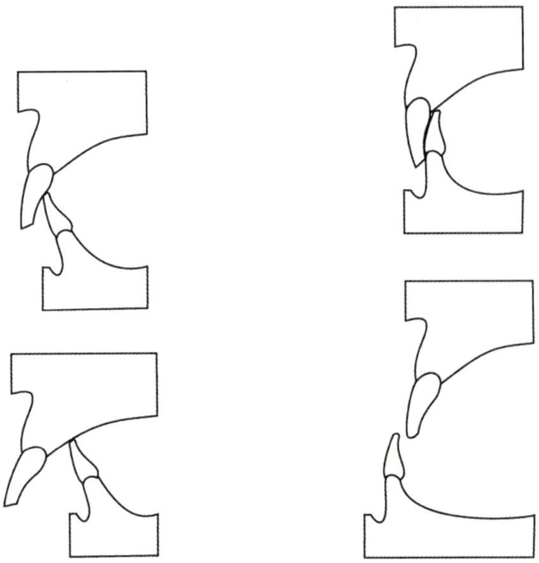

편의를 위해 다음과 같은 상황으로 고려해보자:

- 전치부에 인공치가 없는 국소의치
- 전치부에 인공치가 있는 국소의치

전치부 overbite와 overjet의 해부학적 다양성

전치부에 인공치가 없는 국소의치

Overbite가 증가된 경우 특별한 문제들이 발생할 수 있다. 하악 전치가 구개의 연조직에 닿는 경우에 있어서 이는 도전적인 문제를 야기할 수 있다. 이런 경우는 연결장치를 디자인하기가 어렵게 된다.

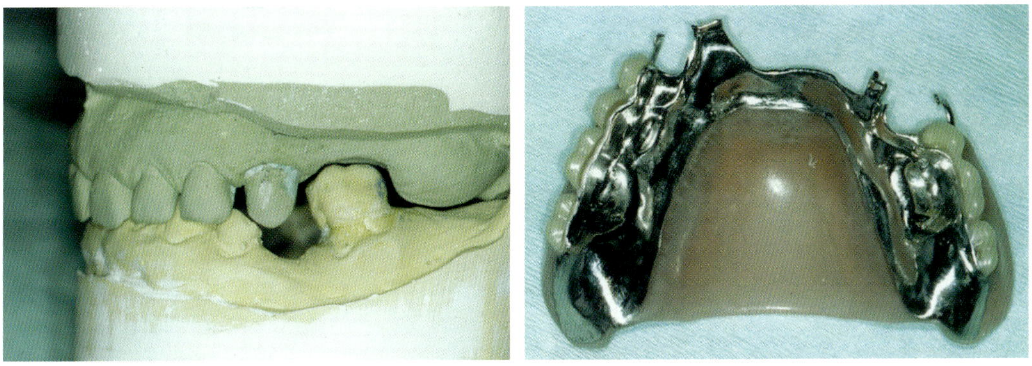

공간이 한정된 경우에 코발트 크롬 교합면을 만들어 줄 수도 있다.

이런 문제를 해결하는 것은 치아상실의 패턴이 어떠냐에 달려있다. 구치부만을 회복해주는 경우에는 그 부위를 뚫리도록 디자인할 수 있다. 이 방법이 자연 교합관계를 건드리지 않고 해결할 수 있는 가장 좋은 방법이다. 이는 또한 전치부 치주조직에도 매우 도움이 되는 디자인이다.

전치부에 연결장치가 반드시 필요한 경우(예를 들어 전치부를 회복시켜 주어야 하는 경우)에는 얇은 부분의 재료에 대한 고려가 필요하다. 아크릴릭 레진은 두께가 얇은 경우 금이 가거나 쉽게 깨질 수 있다. 코발트 크롬 base plate가 이런 면에서 좀 더 높은 강도를 부여한다. 이로 전체 의치상을 만들어주면 더할 나위 없다. 대신에 아크릴릭 레진 디자인인 경우 전방부에 striking plate를 base에 넣어줄 수 있다.

전치부에 인공치가 있는 국소의치

Overbite가 깊은 경우 다음과 같은 문제도 야기한다.

- 인공치가 잘 탈락되거나 쉽게 파절된다. 인공치의 최대 강도를 위해서는 가능하면 코발트 크롬 프레임으로 보호되어야 한다. 아크릴릭 레진상에 위치한 긴 레진치아는 항상 쉽게 파절된다. 어떤 경우에는 코발트 크롬 베이스를 인공치의 구개면을 따라서 연장하는 것이 필요하다. 이는 대합치에 의해 인공치가 잘려나가는 것을 막을 수 있다. 단점은 금속으로 덮어주는 것이 전치부 팁까지 연장된 경우 원치 않는 회색빛이 보일 수 있다. 이에 덧붙여 기계적인 해결책으로 재료간에 좋은 접착을 위해 새로운 접착재료들이 제공된다.

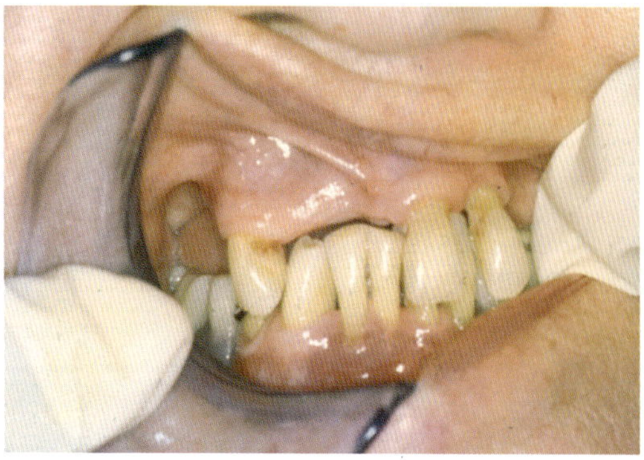
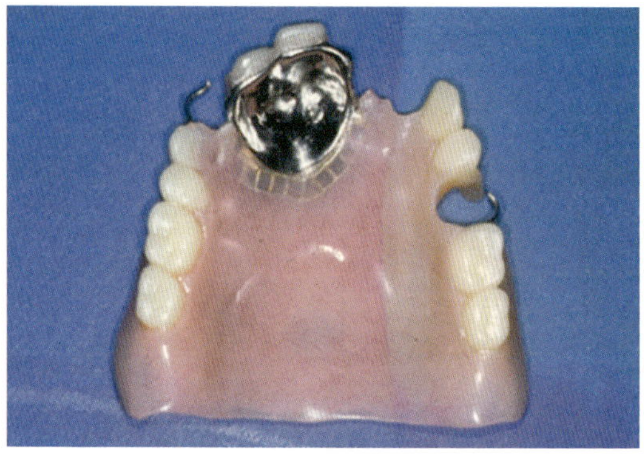

Overbite가 깊은 경우 전방부에 얇게 주조한 striking plate를 사용하였다.

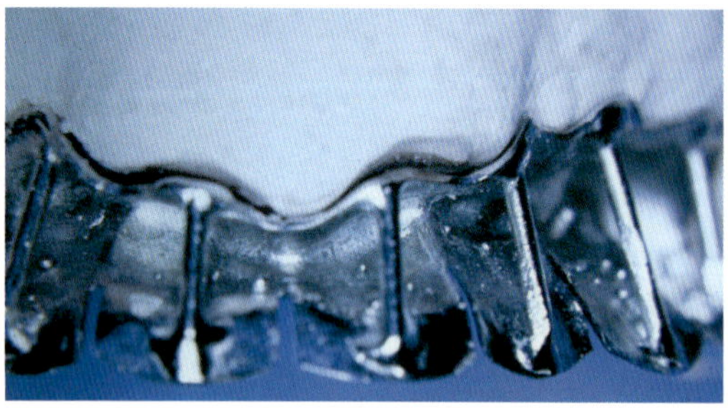
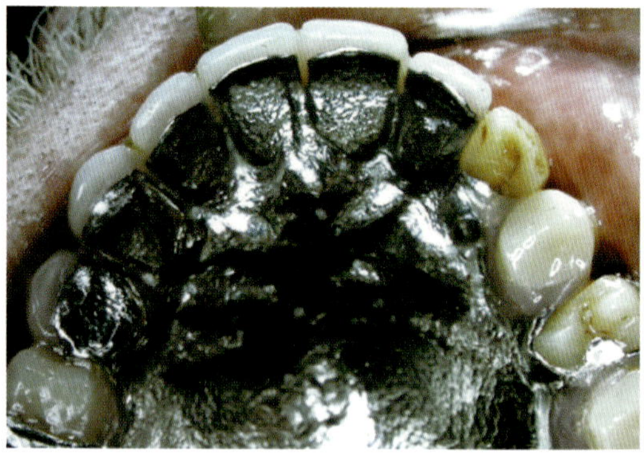

코발트 크롬으로 인공치가 잘려나가지 않도록 지지해 주었다.

- 의치의 안정성을 저해한다. 기능 시 의치의 후방부가 하방조직으로부터 떨어져서 의치가 기울게 된다. 이를 피하기 위해서는 saddle로부터 가능한 한 뒤에 클래스프로 잡아주는 것이 중요하다. 이러한 내용은 Kennedy class Ⅳ 의치와 연관하여 책의 앞부분에서 살펴보았다(Section 2). 대안은 적절하게 전치부 인공치를 위치시킴으로써 overbite를 줄여주는 것이다. 이는 보통 상악 중절치를 높은 위치에 배열한 결과이다. 그러나 이는 환자의 치아가 덜 보이게 되는 것을 의미하여 외모에 있어서 저해가 된다. Overjet을 약간 늘리면 입술을 약간 들어 올리게 된다. 따라서 overjet과 overbite를 동시에 올리게 되면 만족스러운 결과를 얻어낼 수 있다. 이런 것은 의치의 시작 단계에서 반드시 관찰되어야 한다.

Overjet이 증가하면 전치부를 회복하여 줄 때 문제가 발생할 것이다. 치아는 적절한 외모와 입술지지 및 구강 기능 시 효과적인 교합관계를 이루어주는 위치에 배열하여야 한다. 때때로 이러한 객관적인 것들이 상호 배타적이고 타협되어야 한다.

상악 혹은 하악의 골융기

골융기(tori)는 자연적으로 일어난다. 주로 경구개의 중앙선이나 하악의 설측부위에서 많이 발생한다. 만약 의치상이 이 위에 놓이게 되면 환자는 특히 교합력을 가할 때 불편감이나 고통을 느낄 수 있다.

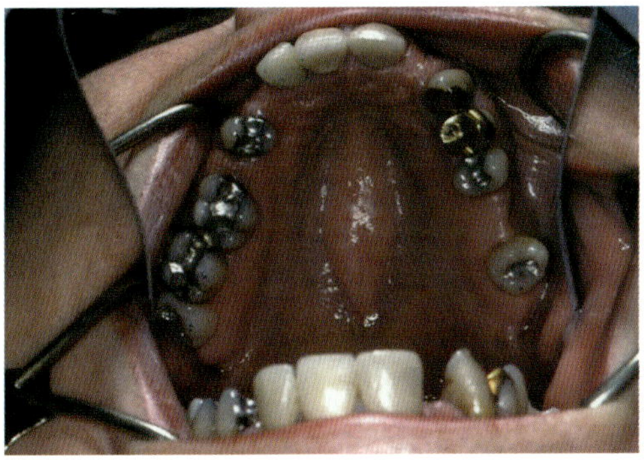

상악 정중부의 torus

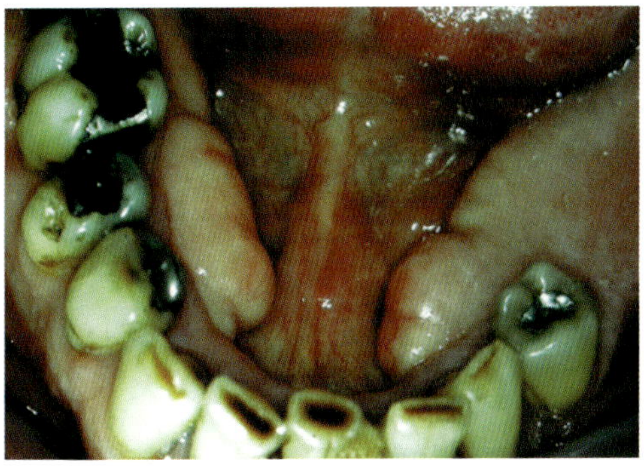

하악 소구치의 tori

골융기가 있는 경우 가능한 몇 가지 해결책이 있다. 그중 몇몇은 국소의치의 디자인의 수정을 포함한다.

- 가능하면 의치상으로 해당부위를 덮지 않도록 한다. 이는 연결부 디자인을 수정하는 것이 필요하다는 것을 의미한다.
- 만약 골융기가 반드시 덮여야 한다면 해당부위의 연조직이 눌리지 않도록 적절한 relief가 필요하다. 필요 시에 더 갈아낼 수 있도록 충분한 두께로 주조하는 것도 또한 가치가 있는 일이다.
- 의치 제작 전에 외과적으로 골융기를 제거하는 것은 좀처럼 흔하지는 않다.

연조직 병소

국소의치를 하는 데 있어서 영향을 주는 병소를 이 책을 통해 모두 알 수는 없다. 하지만 어떤 경우에는 연조직의 병리적 변화를 의치 디자인에 관련지어야 한다. 예를 들어 의치성 구내염 및 의치성 조직증식이 그러하다.

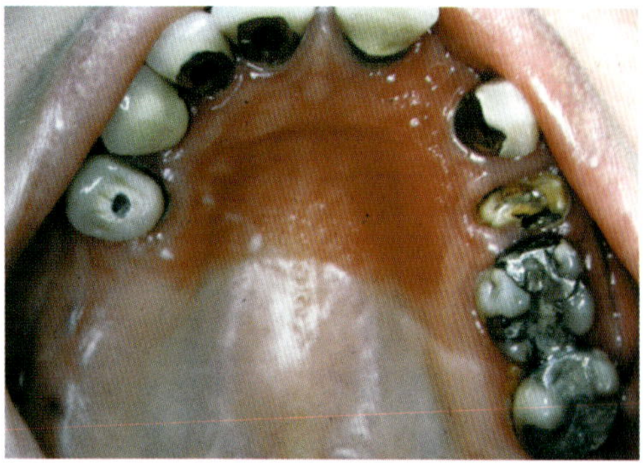

의치성 구내염

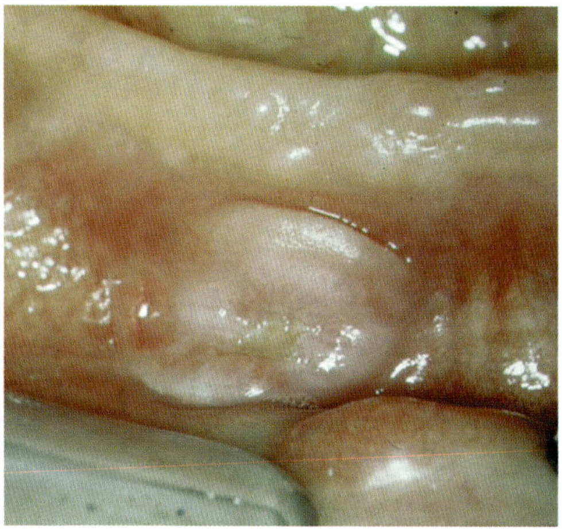

의치에 의한 증식

환자를 처음 검진할 때 얻어진 정보는 조심스럽게 평가되어야 한다. 이러한 정보는 일반적인 과정에서 새로 제작하거나 국소의치를 교체하기 전에 평가되어야 한다. 종종 다른 특별한 환자 관리가 필요하기도 하다(의치상의 변연에 영향을 주는 과다하게 증식된 조직의 외과적 제거). 게다가 국소의치를 교체할 때에는 이러한 것들이 다시 재발하지 않도록 디자인해주어야 한다.

결론

국소의치를 디자인하는 데 있어서 치아의 적절한 위치와 관련하여 다양한 상황이 일어날 수 있다. 게다가 이에 한 가지 이상의 양상이 나타날 수 있다. 예를 들어 정출된 치아는 아마 또한 교합간섭을 일으킬 수 있다. 이러한 환자들에게 국소의치를 할 때에는 디지인이나 치료 전에 필요한 정보들을 반드시 수집하여야 한다. 이런 경우에 있어서 치료에 들어가기 전에 진단모형을 마운팅하여 치아의 수정과 같은 계획이 미리 시행되어야 한다.

기억해야 할 중요사항

국소의치를 만드는 데 있어서 직면하게 되는 이와 같은 상황에서는 치아의 위치 또는 다른 구조들의 정밀한 평가가 필요하다. 재료의 특성 또한 이런 맥락에서 고려되어야 한다. 몇 가지 고려되어야 하는 특별한 포인트는:

- 부적절한 위치에 있는 치아를 수정하거나 또는 발치하여서 의치를 제작할 수 있는가?
- Overbite가 심한 경우에서 해당부위의 재료는 무엇을 사용할 것인가?
- 국소의치 제작 전에 연조직 질환의 해결이 필요한가?

3.6 Overdenture와 임플란트 (Overdentures and implants)

Overdenture는 자연치아(또는 치근)에서 지지를 얻는 보철물을 말한다. 임플란트 또한 상실된 치아를 대체할 수 있다.

Overdenture는 주로 자연치관이 줄어들거나 제거된 경우에 그 위를 덮어서 사용하는 보철물이다. 기존 의치에 비교하여 기능과 심미를 회복하는 데 있어서 특별한 장점이 있다. 게다가 어태치먼트가 치근에 장착되어서 유지나 지지에 도움을 줄 것이다.

종종 overdenture가 임상치관이 완전히 건전한 경우에 사용되기도 한다. 그러나 마모에 의해서나 치과의사가 줄인 자연치아의 치근 위에 장착하는 것이 더 일반적이다. 치근이 없는 경우보다 치근이 있어서 그 위에 의치가 얹히는 것이 기능하는 데 있어서 더 안정성을 허락한다.

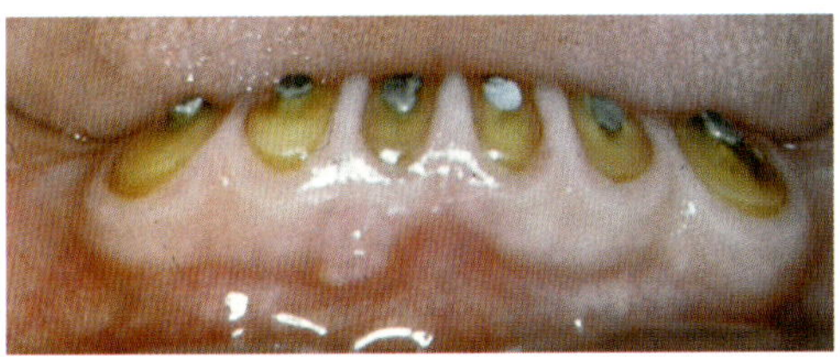

하악 전치부 의치 지대치

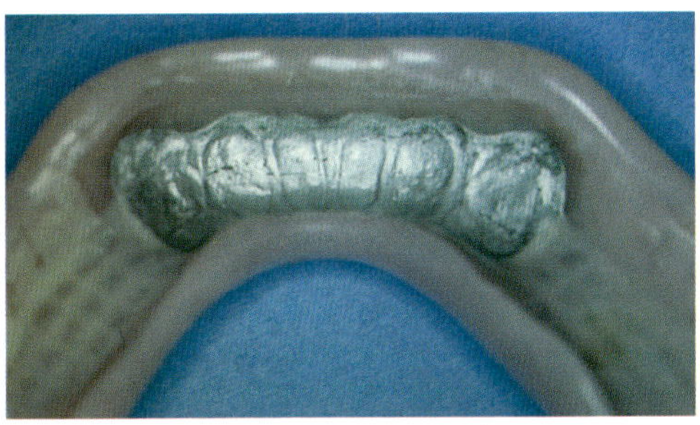

Overdenture의 표면

Overdenture의 장점

치조제의 형태를 보존

구강 내에서 유지되고 있는 치근, 그리고 치주부착 위치가 좋은 경우에는 치근주위로 치조골이 유지될 것이다. 이는 여러 치근이 overdenture를 지지해주는 경우에 특히 유용하다. 왜냐하면 치조제의 형태가 의치의 안정을 도와줄 것이기 때문이다. 치아가 상실되면 치조골 흡수가 수반된다. 하지만 치근이 남아있으면 이런 흡수가 감소된다.

게다가 치근이 overdenture의 지대치로 사용된 경우에는 아마 치조골 흡수를 예방할 것이다. 예를 들어 두 개의 견치 치근이 상악에 남아있는 경우, 그 사이의 치조골의 흡수가 잘 되지 않는다는 것을 의미한다.

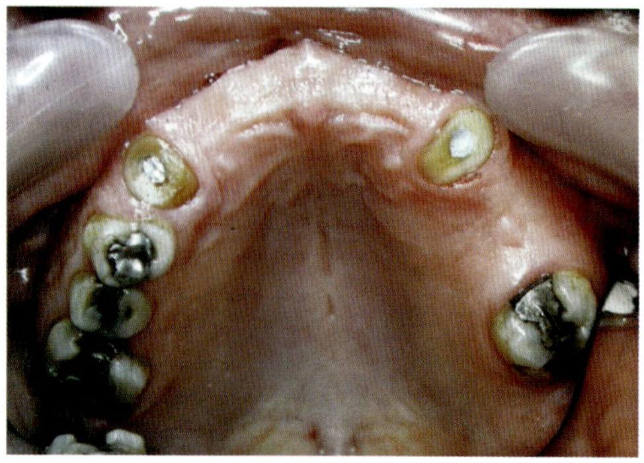

상악 견치 치근, 치조골의 외형을 자세히 살핀다.

Overdenture 치근을 남겨두면 좋은 또 다른 이유는 의치의 삽입로에 유리하도록 연조직의 외형이 유지된다는 것이다. 예를 들어 상악 견치 overdenture 지대치는 순측 언더컷을 보존하는 데 매우 큰 영향을 미친다. 만약 보철물의 삽입 철거로가 이를 잘 이용할 수 있도록 디자인된다면 유지와 안정이라는 면에서 상당한 장점이 된다.

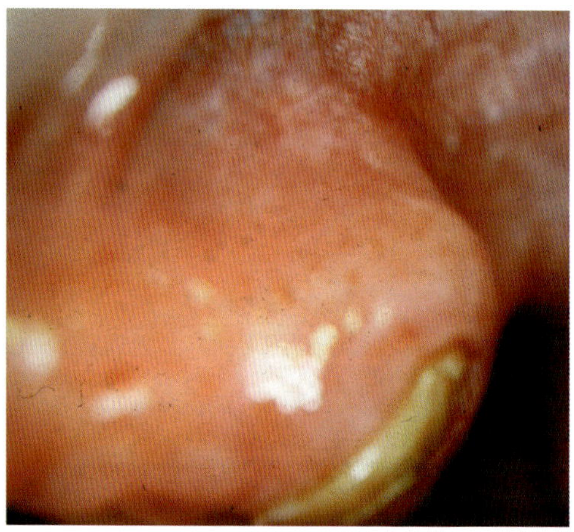

상악 견치 치근을 옆에서 본 모습, 순측 언더컷이 잘 보존된 모습이 보인다.

의치를 위한 적절한 지지

Section 1에서 어떻게 국소의치가 지지되는지에 대해 고려해 보았다. 대부분의 의치에서 지지는 교합면 레스트에 의해 얻어진다. 그러나 항상 치아에 균일하게는 힘이 가해지지 않을 것이다. 이와는 반대로 overdenture 지대치는 이상적인 양의 지지를 얻을 수 있다. 이는 overdenture가 치근위에 직접 올려져 전 치주조직에 힘이 균일하게 배분되도록 하기 때문이다. 치주인대는 수직적인 힘에 더 잘 적응하도록 되어있기 때문에 올려지는 의치를 이와 같은 방법으로 지지하는 것이 상당한 장점이 된다.

다음의 그림들을 살펴보면 구치부 치아를 overdenture의 지대치로 사용하는 것이 어떻게 더 효율적인지를 보여준다. 그러나 치근면의 해부학적 구조상 이런 방식으로 치아가 사용되는 것은 흔하지 않다(다음 장에 설명할 것이다).

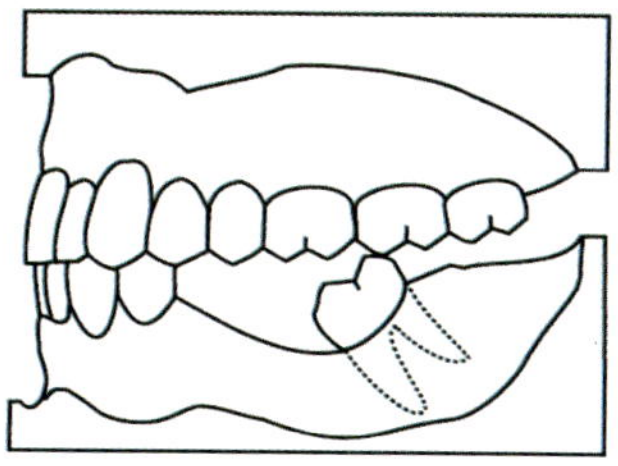

경사진 구치

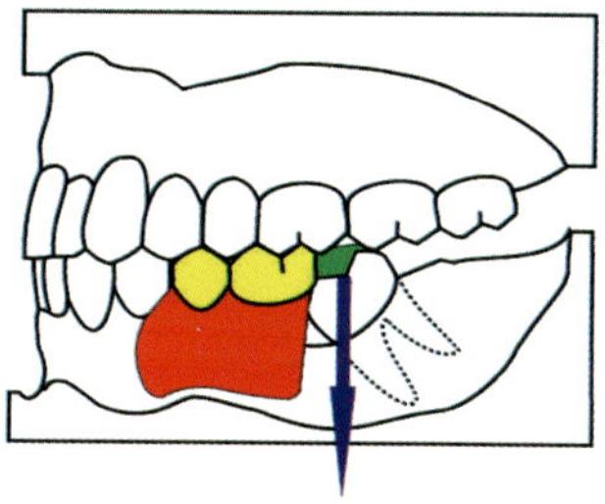

교합면 피개

구치부에 큰 교합rest를 주어서 국소의치를 지지.

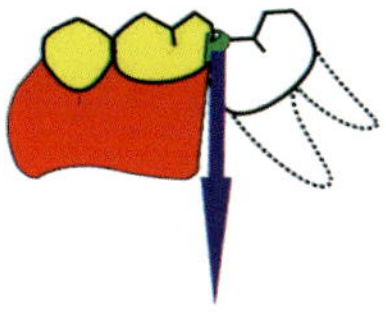

짧은 rest

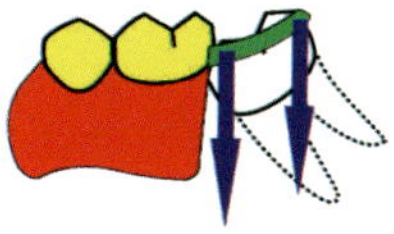

링 rest

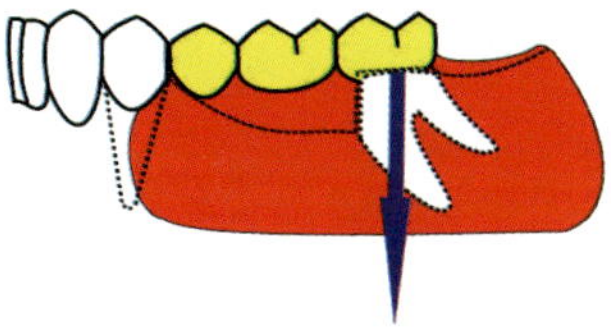

Overdenture

더 많은 치근을 감싸므로 아마 더 이상적인 지지를 제공할 것이다.

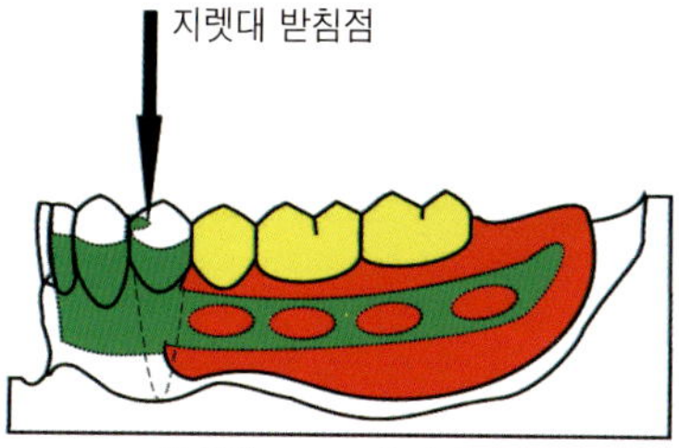

치아에 torque가 가해짐

소구치에 힘이 가해질 때 의치가 회전한다.

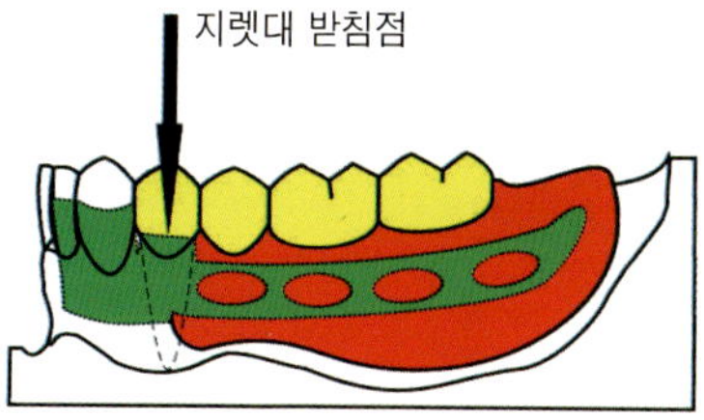

치근에 torque가 가해지지 않음

회전에 있어서 overdenture가 더 안정적이다.

외모의 개선

교모나 부식으로 인해 치아가 마모된 경우에는 매우 비심미적이다. 여기에 치아의 일부분만 남기고 그 위에 인공치를 배열하여 의치를 하게 되면 상당한 심미적인 개선이 된다.

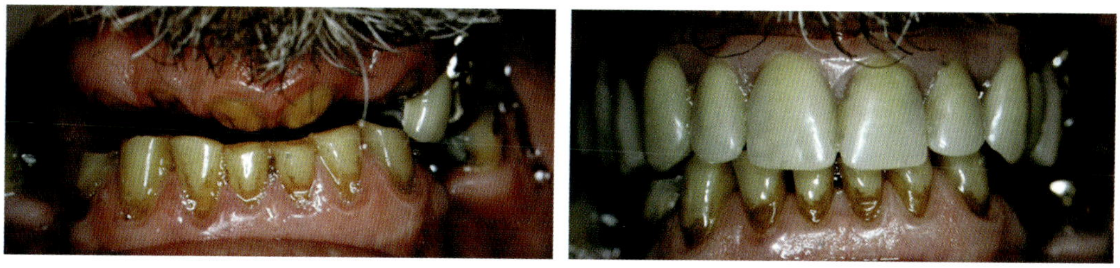

남은 치근 위에 의치를 얹혀서 심미가 개선된 모습

Crown-root ratio의 개선

어떤 경우에는 임상치관 길이가 매우 긴 경우가 있다. 이는 종종 치은퇴축이나 정출로 인해 야기된다. 임상치관 길이가 치근의 길이에 비해서 매우 길어질 수 있다. 또한 교합평면이 평행하지 않아서 어려움을 야기할 수 있다. 임상치관장을 줄이면 이러한 문제들을 해결할 수 있다. 더불어 치근에 가해질 수 있는 지렛대 작용도 줄일 수 있다.

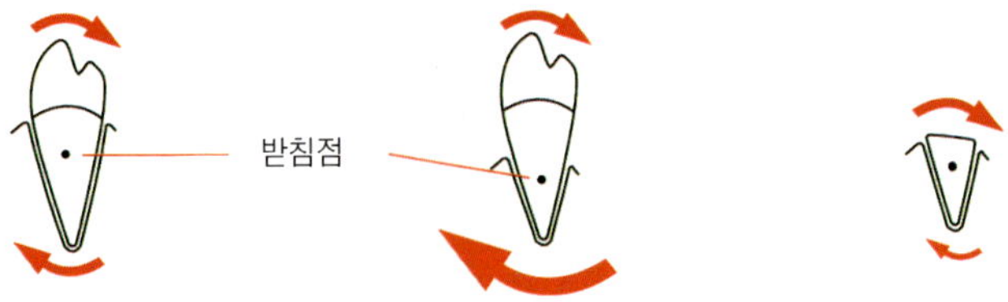

치주인대에서 얻을 수 있는 감각유입을 보존

치주인대의 기계자극수용기를 자극하면 저작근의 활성을 유발시킨다는 것은 알려져 있다. 게다가 이 receptor들이 자극 받을 때 식사 시 매우 중요한 타액이 나오도록 한다. 치아가 상실되면 치주인대에 있는 이러한 기계자극수용기가 상실되게 된다. 그러나 치근이 유지된다면 치주인대가 보존되어서 의치에서 오는 자극을 계속 기계자극 수용기가 받아들일 수 있게 된다.

심리적 이득

치근을 유지함으로써 환자들은 최소한이라도 자연치열의 일부가 보존된다는 느낌을 받을 것이다. 이는 환자들이 overdenture 지대치를 잘 보존하도록 동기를 부여해준다.

Overdenture의 단점

공간의 제약

Overdenture의 지대치는 치조골을 보존하므로 의치상의 두께가 그냥 무치악 환자의 의치상 두께만큼 두껍지 못하다. 게다가 저작력이 의치상의 재료를 통과하여 바로 전달된다. 이는 의치가 쉽게 깨질 수 있게 한다. 이러한 이유로 디자인하는 과정 중에 몇몇의 요소들을 고려해야 한다. 예를 들어 코발트 크롬 의치상이 아크릴릭 레진상에 비해 이런 점에 관련하여 더 큰 강도를 제공할 것이다.

지대치에 다른 문제가 생길 가능성이 있다.

국소의치에 인접한 치아에서 치태가 미치는 영향에 대해 이미 알아보았다. 저류가 될 수 있는 공간이 있는 경우 치태가 쌓여서 다른 문제(병)를 초래할 수 있다. 그러므로 overdenture의 지대치가 치태가 쉽게 쌓일 것 같은 때에는 보철물로 완전히 덮어주는 것이 필요하다. 이는 두 가지 면에서 명백하다:

- 치주부착의 상실이 pocket을 야기하고 치아의 동요도를 증가시킨다.
- 치근면이 우식으로 인해 손상 받는다.

치주부착의 상실은 치아가 의치의 지지를 제공하는 능력이 떨어지는 것을 의미한다. 게다가 부착상실이 더 심해지게 되면 치아는 발치해야 한다. 이와 반해 치근면 우식은 약간의 우식만 치료하는 것이 가능하다. 그러나 우식이 치은 연하로 연장된 경우 치료에 어려움이 발생한다. 이 경우 치근면의 수복은 종종 장기간 좋은 역할을 수행하지 못하고 예후도 좋지 않다.

이러한 이유로 overdenture를 할 것인지에 말 것인지에 관한 결정이 필요하다. 치아의 구조나 치주조직의 지지의 고려에서 떠나서 환자가 오랫동안 유지를 잘 할 수 있는가도 중요한 문제이다. 치근면은 우식이 생기기 더 쉽다. 그리고 만약 환자가 적절한 구강 위생을 유지하는 것이 의심스럽다면 overdenture를 고려하지 않는 것이 좋다. 특히 만약 나이 든 사람에게 있어서 overdenture가 고려된다면 더욱 주의를 기울여야 한다. 환자 또는 보호자가 overdenture의 지대치를 잘 유지할 수 있도록 구강과 의치의 위생을 제공할 수 있는지를 반드시 고려해야 한다.

Overdenture 제작 시 고려사항

지대치로 사용하기 위하여 얼마나 많은 공간이 있는가?

치아의 치관과 대합 교합면 사이에 공간이 충분하여서 치아의 삭제 없이 보철물을 디자인할 수 있는 경우는 거의 없다. 이러한 일은 환자가 선천적으로 구개열이어서 상악의 성장에 문제가 있는 경우에나 가능하다. 이런 경우 치아위에 바로 보철물을 제작하는 것이 가능하다.

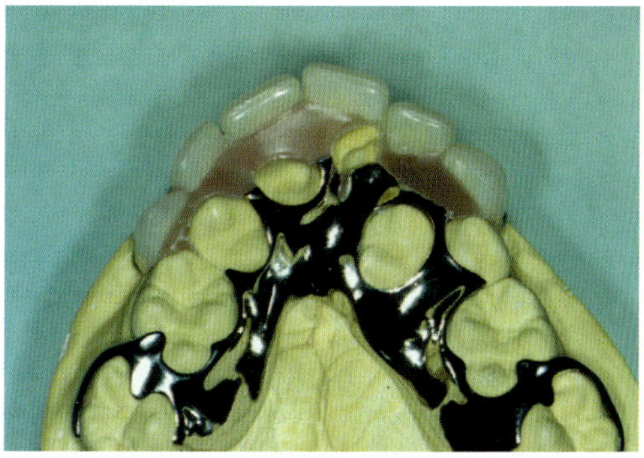

자연치를 삭제하지 않고 overdenture를 제작

보통은 임상 치관을 삭제해주는 것이 필수적이다. 치근면은 치은연을 따라 치은연 상방으로 반구형(dome shape) 모양으로 만든다.

치아삭제가 치수에 영향을 미치는가?

Overdenture의 지대치를 위해서는 상당한 양의 치아의 삭제가 필수적이다. 따라서 치수가 손상 받기 매우 쉽다. 이런 이유로 치아 삭제나 임상치관 제거 전에 근관치료를 시행하여야 한다.

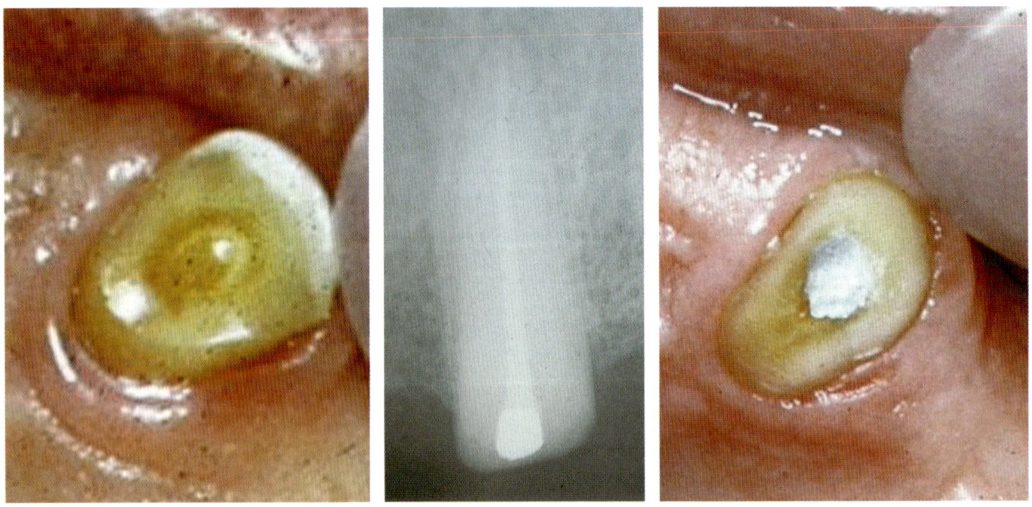

비록 치수강이 경화되어 있는 것처럼 보여도 근관치료가 필요하다.

종종 치아삭제가 치주건강에 영향을 미치지 않는 경우도 있다. 이는 노인들에게 있어서 치아의 마모가 있어온 경우에 특히 그러하다. 치수강은 아마 새로운 상아질로 폐쇄되어 있고 치근도 경화되었을 것이다. 이런 경우에 치수강의 노출 없이 치아를 삭제할 수 있을 것이다. 이러한 이유로 overdenture 지대치를 고려할 때 전체적인 임상적 방사선학적 평가가 필수적이다.

Overdenture 지대치의 표면형태

Overdenture 지대치는 평활해야 되고 청소가 쉬워야 한다. 이는 단근치인 경우 가장 쉽다. 다근치에서는 문제가 있다. 예를 들어 상악 구치를 삭제하게 되면 세 개의 치근이 있다. 이는 도전이 된다. 치아의 분지부에서 치근면들이 매우 가까울 수 있다. 심지어 분지부까지 삭제한 경우에도 치근들끼리 가까워서 치아의 삭제가 더 필요한 경우도 있다(종종 그래서 하악 구치부의 치근 하나가 유지된다). 치아를 삭제하기 전에는 치근면이 어떻게 보일지 평가하는 것은 쉽지 않다. 그리고 지대치를 계속 청결히 유지하는 것도 역시 어려울 것이다. 이런 이유로 전치부 치아가 지대치로 더 많이 사용된다. 치근면은 일반적으로 치은모양을 따라 청소할 수 있도록 살짝 반구형 모양으로 다듬어서 만든다.

Overdenture의 지대치가 치아우식이나 치주질환에 더 걸리기 쉬운가?

이와 관련하여 객관적인 평가를 하는 것은 중요하다. 몇 가지 확실한 위험요소가 있다. 구강이나 의치 위생이 불량한 경우는 명백히 그러하다. 밤에 overdenture를 끼고 잔다면 아마 질환발생이 더 쉽게 일어날 것이다.

우식이 발생할 수 있는 치근면을 금속 coping 등으로 덮는 것이 제안되었다. 그러나 여전히 이러한 수복물의 변연에서 위험성이 있다. 특히 치은열구에 위치된다면 더욱 그러하다.

Overdenture로 추가적인 유지를 얻는 것이 가능한가?

몇몇의 경우에는 의치가 적합되도록 어태치먼트의 기능을 수행하는 coping을 하는 것이 가능하다. 치아는 먼저 근관치료가 시행되어야 한다. 예를 들어 오목한 모서리를 가진 disc가 post로 유지되는 coping 위에 적합된다. 두 번째 파트의 어태치먼트는 의치에 위치해서 보철물이 자기 위치로 끼워지도록 한다. 역시 수복물 변연에서의 우식 가능성이 중요한 고려사항이다. Male female 부분 대신에 자석을 이용한 시스템도 있다.

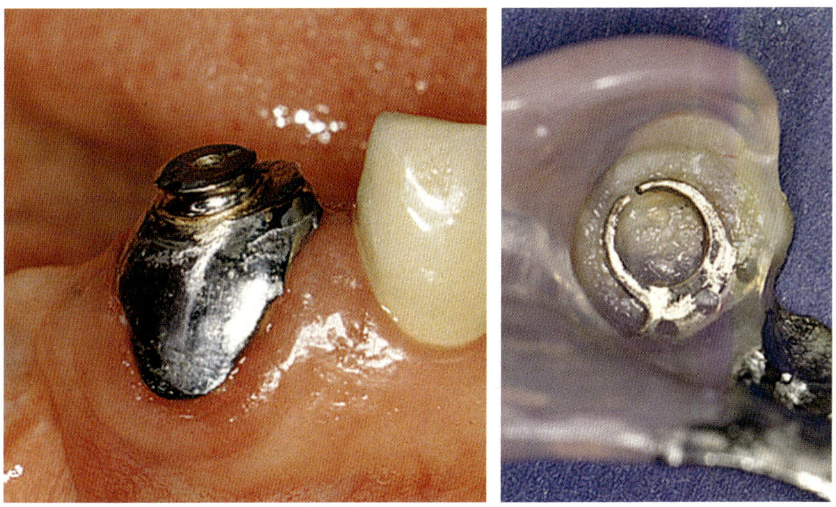

의치의 유지력을 얻기 위한 precision attachment, 갈라진 링이 반대편의 coping에 들어간다.

어떻게 추가적으로 질환이 생기는 것을 예방할 것인가?

환자선택을 잘 하는 것이 필수적이다. 특히 치료 전에 환자가 충분히 동기부여를 받고 있는지 평가하는 것이 필요하다. 철저한 구강과 의치의 위생 관리가 성공을 위해 필수적이다. 불소 치약을 사용하는 것을 강력히 추천한다. 어떤 경우에는 추가적으로 불소도포를 해주는 것도 유용하다(불소 젤같은). 마지막으로 반드시 환자를 정기적으로 체크를 해야 하고 오래 쓰려면 관리가 필요하다는 것을 환자에게 반드시 주지시켜야 한다.

임플란트

임플란트에 대해 여기서는 자세히 살펴보지는 않을 것이다. 임플란트 fixture는 치조골 내에 위치되고 상부구조는 인공치로의 역할을 수행한다. 치과 임플란트는 외과수술을 통해 뼈에 심어진다. 이 과정은 골유착(osseointegration)이라는 과정에 의해서 뼈에 부착된다. 만약 골유착이 성공적이라면 임플란트 fixture는 움직이지 않고 힘을 받아도 문제가 발생하지 않는다. 임플란트를 심을 해당부위의 골량과 골질을 평가하는 것이 중요하다. 환자도 또한 수술을 받기에 적합해야 한다. 심내막염의 병력이 있는 경우엔 금기증이 될 수 있다. 비록 높은 성공률이 요즘 보고되고 있어도 이 치료방법은 부품의 가격과 임상가와 기공사의 전문 기술이 필요하므로 비싸다.

많은 점에서 임플란트는 overdenture 지대치와 닮아있고 비슷한 장점을 가지고 있다. 둘 다 인공치의 loading에 좋은 지지를 제공한다. 보철물의 유지부는 기능하는 동안 안정적이어야 한다. 그들은 또한 치조골을 유지하도록 돕는다. 그러나 임플란트는 치주인대가 없어서 힘을 받을 때 느낌을 느끼지 못한다. 만약 임플란트가 사용된다면 환자의 매우 좋은 구강 위생 관리와 의치 위생 관리가 필수적이다.

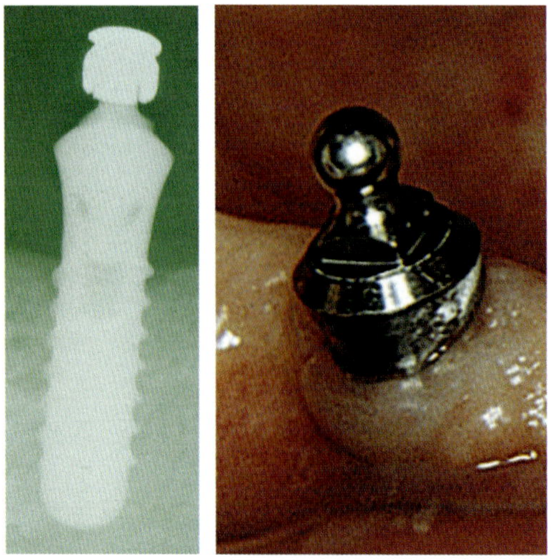

골유착된 임플란트는 의치의 유지를 위해 사용될 수 있다.

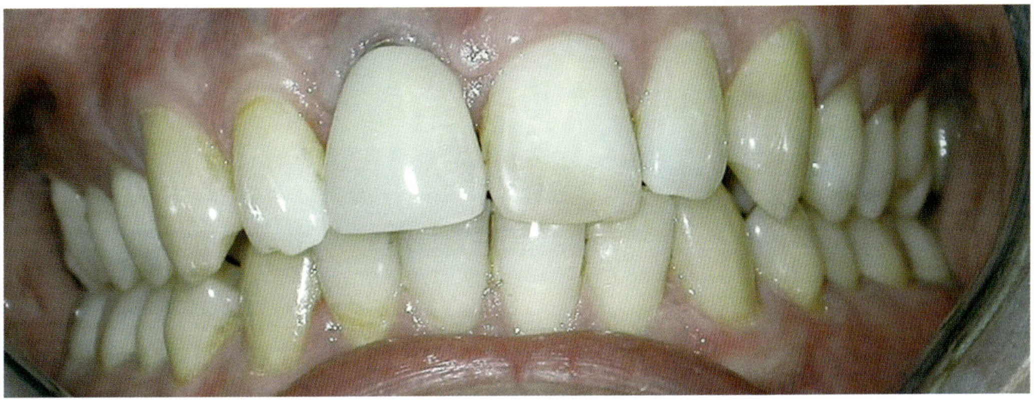

임플란트 지지 크라운(상악 우측 중절치)

임플란트는 크라운이나 bridge같은 고정성 보철물이나 가철성 보철물과 관련하여 사용될 수 있다. 일반적으로 충분한 자연치가 남아있는 국소의치 환자에게 있어서 환자가 제거하지 못하고 상부구조가 임플란트에 고정되게 하는 것이 더 쉽다.

결론

Overdenture 지대치는 국소의치를 착용하는 환자들에게 많은 장점을 제공한다. 이러한 과정의 치료를 하게 되는 경우에는 치료 전에 세심하고 특별한 평가가 필요하다. 만약 치아나 치근의 유지에 필요하다면 보철물로 피개할 수 있다.

임플란트를 이용한 크라운이나 브릿지는 부분 무치악 환자에게 있어서 새로운 해결책을 제시해준다. 환자에게 수술에 관련하여 금기증이 아닌 경우에 전반적인 임상적 방사선학적 평가가 필요하다. 어떤 경우에는 술자가 충분한 정보를 얻기 위해서 CT scan을 추가로 찍어보는 것이 추천된다. 또한 잔존치가 장기적으로 예후가 있을지를 판단하기 위하여 전반적인 평가를 하는 것이 필수적이다.

기억해야 할 중요사항

Overdenture 디자인을 고려할 때 환자에 대한 철저한 평가가 필요하다. 장 · 단점에 대해 주의 깊게 평가되어야 한다. 골유착 임플란트는 상실된 치아를 회복하는 또 다른 방법을 제공한다. 위의 두 가지 치료 모두 환자가 구강 위생 관리를 매우 잘해야 한다. 각각의 특별한 고려사항은 다음과 같다:

Overdenture

- 지대치로 사용하기 위해서는 치주지지가 매우 좋아야 한다.
- 치수의 상태가 고려되어야 하고 필요하다면 근관치료를 미리 시행하여야 한다.
- 치근면이 우식에 이환될 확률이 높은 경우 이를 예방하기 위한 방법들이 생각되어야 한다. 예를 들어 구강 위생 관리, 불소 등
- 의치를 위한 충분한 공간이 있어서 의치가 파절되지 않을지를 조심스럽게 고려해야 한다.

임플란트

- 하방 골조직이 임플란트를 심기에 적합한가?
- 만약 자연치가 남아 있다면 그것들은 예후가 괜찮아 보이는가?

중요: 치근과 임플란트는 둘 다 지지와 유지를 위한 목적으로 사용될 수 있다.

3.7 유리단 의치상: 추가적인 조언 (The free-end saddle: further comments)

Free-end saddle의 문제는 많은 부분이 치아와 조직이 제공하는 기초의 차이에 의해 야기된다. 기능 중 의치상의 움직임에 의해 야기되는 손상을 방지하기 위한 어떤 노력들이 고려되었다.

2.5장에서 우리는 free-end saddle이 필요한 국소의치 디자인에서 문제를 발견하였다. 지지와 유지의 어려움이 모두 존재한다. 안장의 유지는 간접유지장치에 의해 향상될 수 있으나(1.8장에서 아주 간단하게 다루었다), 지지가 더 문제가 된다. 이 그림은 지지의 결핍을 요약하고 있다.

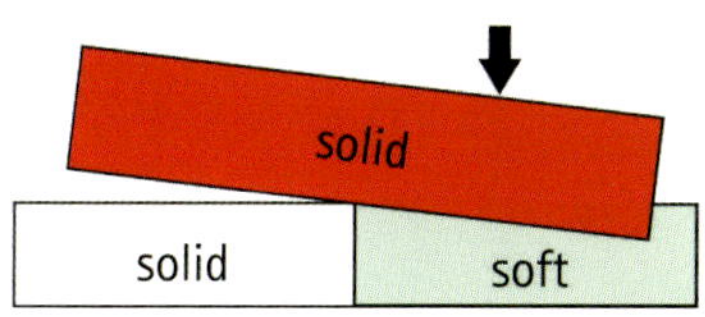

견고한 의치상은 균일하지 못한 토대에 의해 지지될 때 불안정하다

2.5장에서 우리는 지대치의 부하를 줄이고 전방 회전 변위를 막는 일련의 방법을 알아보았다. 이는 다음과 같다.:

- Saddle base가 조직을 넓게 피개하여 부하를 퍼트린다. 이것은 특히 상악 의치에서 경구개로 연장할 때 유용하다.
- 좁은 구치를 사용하고 한 두 개의 구치를 생략함으로써 교합면을 감소시킨다.

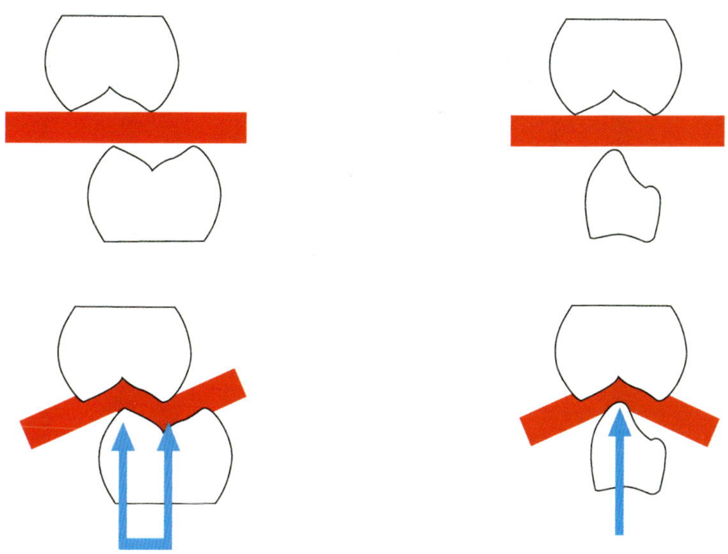

큰 교합면은 음식물을 부숴야 한다. 좁은 교합면은 음식물을 쉽게 관통할 수 있다.

이러한 디자인 특성에 더해서 우리는 이미 free-end saddle 의치의 재평가를 위해 일상적으로 환자를 다시 부를 필요성에 대해서 강조한 바 있다. 이것은 특히 하악 의치 환자에서 더 중요한데, 그 이유는 치조골 흡수에 의해 saddle이 침강하여 지지 문제가 발생하기 때문이다. 잠재적인 과부하와 지대치에 대한 손상이 발생하면 치조골 흡수가 증가할 수 있다. 이러한 일이 일어나면 saddle 부위를 의치개상(rebasing)할 수 있으나, 이 작업은 전방의 연결장치의 적합성이 낮아지지 않도록 주의 깊게 시행되어야 한다. 사실 더 자주 새로운 의치를 제작하는 것이 치조골 재형성에 맞출 수 있는 더 좋은 해답일 수도 있으며, 특히 발치 후 초기에 더 그러하다.

Free-end saddle의 관리를 위한 다른 선택 사항

이는 다음을 포함한다:

- Free-end saddle의 설계를 피한다. 이것은 특히 충분한 교합이 전방에 남아있을 때와(3.8장) 대합치가 없는 자연치의 과맹출이 최소한일 것으로 예상될 때 적절하다.
- 기능 시에 free-end saddle의 움직임에 의해 지대치에 가해지는 부하를 최소화하기 위해 RPI와 같은 적절한 지지와 유지 요소를 설계한다. 2.5장에 논의되었다.
- 인상채득하는 동안 free-end saddle에 가해지는 부하(씹는) 효과를 ***조직***을 ***변위***(압박)시킴으로써 모방한다.
- Saddle이 전방 구성요소의 변위와 지대치의 회전이 없이 조직으로 '침강'하는 것을 허용하는 의치를 ***flexible connector***를 사용하여 치아지지요소와 조직지지요소를 결합하게 디자인한다.

186

이러한 선택사항 중 첫 번째와 두 번째 항목은 다른 곳에서 서술되었다. 세 번째와 네 번째 항목은 더 고려할 필요가 있다.

조직 변위(압박)

다시 한 번 설명하면 지지문제는 자연치와(특히 근심 레스트를 가진 지대치) saddle 아래의 연조직의 변위 능력의 차이에 의해 발생한다. 치주인대는 치아의 intrusion을 부하 중 0.1mm 정도 허용하지만, 조직지지 부위는 어떤 곳에서는 2mm까지 압박될 수 있다.

만약 우리가 의치상을 만들 때 여분의 변위가능한(압박가능한) 연조직의 특성을 만들 수 있다면 이러한 문제는 사라질 것이다. 이것은 이론상으로는 점도가 높은 인상재를 사용하여 트레이에 압력을 가함으로써 달성될 수 있다. 임상에서 이것은 2단계 인상기법을 통해 자주 시도된다.

먼저 낮은 점도의 전체인상을 채득한다. 의치상을 만들고 ***오직*** saddle 부위에서만 점도가 높은 인상재에 의해 부하가 가해진다. 의치상은 고점도의 인상재가 압력하에서 연조직을 압박하고 변화된 모양을 기록할 수 있게 견고하게 한 곳에 유지된다. ZOE 연고와 같은 인상재는 saddle 부위의 압박된 인상을 기록할 수 있게 필요한 요소를 갖춘 것으로 보인다. 기존 모형의 saddle 부위는 새로운 압박 버전으로 대치된다. 이 방법은 모형 변형 기법(altered cast technique)으로 알려져 있다.

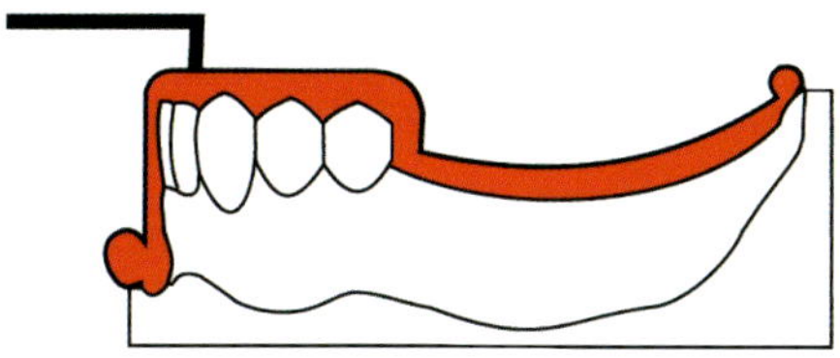

인상

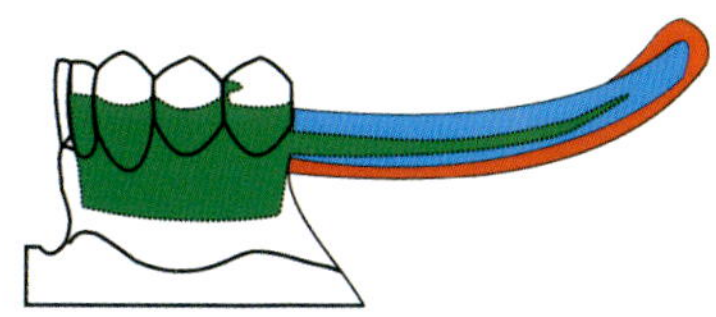

모형 절단–새로운 saddle 인상

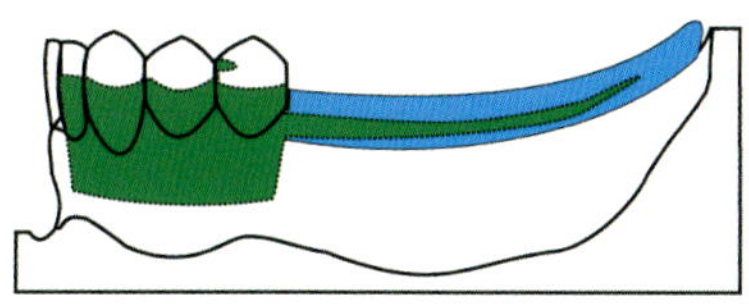

Saddle과 cast base

이들은 하악 치조정을 통과하는 시상 단면들이다.

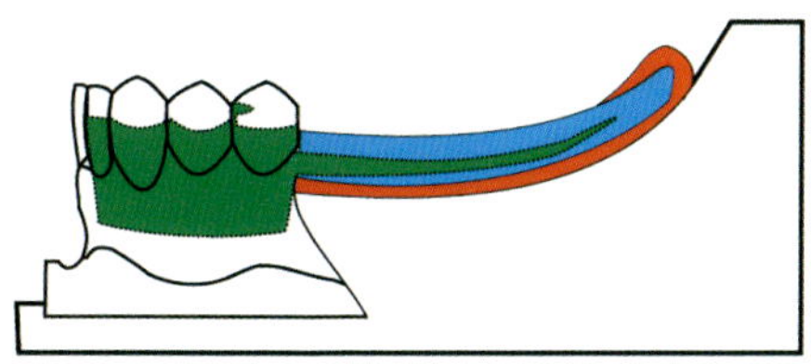

새로운 모형을 인상체에 붓는다.

Saddle 부위의 새로운 인상과 의치상이 잘려진 모형과 cast에 다시 적합된다.

전술한 것이 이론적인 장점을 명확하게 하기를 바란다. 그러나 약간의 임상적인 문제가 있다.

- 기능적인 부하를 모방하기 위해 인상채득시 가해지는 부하가 오른쪽과 왼쪽이 반드시 동일하지는 않다. 또한 기능적인 부하의 범위는 다양하다.
- 이러한 방법으로 제작된 의치는 부하가 가해지지 않고 레스트 상태일 때 조직이 상승하면서 saddle과 대합치 간에 조기 접촉을 발생시킬 위험이 있다.
- 전방 연결장치와 구성요소를 안착시키기 위해서는 충분한 클래스프 유지력이 제공되어 변위된 조직이 되돌아오는 힘에 저항하여 saddle을 제자리에 고정시켜야 한다.
- 지대치를 돕기 위해 조직 부하를 증가시키는 것이 시술의 목적에 부정적일 수 있는 조직 재형성을 촉진시킬 수 있다.

예전처럼 임상에서 모형 변형 기법이 일상적으로 쓰이지 않는 것 같다. 이러한 기법은 조직지지가 saddle에 교합력이 가해질 때 불안정을 방지할 수 있을 정도로 좋아 보이지 않는 경우에는 항상 상악 후방 연장 의치에서 정상적으로 쓰일 수 있는 것은 아니다. 하악에서 이것을 쓰는 더 강한 예가 있다.

유연한 연결자 – 하중 분쇄

다시 상기시키자면 우리가 극복하고자 하는 어려움은 치아와 조직지지간의 불균형이다:

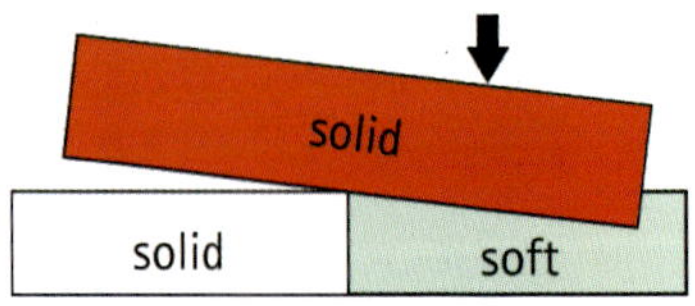

치아와 조직 구조물 간의 단절을 가지런히 하는 것이 가능하다면 지대치에 대한 잠재적인 과량의 부하가 제거될 수 있다:

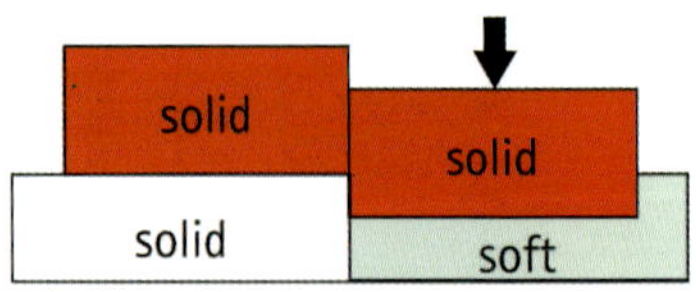

만약 치아-지지 부위와 조직-지지 부위가 분리되어 있다면 안정성이 없을 것이다.

이상적인 상황은 경조직이나 연조직에 대한 과부하를 방지하기 위해 부하를 나누는 것이다. 다음의 기계적인 도해를 보라:

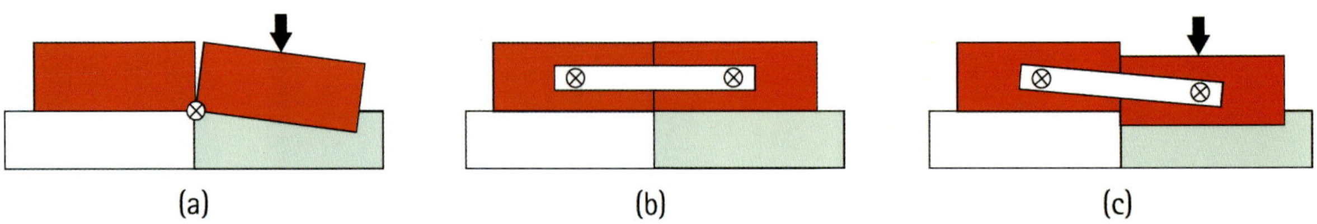

여기의 간단한 hinge(a) 혹은 2개의 hinge(b, c)는 다른 정도의 기능력 전달의 자유도를 허용한다. (a)에서 전방 saddle에 가해지는 부하는 지대치에 많이 전달된다; (c)에서는 지대치에 부하가 가해지지 않는다.

그러나 hinge 대신에 flexible connector를 쓴다면 부하의 분배를 이룰 수 있다:

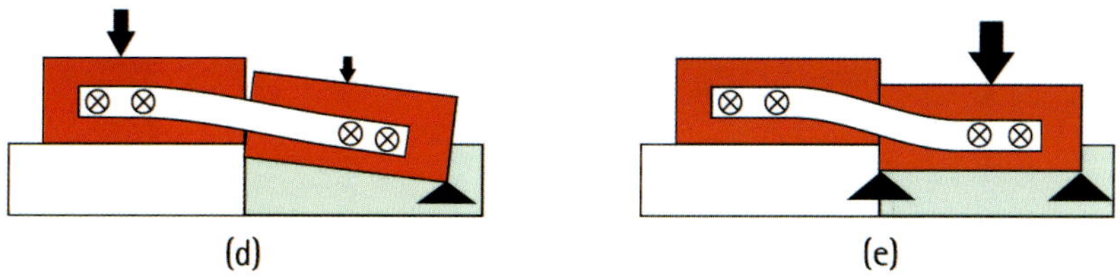

처음에는 connector에 간단한 구부림이 있었다; 더 큰 부하는 후방 끝에 더 이상 조직면으로 침강할 수 없는 'S' 자 구부림을 초래한다.

(d)에서 약한 부하가 특히 원심에 가해진다; 더 강한 힘이 더 복잡하게 연결장치를 구부러지게 하고 다른 힘을 분배를 (e)에서 보인다.

이러한 기계적 이론의 임상적인 의치 디자인으로의 변환이 아래 그림처럼 보인다:

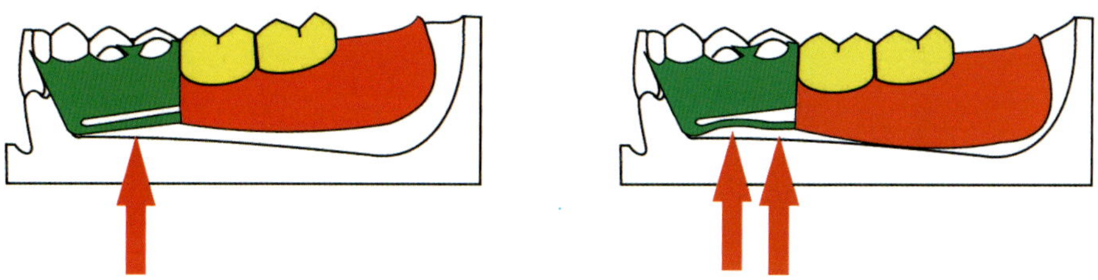

휴식시　　　　하중 하에서 구부러짐

그러나 만약 flexible connector가 위에 나타난 것처럼 오직 앞 부분과 saddle의 연결이었다면 연결장치는 또한 측방으로 구부러지거나 혹은 뒤틀어져서 saddle이 바라지 않는 방향으로 움직이게 해서 견딜 수 없게 될 수 있다. 따라서 이러한 원하지 않는 움직임은 다른 구성요소를 더함으로써 조절되어야 한다:

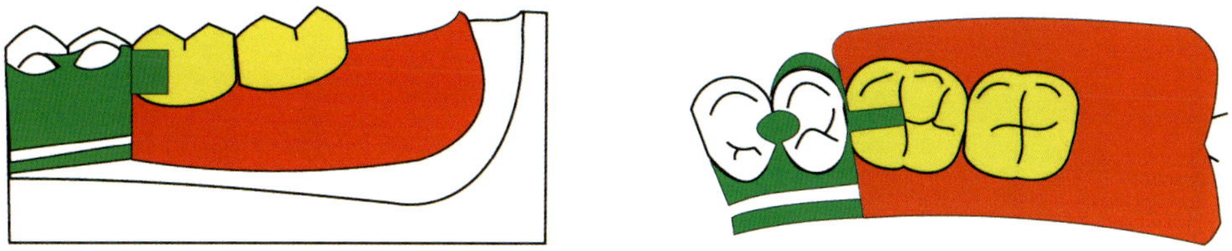

원하지 않는 움직임으로부터 free-end saddle을 안정화 함.

여기서 slot에 맞는 'fin'이 casting 위에 만들어져 있다. 이것은 의치상의 레스트에 대해 상대적으로 saddle의 수직적 움직임을 허용하지만, saddle의 측방 혹은 회전 운동을 허용하지는 않는다.

이것은 free-end saddle 부하 문제에 대한 깔끔하고, 현명하고, 만족스러운 해결책으로 보인다. 그러나 여기에는 문제가 있다 :

- 유연한 구성요소의 축조는 조절하기 어렵다. 너무 약하면 힘이 조직에 과도하게 가해지고 너무 강하면 지대치가 심한 부하를 받는다. 주조 금속의 성질은 변하기 쉬운데, 예를 들어 주조 흠과 함입이 있다.
- Flexible connector의 파절이 굴곡 피로에 의해서 또는 세정 중에 일어날 수 있다. 또한 사용 중이나 세정 중에 변형될 수도 있다.
- 특히 파절된 경우 한번 손상되면 수리가 불가능할 수 있다.
- 생물학적인 관점에서 free-end saddle 하방의 치조골 흡수에 따라 점점 더 많은 굴곡이 일어날 수 있다. 이것이 지대치 부하를 점점 증가시킬 수 있다(이것은 또한 파절의 위험성을 증가시키는 경향이 있다).
- 유연한 부분이 인상 채득 중 구부러지는 경향이 있기 때문에 의치개상(rebasing)이 어렵다.

마지막으로 미리 만들어진 사용 가능한 정밀 attachment가 많이 있어서 의치상 속에 삽입될 수 있고 경첩(단순 혹은 스프링 장치)과 saddle guide로 기능할 수 있다. 이것은 3.10장에서 나온다.

Stress breaker의 사용에 대해서 요약하자면, 개념은 쓸만하지만 오늘날은 거의 사용되지 않는다. 이것은 아마 saddle에 교합력이 가해질 때 개인적인 디자인이 어떻게 정밀하게 움직일지 예측하기가 어렵기 때문일 것이다. 의치상의 재료와 조직의 성질 때문에 임상가는 정확하게 saddle이 어디로 움직일지 예측할 수 없다. 게다가 비록 의치가 이런 방법으로 만들어졌다 해도 지지조직의 물리적인 성질은 시간에 따라 변화하고, 디자인에 대한 원칙은 필요하지 않다. 마침내 다른 술식(특히 altered cast)이 더 많이 쓰이게 되었다. 비록 stress breaker의 사용이 일반적으로 임상에서 쓰이지는 않지만, 이것은 후방연장 의치상에서 일어날 수 있는 특별한 문제와 이러한 문제를 해결하기 위한 접근법에 대해서 생각하게 한다. 당신은 이것이 상황에 따라 특별한 장점이 있다고 생각하고 넘어가면 될 것이다.

조언

연조직에 가해지는 부하를 감소시키는 것이 이들의 건강을 지키고 치조골 재형성의 증가를 피할 수 있는 방법임을 항상 기억한다:

- 의치상의 최대한 연장
- 교합 영역의 감소

하악 교합면의 협설 폭을 감소시키는 것은 다음과 같은 장점이 있다:

- 하악 설측 flange의 경사가 혀에 의한 근육적인 유지를 위해 더 나아진다.
- 혀 기능을 위한 공간이 증가하는데, 특히 이것은 구치부의 상실로 혀가 약간의 저작기능을 위해 비대하게 되었을 때 더 필요하다.

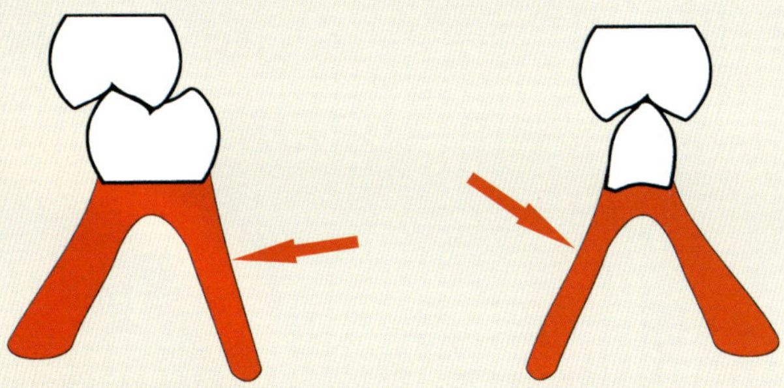

증가된 혀 공간과 유지 근육 힘의 각도의 향상

오른쪽에 있는 화살표의 각도는 혀가 기능 중 설측연에 가하는 더 유용한 아래쪽(유지적인) 힘을 나타낸다.

결론

Free-end saddle은 특히 하악 의치에서 적절한 지지를 위한 준비를 위한 특별한 도전이 된다. 이것은 치아와 조직지지 보철물이 상실된 치아를 대치하기 위해 사용될 때 지대치의 잠재적인 변위가 의치상 하부의 연조직과 비교하여 다르기 때문에 일차적으로 발생한다. 이런 상황에서 의치의 디자인을 고려할 경우 교합력이 가해질 때 하부 조직에 손상을 가하지 않으면서 free-end saddle 자신이 최소한으로 움직일 수 있는지에 대한 생각을 할 필요가 있다.

기억해야 할 중요사항

Free-end saddle 증례에서 많은 술식이 치아와 조직의 지지력 차이를 해결하기 위해 개발되었다.

- The RPI system
- 변형모형
- Precision attachments(정밀유지장치)(3.10장 참조)
- 기능력의 감소(교합면의 감소, fitting area의 증가)

3.8 짧아진 치열궁 (The shortened dental arch)

상실치를 항상 수복해야 하는 것은 아니다. 환자는 적어진 치열로도 효과적으로 기능할 수 있다. 이러한 접근법의 장점과 단점을 살펴보자.

우리는 이미 상실치를 수복할 필요성에 대해서 의문을 제기한 바 있다. 전치가 상실된 경우 환자들은 심미성을 회복하는 치료를 원할 것이다. 구치부의 치아가 상실된 경우는 다르다. 몇 개의 치아상실이 구강 기능의 장애를 일으킬 수도 있지만, 앞서 본 바와 같이 이것은 사실이 아닐 수도 있다. 적은 치열이 많은 환자에게 적절하고 남아있는 치아의 보존이 단순히 상실된 치아를 수복하는 것 보다 더 중요하다는 사실을 깨달았기 때문에 짧은 치열궁에 대한 개념이 시작되었다. 게다가 현대의 부드러운 음식 위주의 식습관 때문에 우리가 오늘날 음식을 씹는 데 필요한 치아의 수는 많지 않고, 이로 인해 치아들은 생리적인 건강을 위해 상당히 저운동되고 있다. 이 장에서 짧아진 치열궁의 잠재적인 장점과 단점을 살펴볼 것이다.

짧아진 치열궁이란?

짧아진 치열궁은 일차적으로 구치의 상실로 인한 적어진 치열로 정의된다. 그러나 소구치의 상실 또한 이 범주에 들어갈 수 있다. WHO는 구강 건강의 목표를 성인기 동안 적어도 20개의 치아를 유지하는 것으로 정했다. 그러나 짧아진 치열궁의 관점에서는 남아있는 치아의 개수보다 대합하여 구강 기능을 하는 치아의 개수가 더 중요하다. 예를 들면 모든 절치, 견치, 소구치가 남아있는 상하악은 많은 대합치의 쌍이 존재함을 의미한다. 반대로 구치와 소구치가 뒤섞여 상실된 치열에서는 비록 20개의 치아가 아직 남아 있더라도 모두 대합되지는 않는다. 후자의 상황에서는 저작력의 효과는 저하될 것이다. 짧아진 치열궁 개념은 구치보다는 전치와 소구치를 수복하는 치료이다.

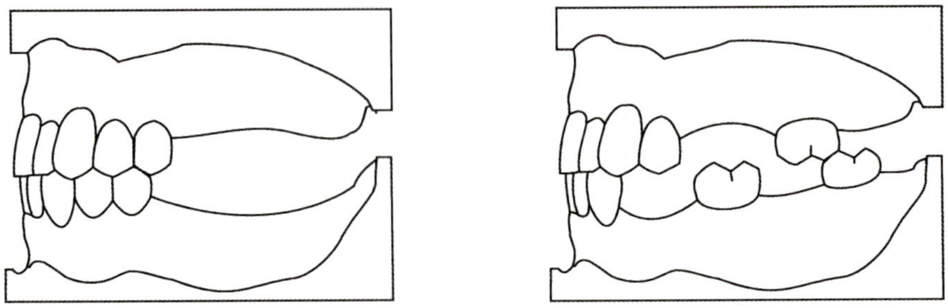

20개 치아 – 좋은 교합　　20개 치아 – 나쁜 교합

구치가 상실되고 수복되지 않았을 때, 많은 환자들은 남아있는 치아에 대합하면서 저작과 기능을 적응할 수 있다. 적은 치열을 가진 환자들도 적절한 저작능력을 계속 가지고 있다. 또한 대합하는 단위의 치아 수가 존재하는 치아 수보다 더 중요한 것으로 보인다. 짧은 치열궁의 전통적인 개념은 10쌍의 대합하는 치아들로도 환자는 기능할 수 있다는 것이다(이는 절치, 견치, 소구치가 상하악에 남아있는 환자를 말한다). 이런 방법으로 인해 노인 환자가 젊은 환자보다 더 잘 기능할 수 있는 것으로 보인다. 게다가 70세 이상의 환자들은 더 적은 대합치들로도 기능할 수 있다는 주장이 제기되었다.

환자들은 상실된 구치를 가철성 국소의치로의 수복 여부에 대해서 상담을 원할 것이다. 일차적으로 이 문제의 답은 환자 자신의 요구에 달려있지만 일반적인 바탕에서 약간의 고려할 만한 관점들이 있다.

- 구치를 수복하기 위한 국소의치가 즉시 저작력의 향상을 의미하지는 않는다. 보철물을 효과적으로 사용하기 위해 환자들은 새로운 기술을 잘 연마해야 한다.
- 만약 가철성 국소의치를 제작하였다면 치과의사는 환자가 높은 수준의 구강 위생과 의치 위생의 필요함을 잘 이해했는지 확인해야 한다. 어떤 보철물도 향후 치아상실의 원인이 되어서는 안 된다. 이것은 물론 어떤 국소의치에서도 사실이다.
- 하악 후방 연장 의치의 경우 오직 부분적으로만 사용되고 있는 것 같다. 이런 연구 결과는 다양하지만 승낙률은 50%도 안 된다. 이러한 낮은 정도의 받아들임이 의치 디자인 때문인지 단순히 환자가 보철물 없이 기능하는 것이 더 쉽기 때문인지에 대한 의문을 가져야 한다.

짧아진 치열궁의 단점

비록 환자의 치아를 수복하지 않는 것이 심리적인 효과가 있지만, 이것은 객관적으로 측정하기 어렵다. 그러나 구치부를 수복할 필요가 없는 환자에게는 이것에 대한 이유를 충분히 설명할 필요가 있다. 짧은 치열궁의 다른 잠재적인 단점은 2개의 주요 분류로 나뉜다.

• 잔존 전치부의 과도한 치아마모가 일어날 수 있다. 시간에 따라 구치부가 있을 때보다 더 많은 치아마모가 예상된다. 확실히 환자들은 이런 상황에서 치아마모를 보인다. 그러나 설명은 이렇게 단순하지만은 않다. 환자들은 교모를 일으키는 이갈이 습관과 같은 이상기능 습관이 있을 수 있다. 게다가 치아의 부식이 다른 원인의 손상과 겹칠 수 있다. 그럼에도 불구하고 적어도 짧은 치열궁을 가진 환자들이 치아마모에 더 취약하다는 이론적인 가능성이라도 있는 것으로 보인다. 이러한 이유로 이런 환자들은 일반적인 기초에 의거해 관찰되어야 한다.

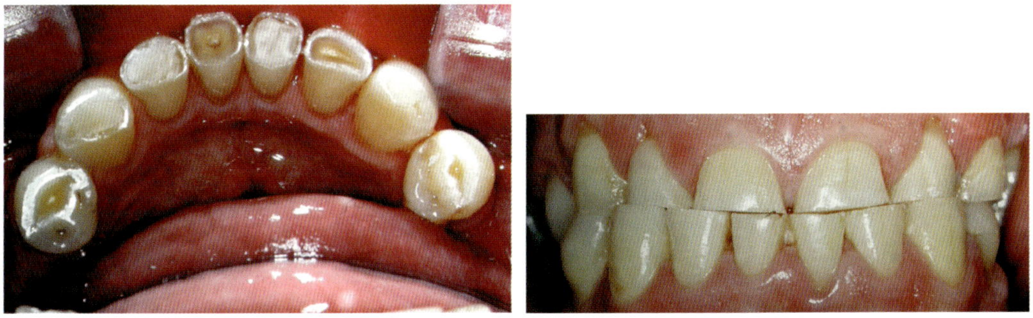

후방 치아의 교합의 상실과 연관된 전치부의 마모

• 짧아진 치열궁으로는 치아 손실이 더 많이 발생되어 후방연장 의치상이 기존 혀의 가용공간을 점유해 나중에 구치부 수복이 필요한 환자들에게 더 많은 문제를 일으킴을 의미할 수 있다. 또한 혀가 저작 기능의 한 부분을 담당함으로써 혀의 비대증이 있거나, 혹은 적어도 조기에 발거된 치아 때문에 자유로웠던 공간이 보철물로 점유된 상황에 재적응하지 못할 수도 있다.
• 턱관절 이상기능에 대한 큰 감수성 또한 짧아진 치열궁과 관련이 있다. 치아 손실이 수복되지 않으면 턱관절과 그에 관련된 근육의 이상 부하를 일으킬 수 있다. 그러나 짧아진 치열궁을 가진 환자들이 더 취약하다는 근거가 없는 것으로 보인다. 게다가 후방연장 의치상 국소의치로 구치를 대치하는 것이 반드시 턱관절 이상기능의 발생을 방지하는 것은 아니다.

결론

만족스러운 기능을 하기에 적절한 치아를 가진 환자에게 짧아진 치열궁을 적용하는 것에는 좋은 이유가 있다. 만약 짧아진 치열궁의 상황이 적용가능하다면, 그 환자는 적절한 기초에 의거하여 평가되어야 한다. 짧아진 치열궁은 치아상실이 외모에 영향을 주는 곳에서는 현실적이지 않다. 마지막으로 구치가 상실된 각각의 환자들은 항상 개인적인 기초에 의거하여 어떤 편견도 없이 치과의사에 의해 평가되어야 한다. 일반적인 개념이 이 장에서 탐구되었지만 개개 환자들은 구치의 상실을 예리하게 알고 있고, 국소의치에 의해 상실 치아를 회복하려 할 것이다. 치과의사는 기능이 안정적이고, 더 이상의 치아상실을 막을 수 있는 디자인인지 확실히 확인해야 한다.

기억해야 할 중요사항

이것은 적어진 치열로 기능하는 환자들에게 가능한 방법이다. 그러나 이러한 접근법의 장 · 단점은 주의 깊게 고려되어야 한다. 환자들의 요구는 변화할 수 있기 때문에 시간에 따라 상황을 관찰하는 것이 중요하다. 이러한 접근법에서 특별하게 고려해야 할 사항은:

- 외모에 관련된 사항들
- 적절한 저작 기능을 위해 요구되는 수의 대합치
- 잔존치열이 더 질병에 이환될 감수성

3.9 금관과 연결된 국소의치 (Partial dentures in conjunction with crowns)

치아에 금관이 필요한 상황의 고려와 이것이 국소의치를 디자인할 때 제공하는 장점에 대해 논의한다.

Section 2에서 논의된 것처럼 국소의치의 준비는 다른 치과 치료와 분리해서 생각해서는 안 된다. 치아가 전체 치료에 포함되어 수복되어야 하기 때문이다. 치과 병력과 검사를 통해 치과의사는 주의가 필요한 치아에 대한 정보를 얻을 수 있다. 치료계획은 국소의치가 제작되기 전에 우식 치아 혹은 실패한 수복물을 수복하는 것으로 세워져야 한다.

만약 남아있는 치아에 금관수복이 필요하다면 이것은 차후의 국소의치를 위해 지지, 유지 및 안정을 극대화하기 위한 기회이다. 이것은 만약 금관이 후방연장 의치상과 인접한 치아에 만들어진다면 이는 필수적이다.

의치의 치료계획과 디자인

완전한 치료계획이 병력, 검사, 조사 및 써베이 되고, 교합된 모형 검사에 의해 수립되어야 한다. 의치는 금관을 위한 삭제가 이루어지기 전에 디자인되어야 한다.

의치를 위해 유용한 금관의 특징은 다음과 같다:

- 교합면 레스트 시트
- 적절하게 위치된 클래스프를 위한 볼록한 면
- 어떤 환경에서 유도면
- 언더컷 부위의 제거

클래스프 끝이 끼는 부위는 예외가 될 수 있다. 이러한 경우 올바른 깊이의 언더컷이 계획된 부위에 만들어질 수 있다. 그러나 이를 위해서 어떤 종류의 재료가 클래스프 암에 쓰여야 하는지와 이것이 언더컷에 도달하기 위한 적절한 방법을 알 필요가 있다.

술식

국소의치의 지대치를 위한 금관을 디자인하는 일반적인 술식은 모형에서 연속된 사진으로 제공되며 같은 술식이 환자에게 쓰일 것이다. 이 시나리오는 어떻게 금관과 코발트 크롬 의치상이 후방 연장 의치상에 인접한 소구치에 금관이 필요할 때 Kennedy Ⅱ modification 1 상황에서 제작될 수 있는지 보여준다.

- 치료계획을 세우고 의치를 디자인한다. 금속도재 금관이 화살표에 나타난 지대치에 필요하다. 필요한 특성들을 금관에 섞어 국소의치에 도움이 되도록 계획한다(제안된 디자인을 위해 부록 1을 참조한다).

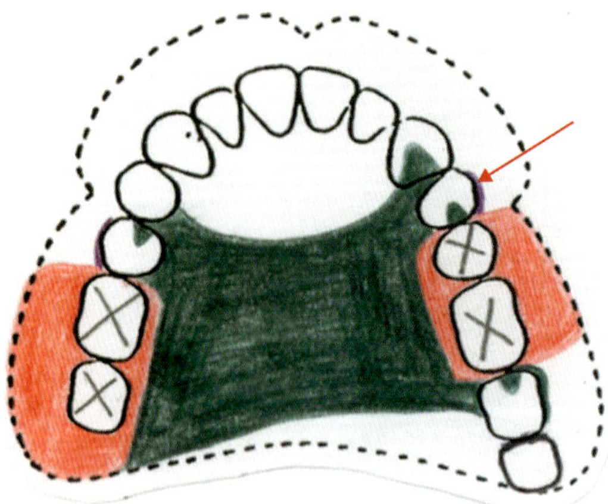

기존의 의치 디자인, 화살표는 금관이 필요한 치아를 가리킨다.

- 만약 필요한 유도면이 의치상 끝 반대의 지대치에 만들어진다면(이 경우는 구치), 이것은 의치의 삽입로를 맞추기 위해 만들어지는 것이다.

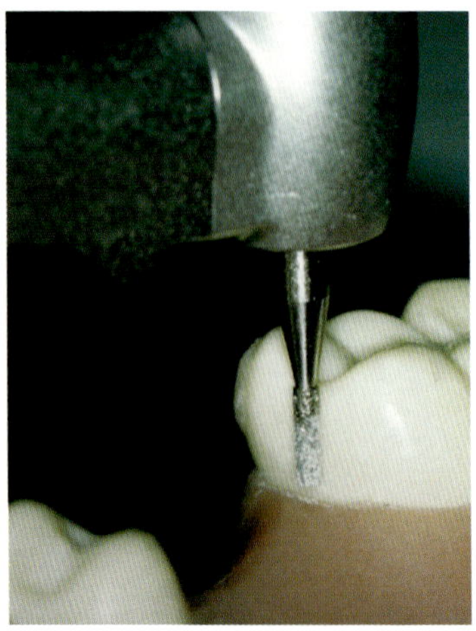

금관 반대 부분의 의치상 끝에 위치한 지대치의 유도면을 형성한다.

- 금관을 위한 지대치를 삭제한다. 의치상에 인접한 원심측에 레스트 시트가 지대치 삭제의 교합면 속으로 들어가야 한다는 것이 중요하다(적절한 두께의 레스트 시트가 금관 면에 재현되게 하기 위해). 삭제가 끝나면 인상을 채득한다.

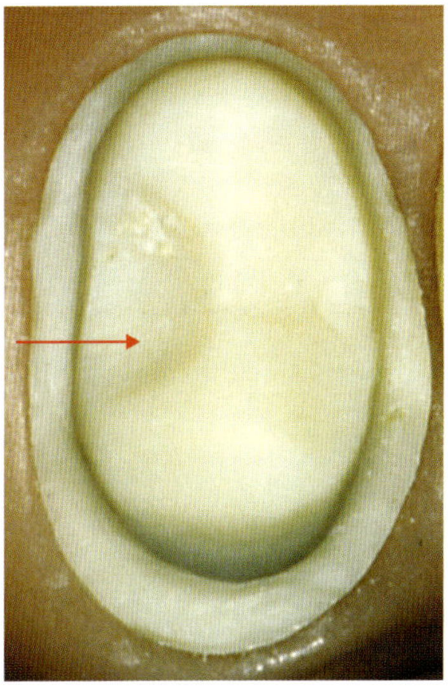

완성된 치아 삭제, 교합면 레스트 시트가 화살표로 표시되어 있다.

- 국소의치의 적합을 최적화하기 위한 특징을 가진 금관을 제작한다. 이 도해에서는 금관의 원심면이 유도면과 평행하게 의치상의 반다편 끝의 지대치에 형성된다.

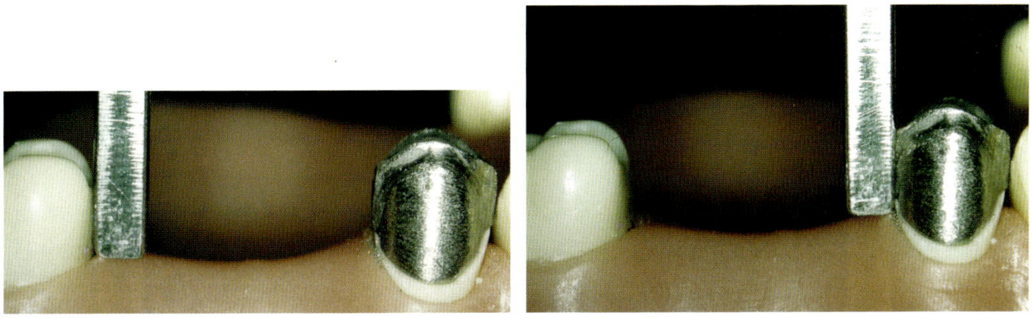

알맞은 유도면을 형성하기 위해 써베이어가 사용되었다.

- 교합면 레스트 시트가 치아의 원심측에 금관 속으로 형성된다. 이것이 교합면 레스트를 보철물에 정확히 맞게 해줄 것이다.

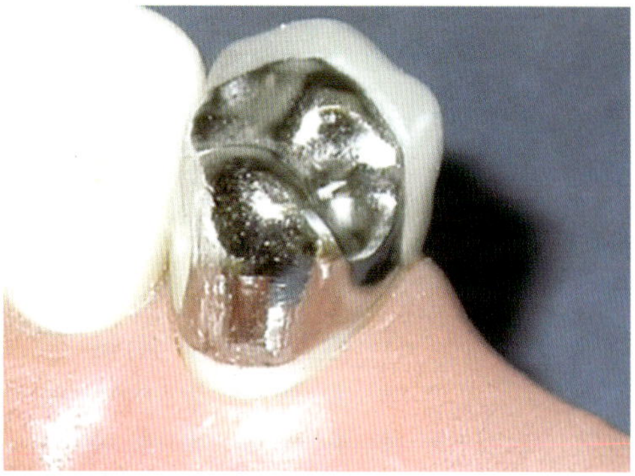

완성된 도재 금속관

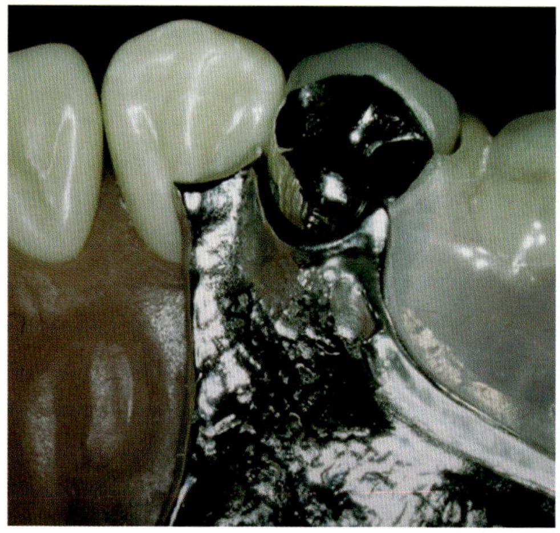

금속관과 의치의 적합

- 금관의 금속 부분에 언더컷이 없도록 제작된다. 치아의 협측에는 도재를 이용해 볼록한 면을 형성한다(화살표). 언더컷의 깊이(0.75mm)는 이 특별한 디자인에 사용된 매우 유연한 아세틸-레진 치아 색깔의 클래스프에 맞는다.

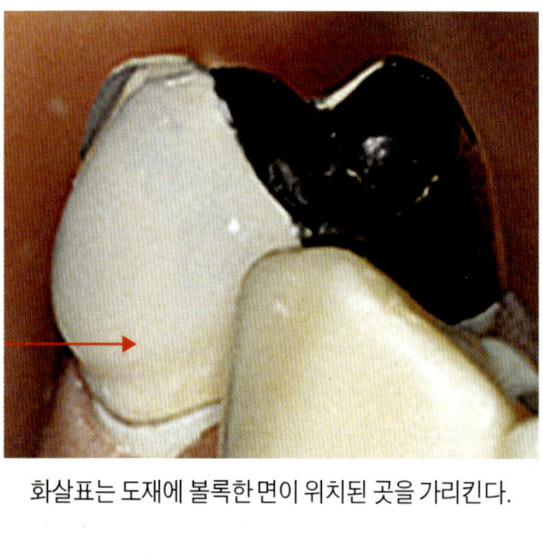

화살표는 도재에 볼록한 면이 위치된 곳을 가리킨다.

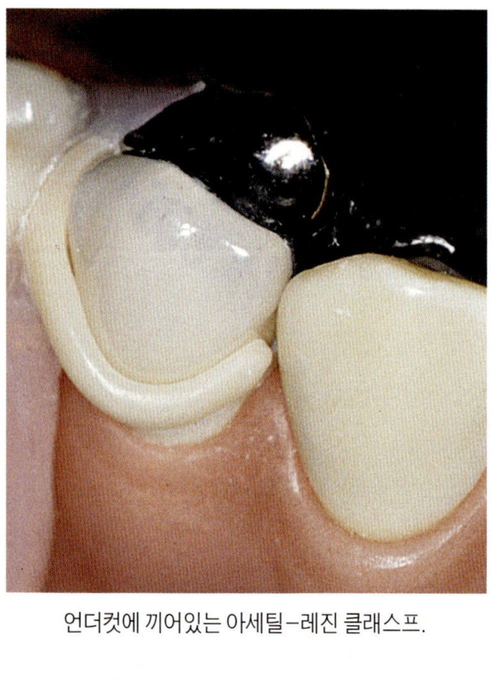

언더컷에 끼어있는 아세틸-레진 클래스프.

• 최종 의치가 고유한 디자인으로 제작된다.

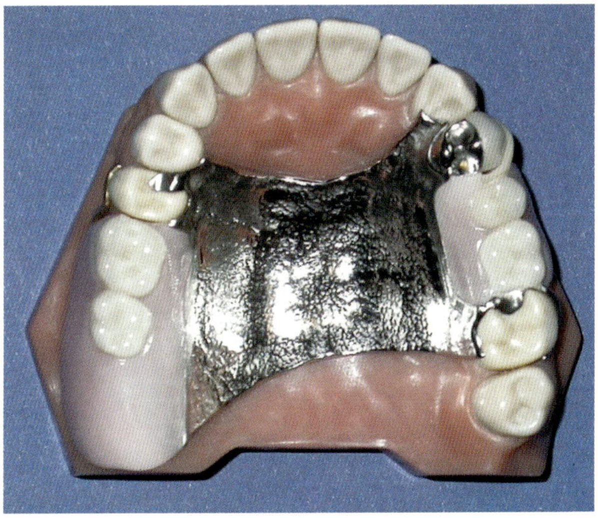

원래 디자인으로 만들어진 의치

정밀 어태치먼트

금관 제작 중에 그 안이나 혹은 그 위(치관 내 혹은 치관 외)에 들어갈 수 있는 정밀하게 만들어진 기성 어태치먼트가 다양하게 존재한다. 이들은 보철물의 지지나 유지를 돕는다(3.10장 참조).

결론

많은 경우에서 의치는 이미 구강 내에 존재했던 금관주위에 만들어져야 한다. 이러한 경우 국소의치는 다른 자연치와 같은 방법으로 계획되어야 한다. 그러나 금관이 전체 치료계획의 일부로 필요한 곳에는 국소의치의 요구사항에 부합하는 금관을 제작할 여지가 있다. 치과의사와 기공사의 원활한 의사소통을 통하여 팀 각각의 일원이 정확하게 무엇이 필요한지 아는 것이 필수적이다.

기억해야 할 중요사항

만약 지대치에 금관이 필요하다면 치과의사는 국소의치의 최적의 지지, 유지 및 안정을 제공하는 요소를 얻을 수 있는 이상적인 기회를 지니게 된다. 그러므로 의치 디자인이 금관 제작 전에 형성되어야 한다. 금관과 국소의치 제작 중 치과의사와 기공사 간에 긴밀한 의사소통이 이루어질 필요가 있다. 금관 디자인에서 고려할 특별한 점들은 다음과 같다:

- 적절하게 위치되고 형태가 만들어진 교합면 레스트 시트
- 이상적으로 디자인된 클래스프가 국소의치에 삽입될 수 있도록 적절하게 위치되고 형태가 만들어진 둥근면
- 적절하게 위치된 유도면
- 의치가 접촉하고 있는 곳에 걸리는 것을 방지하기 위해 적절하게 형태가 만들어진 면

3.10 공학적으로 복잡한 것들 (Some mechanical complexities)

유지 및 지지의 어려움을 극복하기 위한 더 복잡한 술식의 예는 아래와 같다.
- 정밀 어태치먼트
- Swinglock 의치
- 분리된 의치
- 2 부분의 의치

정밀 어태치먼트

정밀 어태치먼트(precision attachment)는 금관과 의치에 통합되어 지지, 유지 및 안정을 향상시킬 수 있다. 많은 다른 종류의 어태치먼트가 존재하지만 이 책에서는 이에 대해 자세하게 다루지 않았다(Further reading 참조). 이들의 사용 원칙은 어태치먼트가 의치가 삽입될 때 위치할 수 있는 보철물의 구성요소로 치관으로 통합되는 것이다. 이들의 사용과 관련된 특별한 논쟁이 있다.

- 의치상에 교합력이 가해질 때 치관에 큰 힘이 가해질 수 있다. 이것을 견딜 수 있는 하방의 치아 구조와 치주 부착기구가 과부하되지 않도록 하는 것이 중요하다.
- 어태치먼트가 달린 치아는 장축방향으로 힘을 받는 것이 좋다. 3.6장에 나온 overdenture 지대치 위의 정밀 어태치먼트는 이상적인 부하를 허용할 것이다. 치관 외 어태치먼트를 사용하면 이론적으로 힘이 치아(그리고 치주조직)의 한 쪽에만 가해지기 때문에 큰 주의가 요구된다.
- 물론 구강 위생의 표준은 매우 높아야 한다. 어태치먼트 주위에는 어쩔 수 없이 치태가 모이는 곳이 있다. 환자는 치태 제거를 효과적으로 할 필요가 있다.
- 어떤 어태치먼트의 스프링 모양과 같은 기계적인 구성요소는 시간이 지남에 따라 어쩔 수 없이 한 부분을 갈아 끼우거나 수리해야 한다.

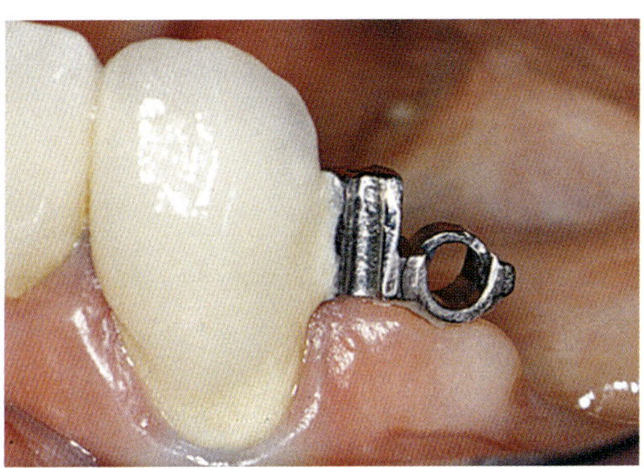

치관부위

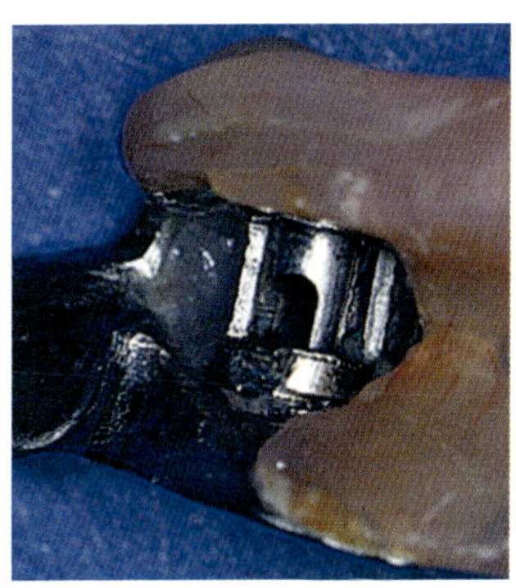

의치상 부위

의치의 치아 지지 부분과 조직지지 부분의 정밀한 잠김.

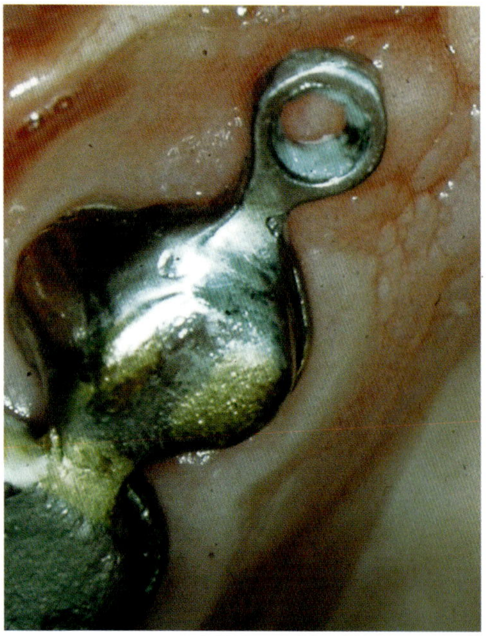

Female 어태치먼트

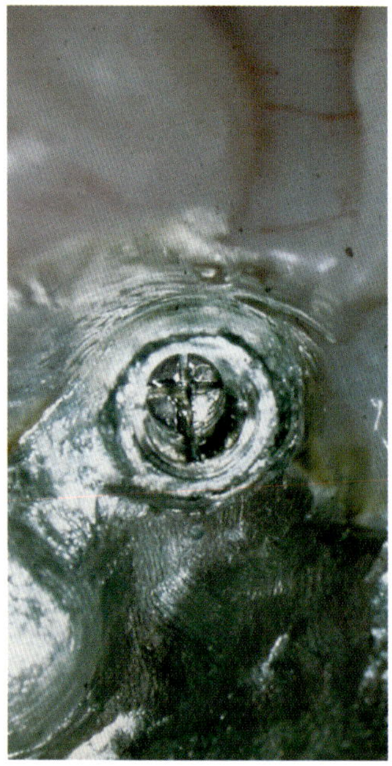

어태치먼트의 male 부분

Female 부분은 치아 보철물에 고정되어 부착되고, male 부분은 보철물에 부착된다.

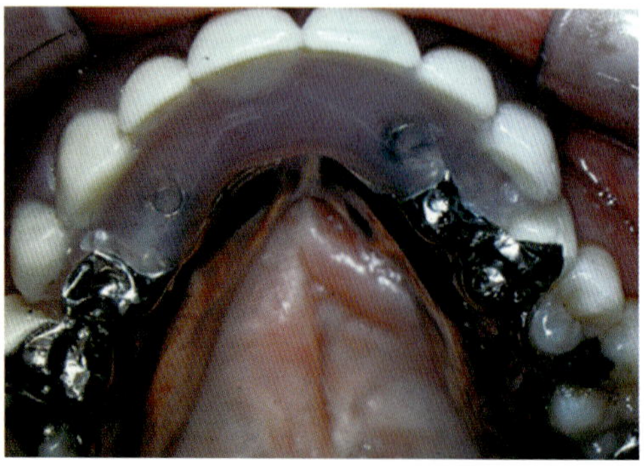

적합된 의치

치아삭제된 부위와 정밀 어태치먼트로 만나 유지되는 의치.

Swinglock 의치

Swinglock 의치는 매우 적은 수의 치아가 남아 있어서 심각한 유지와 안정 문제가 있는 악궁을 수복하기 위해 사용된다. 의치는 접번축에 연결된 추가적인 locking bar(고정 바)를 가지고 있다. 이것은 치아와 이들의 순측 언더컷에 보철물을 끼이게 하며, 이들은 전형적으로 큰 하악 후방연장 의치에 사용된다. 후방 부분은 근본적으로 치아와 조직지지를 사용할 수 있는 일반적인 의치이다.

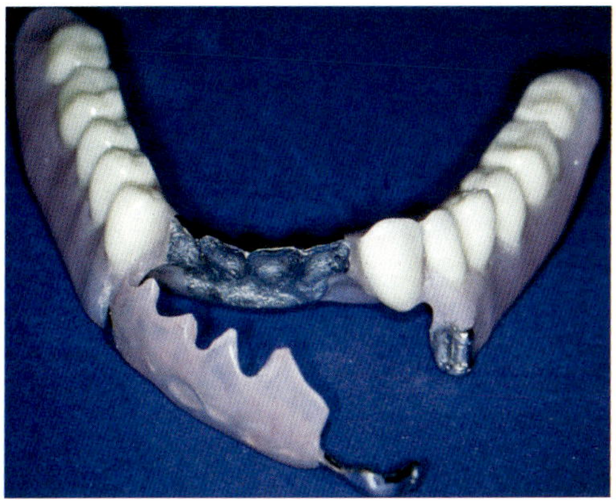

Labial flange가 열린 상태

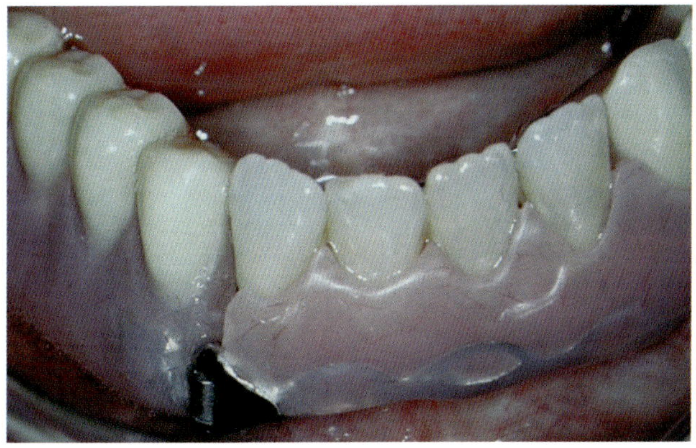

Hinge가 닫힌 상태

장점

- Swinglock 의치는 일반적으로 접근할 수 없는 순측 언더컷도 사용할 수 있다.
- 유지가 매우 좋다.
- 치은퇴축이 약간 있는 경우에서 심미성이 증대된다.

단점

- 치아가 순측과 설측으로 의치 구성요소에 의해 꽉 붙잡히게 될 것이다. 따라서 의치상에 가해지는 교합력이 잠재적으로 남아있는 치아에 유해한 힘을 가하는 경향이 있다. 이러한 상황은 의치상 부위에 치조골 흡수가 있다면 심화될 것이다. 이 술식은 남아있는 치아에 치주질환이 있는 환자에게는 금기이다.
- 치면과 치은 조직의 많은 부분이 보철물로 덮이게 되어 치태의 영향에 특히 감수성이 높아진다. 만일 환자가 치태 조절을 적절한 수준으로 하지 못하면 우식 또는 치주질환이 일어날 수 있다.
- Locking catch가 변형되거나 파손된 경우 고치기 어렵다.
- 순측이 튀어나온 느낌이 들기 때문에 환자들이 순측 구성요소에 대한 인내가 저하될 수 있다.
- 비록 이 시스템이 유지는 크게 증가시키지만 지지에는 크게 도움이 안 된다.

필자는 swinglock 의치의 사용에 대해 큰 주의를 요함을 조언한다. 비록 이것이 보철물의 안정을 증대시키지만, 만약 교합력이 가해질 때의 원하지 않는 기계적인 영향으로 혹은 환자가 구강과 의치를 효과적으로 닦지 못해 질환이 더 생긴다면 안징을 증대시키는 장점도 빠르게 없어질 것이다.

분리의치

분리의치는 잔존(대부분 전방) 치아의 예후가 좋지 않고 충분치 못한 지지를 제공할 때 사용되어 왔다. 전형적으로 이들은 2개의 하악 후방연장 의치상에 사용된다. 이것은 한 단위로 연결된 2개의 분리된 부분으로 구성된다. 치아 부분은 잔존치의 splinting을 제공하고 점막 부분의 유지의 수단이 된다. 의치의 두 부분은 서로 sliding pin과 slot mechanism으로 연결되어 있다. 이것이 의치상을 교합력이 가해질 때 수직적으로 움직이게 한다. 2개 부분으로 분리된 의치는 일반적인 한 부분의 보철물보다 편안한 느낌을 준다. 보철물의 치아 부분이 치주 지지를 잃은 치아에 놓이므로 치주 부착기구가 더 손실될 위험이 있으며, 특히 구강 위생이 좋지 않을 때 더욱 그렇다. 이들은 많이 쓰이진 않는다.

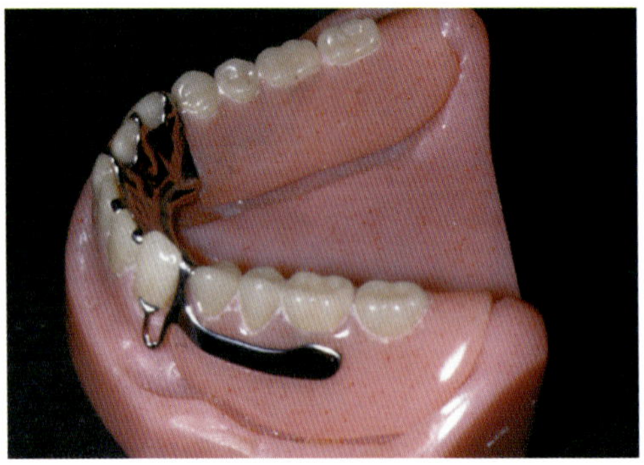

의치는 2개의 독립된 부분으로 이루어져 있다. 한 부분은 치아지지이며, 다른 부분은 조직지지이다. 그러나 비록 느슨하게 연결되더라도 이들은 분리될 수 없다.
치아지지 부분은 오직 조직지지 부위의 유지에만 기여한다.

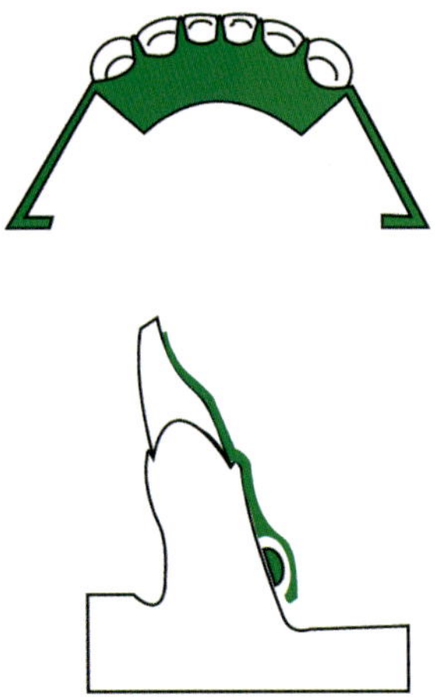

Skirt에 의해 보호되는 bar

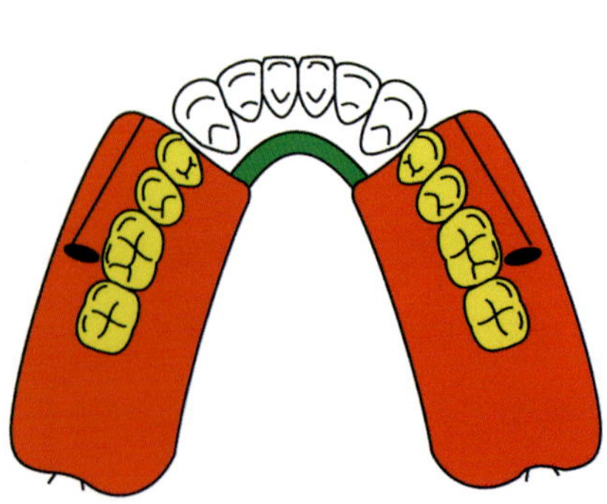

치아지지된 연장부위가 조직지지 부분의 수직 슬롯과 연결되고, 미끄러져 들어간다.

후방부위는 대개 아크릴 의치상과 cast metal bar가 만나 이루어지는데, 조직지지로 디자인되며 레스트나 클래스프는 없다. 이것은 전방의 치아지지 splinting component에 의해 유지되고 안정된다.

장점

- 큰 후방 의치상이 지지를 지대치에 의존하지 않는다.
- 잔존치아가 함께 splint되어 하나의 단위로 기능할 수 있다.
- 기능 시 조직지지 부위의 수직 운동이 허용되며, 전방 부위의 지렛대 작용이 가해지지 않고 오직 유지만 제공한다.
- 치조골이 재형성 되어도 후방 부위는 전방 부위의 지렛대 작용 없이 미끄러지는 길이 때문에 상당한 정도로 가라앉을 수 있다.
- Lingual bar는 치은 변연과 떨어져 있고 protective skirt(전방부위로의 cast)가 조직지지 의치상과 인접한 치아의 원심면에 있어서 치은 'stripping'이 방지된다.

단점

- 제작과 유지가 더 복잡하다.
- 조직지지 의치상으로부터의 골 흡수 잠재성
- 환자들이 의치의 부피에 적응하지 못한다(lingual bar와 그것을 덮고 있는 skirt 때문에 설측으로).

분할의치(두 부분)

분할의치는 작은 의치상을 대체할 때 때때로 사용된다. 이것을 사용하는 원칙은 보철물이 두 부분으로 만들어져 정상적으로는 의치의 착상을 방해하는 대합하는 언더컷에 맞물리는 것을 허용하는 것이다. 많은 다른 디자인들이 서술되어 왔다. 전형적으로 이러한 의치는 대합하는 근심과 원심 언더컷이 있는 Kennedy Ⅲ를 위해 만들어진다. 예를 들어 소구치의 원심과 대구치의 근심. 의치의 두 부분은 서로 결합될 필요가 있다. 이들은 분리된 부분으로 될 수 있는데, 한 부분은 설측면에서 맞고 다른 부분은 협측면에서 맞아서 두 부분이 함께 나사로 고정될 수 있다. 변칙적으로 두 부분이 서로 hinge and lock으로 결합하여 보철물의 두 부분이 제자리로 회전하여 나사로 고정될 수 있다. 이 의치의 장점은 이들이 조직을 최소한 피개하게 만들 수 있다는 것이다. 구성요소가 나사로 서로 고정되므로 이들이 움직이거나 기능 중 변위될 위험이 적다. 편측 의치는 삼켜지거나 흡입할 위험이 있기 때문에 기능 중이나 다른 이유에 의해 변위되거나 움직일 위험이 없이 제자리에 고정될 수 있을 때가 아니고서는 제작하지 말아야 한다.

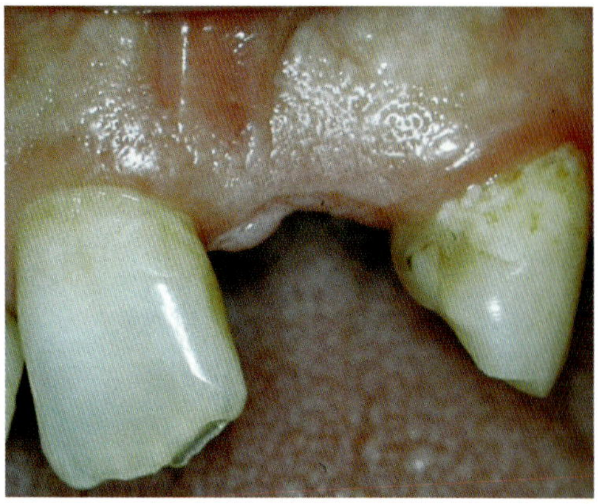

국소의치를 위해서는 깊은 근심과 원심 언더컷이 유지에 필수적인데, 이들은 의치상이 순측과 구개측 방향에서 삽입될 때 끼이게 된다.

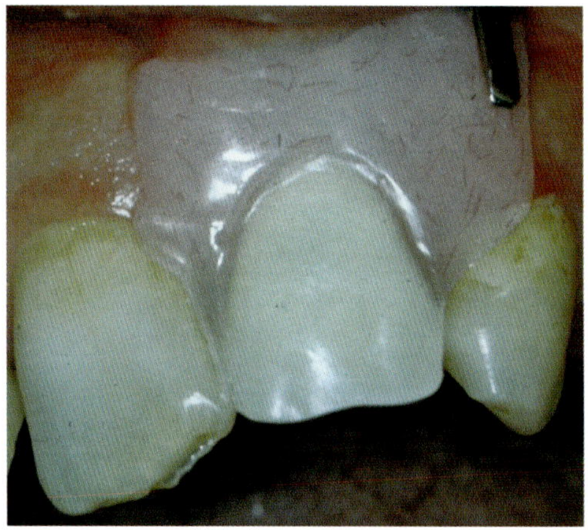

Locking bolt가 sulcus내에 높이 위치하고(막지 않는) 치간유두가 수복되었다.

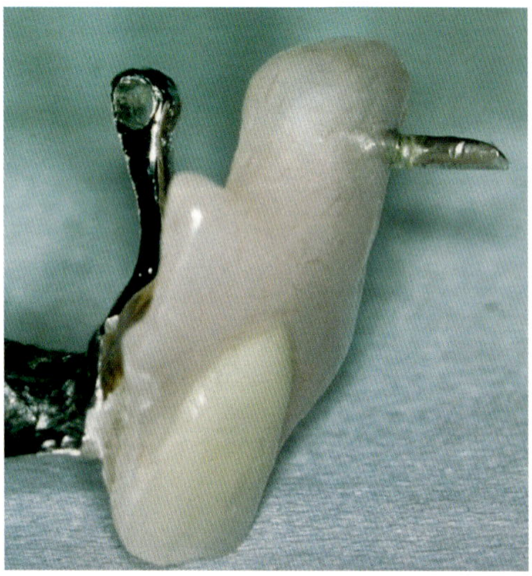

Hinge가 열린 위치에 있다. 금속 부위 제일 위에 위치한 locking bolt를 위한 구멍을 주목하라.

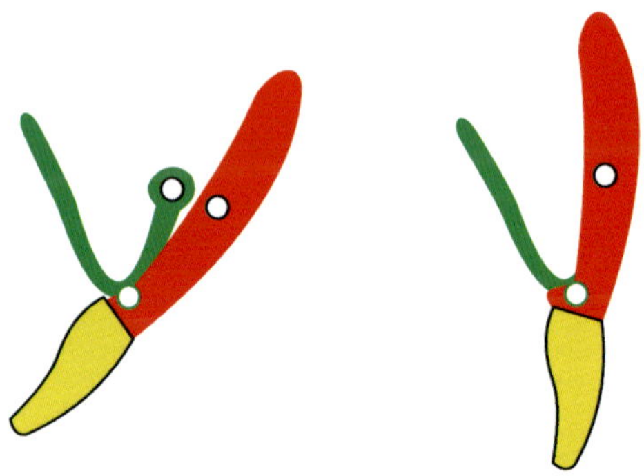

열린 위치 잠긴 위치

잠김을 위한 bolt는 이것이 의치 단면에 수직으로 위치할 때는 보이지 않으며, 잠긴 위치에서는 flange와 의치를 통과한다(아래쪽 구멍은 hinge부분이다).

장점

- 제자리에 고정하는 것이 움직임이나 변위를 방지한다.
- 다른 부분에 연결장치의 필요성을 방지한다.
- 일반적인 브릿지 수복에 필요한 광범위한 치아 삭제가 필요치 않다.

단점

- 나사가 시간에 따라 닳아서 느슨해지면 보철물이 훨씬 불안해진다.
- 환자가 완전히 장치를 일상적으로 제거하고 자주 청결하게 하지 않는 한 국소적인 구강 건강

에 위험이 있다(그리고 매우 세심한 구강 위생이 요구된다).

- 삽입과 제거 시 빈틈이 없도록 손으로 해야 한다.
- 접착식 브릿지(최소한의 치아 삭제로)나 임플란트가 많이 대체된다.
- 장치의 제작에 고도의 기술을 가진 기공사가 필요하다.

결론

우리는 이 장에서 당신이 이 디자인 뒤의 기초적인 생각들을 터득했길 바란다. 모두 다음을 포함한다 :

- 임상적인 결정
- 환자 선택
- 임상 기술
- 기술적인 전문 기술

모범적인 환자 자기관리와 전문적인 재내원과 재평가가 이루어져야 한다.

더 광범위한 연구를 위해 우리는 과거와 현재의 문서와 함께 우리가 제공한 참고문헌을 읽어보길 권한다. 아마 이것이 끝없는 전문적인 발전을 위한 가장 최선의 가능한 지시일 것이다.

기억해야 할 중요사항

주로 이상적인 지지, 유지 및 심미를 얻기 위해서 많은 독창적인 장치들이 국소의치의 심미성과 기능을 향상시키기 위해 개발되었다. 이 장치들의 사용에 관한 일반적인 원칙들은 다음과 같다:

- 하부의 치아조직이나 치주 부착에 과부하를 가하지 말 것
- 높은 수준의 구강 위생이 유지되어야 한다.
- 구성요소가 쉽게 유지되고, 필요시 대치될 수 있도록 보철물을 디자인할 필요가 있다.

Further reading

The following texts will be of interest to readers who wish to explore further aspects of treatment planning and design as well as the procedures that are used in the construction of partial dentures.

Alan B. Carr, Glen P. McGivney, and David T. Brown
McCracken's Removable Partial Prosthodontics, 11th edn, St Louis: Mosby, 2005.

J. Fraser McCord, Alan A. Grant, Callum C. Youngson, Roger M. Watson, and David M. Davis
Missing Teeth: A Guide to Treatment Options, Edinburgh: Churchill Livingstone, 2003.

Rodney D. Phoenix, David R. Cagna, and Charles F. DeFreest
Stewart's Clinical Removable Partial Prosthodontics, 3rd edn, London: Quintessence, 2003.

Bengt Öwall, Arnd F. Käyser, and Gunnar E. Carlsson
Prosthodontics: Principles and Management Strategies, London: Mosby-Wolfe, 1996.

Sybille K. Lechner and A.R. MacGregor
Removable Partial Prosthodontics: A Case-oriented Manual of Treatment Planning, London: Wolfe, 1994.

John C. Davenport, Robin M. Basker, John R. Heath, James P. Ralph, and Per-Olof Glantz
A Clinical Guide to Removable Partial Dentures: The Assessment and Treatment of Patients Requiring RPDs, London: British Dental Association, 2000.

John C. Davenport, Robin M. Basker, John R. Heath, James P. Ralph, and Per-Olof Glantz
A Clinical Guide to Removable Partial Denture Design, London: British Dental Association, 2000.

Russell J. Stratton and Frank J. Wiebelt
An Atlas of Removable Partial Denture Design, London: Quintessence Books, 1988.

N.J.A. Jepson
Removable Partial Dentures. Quintessentials of Dental Practice, Editor-in-Chief Nairn H.R. Wilson. London: Quintessence Publishing Company, 2004.

A. Damien Walmsley, Trevor F. Walsh, F.J. Trevor Burke, Adrian C.C. Shortall, Philip J. Lumley, and Richard Hayes-Hall
Restorative Dentistry, Edinburgh: Churchill Livingstone, 2002.

Joseph E. Grasso and Ernest L. Miller
Removable Partial Prosthodontics, 3rd edn, St. Louis: Mosby, 1991.

Gareth Jenkins
Precision Attachments—A Link to Successful Restorative Treatment, Illinois: Quintessence Publishing Company Ltd, 1999.

Ejvind Budtz-Jorgensen
Prosthodontics for the Elderly, Illinois: Quintessence Publishing Company Ltd, 1999.

Appendix 1

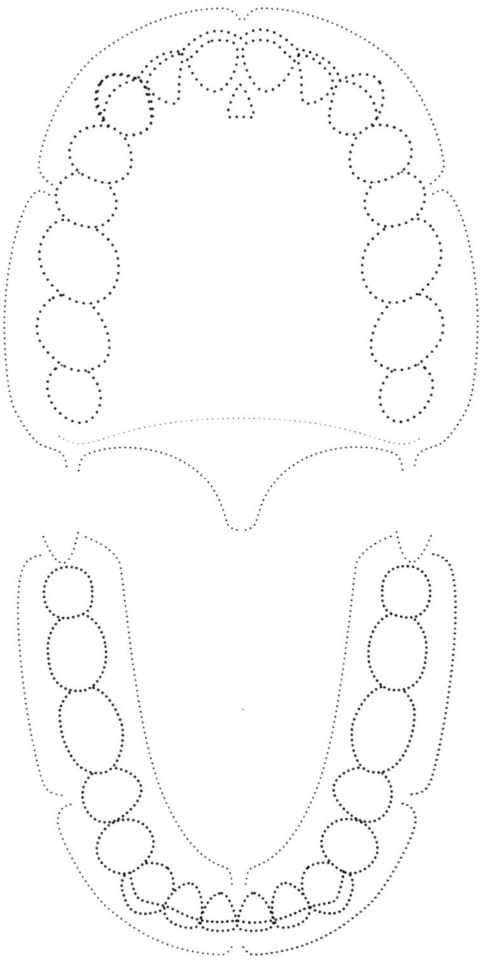

PATIENT'S NAME

PATIENT'S No.

STUDENT

CLINICIAN

DENTURE BASE MATERIAL

CLASPS

OCCLUSAL RESTS

ACRYLIC

PINK

VEINED

RADIO-OPAQUE MARKER

ADDITIONAL NOTES

찾아보기

■ 신 상 완

- 서울대학교 치과대학 졸업
- 한양대학교병원 치과보철과 전공의
- 영국 런던대학교 가이스치과대학 치과보철학석사
- 현 고려대학교 치과보철과 교수
- 현 고려대학교 임상치의학연구소 소장
- 현 대학치과보철학회 회장
- 현 아시아보철학회(AAP) 회장
- 현 국제치과보철학회(ICP) 부회장
- 현 IADR Implant Research Group(IRG) 차기회장
- 현 한국과학기술총연맹 이사
- 현 한국식약청 의료기기위원회 위원

이해하기 쉬운

국소의치 디자인

UNDERSTANDING PARTIAL DENTURE DESIGN

발행일 2009년 5월 10일
저 자 Kenneth Tyson et al.
역 자 신 상 완
발행인 최 용 원
편 집 하 재 철
표 지 하 재 철
발행처 **대한나래출판사**
등 록 제6-0365호(1994. 12. 14)

주 소 서울특별시 동대문구 용두동 102-65
전 화 (02) 922-0840
팩 스 (02) 922-0841
이메일 dhpub@chol.com

ISBN 978-89-5741-132-2 **정가 70,000원**